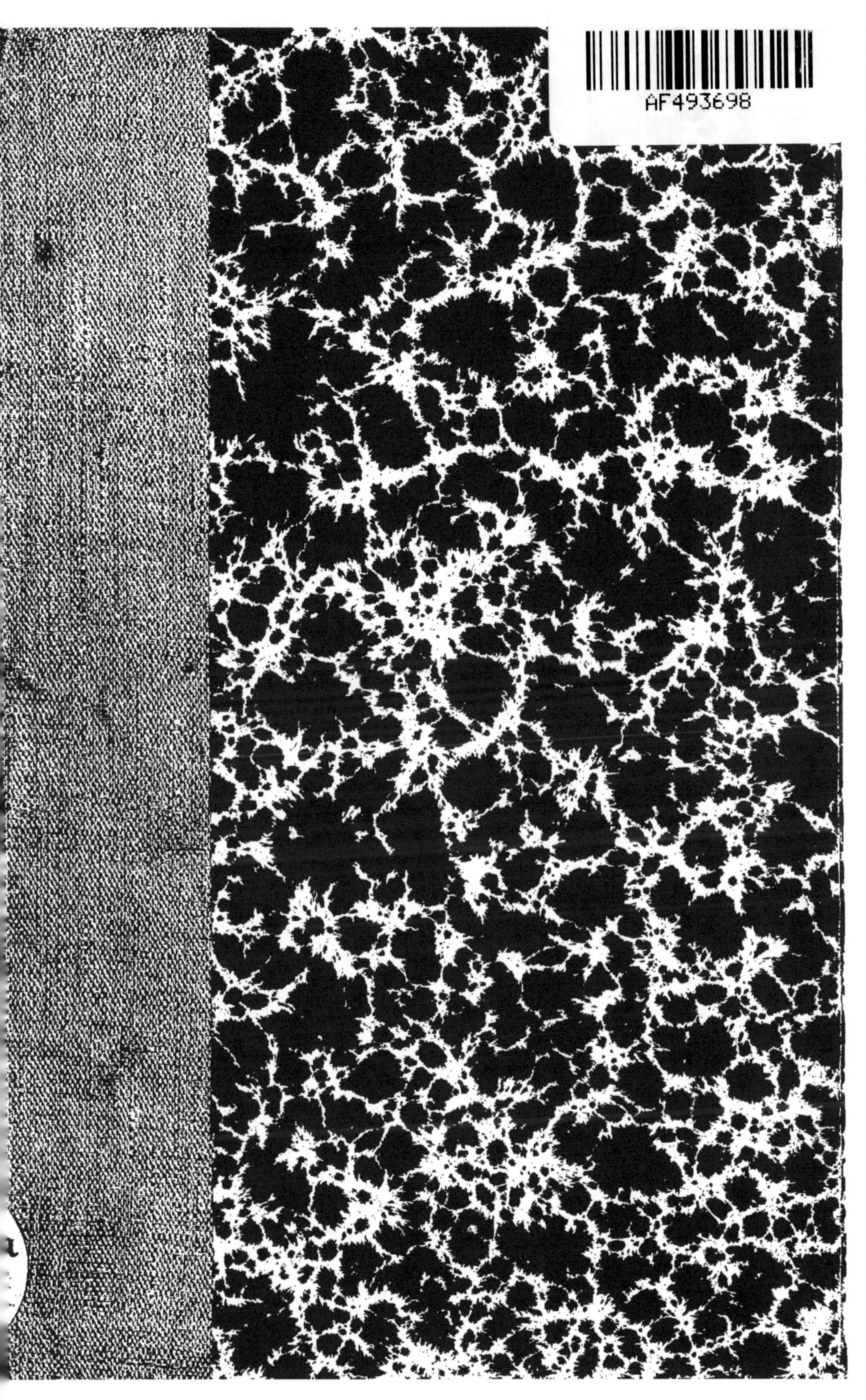
AF493698

# SOMMAIRE

# D'ANATOMIE ET DE PHYSIOLOGIE

## ANIMALES

Sur la demande de quelques Professeurs, nous faisons paraître sous ce titre de *Sommaire d'Anatomie et de Physiologie Animales*, une édition de l'ouvrage : *Leçons d'Anatomie et de Physiologie Animales*, réduite aux questions les plus indispensables, à l'usage des candidats qui désirent *repasser* en vue de l'examen ou se préparer *strictement* au baccalauréat *ès-lettres* et au baccalauréat de l'*enseignement spécial*.

Cependant nous conseillons de mettre plutôt l'ouvrage complet entre les mains des élèves, parce que le nombre beaucoup plus considérable des figures qu'il contient facilitera grandement l'étude du texte. La différence des caractères employés indique dans ce dernier ouvrage les questions qui sont capitales, tout en permettant à l'étudiant d'examiner plus à fond les sujets sur lesquels il sent le besoin d'acquérir de plus amples connaissances, et les questions de philosophie zoologique qui augmentent l'intérêt de la science et liant les faits en facilite la mémoire.

Compiègne. — Imprimerie HENRY LEFEBVRE, rue Solferino, 31.

# SOMMAIRE
# D'ANATOMIE ET DE PHYSIOLOGIE
## ANIMALES

Ouvrage conforme aux programmes officiels des 28 janvier 1890
et 10 août 1886.

Pour la Classe de Philosophie,
et les Classes de V$^{e}$ et VI$^{e}$ années de l'Enseignement spécial

PAR

**E. BESSON**

ANCIEN ÉLÈVE DE L'ÉCOLE NORMALE SUPÉRIEURE,
AGRÉGÉ DE L'UNIVERSITÉ,

---

Ouvrage contenant 213 figures dans le texte.

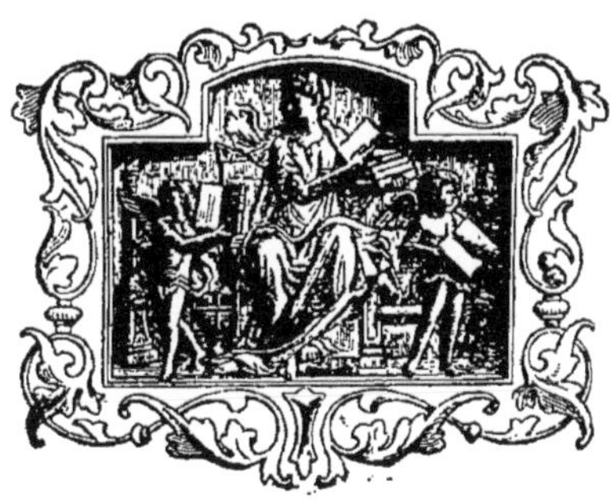

PARIS
LIBRAIRIE CHARLES DELAGRAVE
15, RUE SOUFFLOT, 15

1891

# PROGRAMME DU 28 JANVIER 1890

## POUR LA CLASSE DE PHILOSOPHIE

---

Caractères généraux des êtres vivants. — Animaux et végétaux.

*Anatomie et physiologie animales.* — Caractères généraux des animaux. — Principaux tissus.

I. — Fonctions et nutrition. (Étude spéciale de l'homme.)

Digestion : appareil digestif ; aliments ; phénomènes mécaniques et chimiques de la digestion.

Circulation : sang, appareil circulatoire sanguin, mécanisme de la circulation ; lymphe et canal thoracique.

Absorption.

Respiration : appareil respiratoire ; phénomènes mécaniques, physiques et chimiques.

Chaleur animale. — Appareils d'élimination : reins, glandes de la peau.

Foie : ses fonctions.

Notions sommaires sur les appareils de la circulation et de la respiration dans la série animale.

II. — Fonctions de relation. Étude spéciale de l'homme.

Organes des sens :

L'œil, la vision, l'accommodation. — Quelques mots sur les anomalies de la vision.

L'oreille, l'audition.

L'odorat, le goût et le toucher.

Le larynx, la voix.

Appareil du mouvement : os, squelette, articulations.

Muscles : structure, fonctions.

Centres nerveux : fonctions.

Nerfs moteurs, nerfs sensitifs.

Principales modifications du système nerveux dans la série animale.

# PROGRAMME DU 10 AOUT 1886

POUR LES CLASSES

DE V$^{me}$ ET VI$^{me}$ ANNÉES DE L'ENSEIGNEMENT SPÉCIAL

---

## CLASSE DE V$^{me}$ ANNÉE

*Digestion.* — Appareil digestif — dents, aliments. Régime alimentaire propre aux diverses espèces (animaux carnivores, insectivores, herbivores, frugivores, granivores, omnivores).

Adaptation du système dentaire au régime alimentaire propre à l'espèce — bec des oiseaux — Sécrétion salivaire — Estomac et suc gastrique — Foie et bile — Pancréas — Rôle des divers liquides digestifs.

Absorption — Chyle et vaisseaux chylifères Absorption lymphatique, absorption par les veines.

*Circulation.* — Le sang, idée de sa composition. Cœur — Artères, réseau capillaire, veines. Mécanisme de la circulation.

*Respiration.* — Poumons, trachées, respiration aérienne — Branchies, respiration aquatique, respiration cutanée — Phénomène de l'hématose — Asphyxie — Combustion respiratoire : chaleur animale.

*Sécrétion.* — L'appareil urinaire et l'urée. — Sécrétions de la peau — Membranes muqueuses, séreuses. Idée des glandes et de leurs fonctions. Fonction glycogénique du foie.

Equilibre des fonctions de nutrition.

*Innervation.* — L'axe cérébro-spinal chez les vertébrés. Les nerfs sensitifs et les nerfs moteurs, les nerfs mixtes.

Système nerveux des insectes.

Fonctions générales des masses centrales du système nerveux.

Fonctions générales des nerfs — actions réflexes.

*Locomotion.* — Squelette, les os, les muscles, les tendons chez les vertébrés et les articulés.

## CLASSE DE VI$^{me}$ ANNÉE

*Organes des sens.* — Toucher, ses organes spéciaux (structure de la peau) poils, plumes, ongles, sabots et cornes.

Odorat et goût.

Ouïe — Construction générale de l'oreille chez l'homme et chez les mammifères — Idée du mécanisme de l'audition.

Organe de la voix — Idée de son mécanisme.

Vision : l'œil et ses annexes, idée sommaire du mécanisme de la vision — Presbytie, myopie, vision binoculaire.

Adaptation des formes générales du corps et des membres au genre de vie des diverses espèces. L'espèce, les races et les variétés — Hérédité des formes organiques et des instincts. Idée de la sélection naturelle et de la sélection artificielle.

# TABLE DES MATIÈRES

## PREMIÈRE PARTIE

### CHAPITRE PREMIER. — Généralités.



### CHAPITRE II. — Description générale du corps de l'homme.



### CHAPITRE III. — Notions d'histologie.



### CHAPITRE IV. — Étude du squelette.



## DEUXIÈME PARTIE. — Étude des Fonctions.

### CHAPITRE PREMIER. — Fonctions de Nutrition.

## CHAPITRE II. — **Fonctions de relation.**

SOMMAIRE

# D'ANATOMIE ET PHYSIOLOGIE

ANIMALES

---

# PREMIÈRE PARTIE

## NOTIONS PRÉLIMINAIRES

### CHAPITRE PREMIER

### GÉNÉRALITÉS

#### A. *Caractères généraux des Êtres vivants*

Les êtres vivants qui font l'objet de cette étude se reconnaissent aux caractères suivants :

1° **Nutrition.** — Le caractère fondamental des corps doués de vie est qu'ils sont le siège de transformations incessamment renouvelées. En effet sous peine de déchéance, de devenir corps inertes, ils sont constamment obligés de s'annexer des substances étrangères, ce qui constitue *l'assimilation;* puis, après les avoir modifiées d'une certaine manière, ils les rendent plus ou moins rapidement au milieu extérieur d'où résulte la *désassimilation.*

C'est ce mouvement moléculaire continu que l'on a appelé le *tourbillon vital.*

Si quelquefois elle semble supprimée chez les corps vivants, exemple : œuf, graine, animal hibernant, ce n'est qu'une apparence, le mouvement de nutrition persiste ; il est seulement ralenti et s'exerce aux dépens de matériaux mis en réserve dans l'intérieur du corps.

2° **Évolution.** — Par suite de l'inégalité qui existe entre les matériaux qui entrent et ceux qui sont rejetés, le corps des êtres vivants se modifie continuellement tant dans sa forme et grandeur que dans sa constitution. Ces changements se font d'après des lois déterminées ; ils constituent l'évolution de l'être.

3° **Reproduction.** — Arrivés à un certain état de développement, les êtres vivants produisent spontanément et mettent d'ordinaire en liberté des corps qui sont capables, s'ils rencontrent des circonstances favorables, de redonner un être vivant entier. Exemple : spores, œufs.

4° **Organisation.** — Les substances minérales pures sont constituées d'une manière homogène. — Exemple : un morceau de verre.

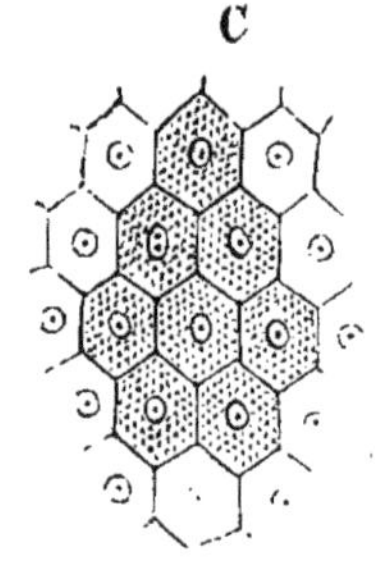

Fig. 1. — C. Épithélium pavimenteux à forme polyédrique.

Il n'en est pas de même pour les êtres vivants. Leur corps est généralement divisé en un nombre immense de petites masses (fig. 1) appelées *cellules*, dont la forme et le contenu varient selon la région considérée.

Les phénomènes qui se passent dans les êtres vivants ne sont pas les manifestations de forces spéciales, comme on l'a cru pendant longtemps. Ils obéissent aux lois de la mécanique, de la physique et de la chimie générales. Si on l'a méconnu, cela tient à la complexité des phénomènes. L'organisme ne crée ni matière ni énergie ; tout provient par transformation du milieu extérieur.

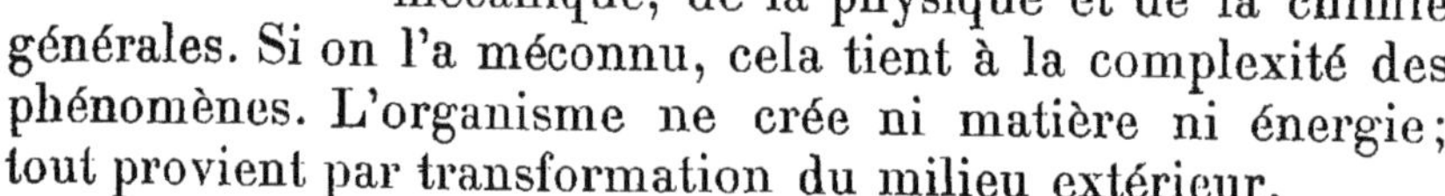

## B. *Les divisions de la Biologie.*

La *biologie* ou science de la vie peut être divisée en trois branches principales : la *morphologie,* qui s'occupe de l'étude des formes des êtres vivants ; l'*anatomie,* qui s'occupe de leur structure, et la *physiologie,* qui s'occupe de leur fonctionnement.

A un autre point de vue, on la divise : en *zoologie* ou étude des animaux, et *botanique* ou étude des végétaux.

Nous discuterons à la fin de ce cours les caractères qui différencient ces deux classes d'êtres vivants.

# CHAPITRE II

## DESCRIPTION GÉNÉRALE DU CORPS DE L'HOMME

### A. *Principales régions du Corps.*

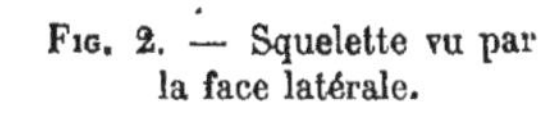

Fig. 2. — Squelette vu par la face latérale.

Le corps de l'homme peut se diviser en trois parties principales : le *tronc*, la *tête* et les *membres* (fig. 2).

I. — Le tronc se divise en deux régions principales :

1° En haut, le *thorax*, limité par une cage osseuse (colonne vertébrale, côtes, sternum) ;

2° En bas, l'*abdomen* qui a des parois molles, sauf en arrière et en bas où l'on trouve des parties dures : le prolongement de la colonne vertébrale et le bassin.

Ces deux régions sont séparées par une cloison musculaire en forme de voûte convexe vers le haut, appelée *diaphragme* (fig. 3).

Le thorax contient de chaque côté les *poumons*, et sur le milieu le *cœur*.

L'abdomen contient presque sur la ligne médiane l'*estomac*, à droite le *foie*, à gauche la *rate*, à la partie inférieure l'*intestin* formant des replis nombreux masquant les deux *reins* qui se trouvent dans une situation un peu postérieure.

II. — La *tête* est formée de deux parties (fig. 4) :

1° En haut et en arrière, le *crâne* qui a la forme d'une boîte hémisphérique. Recouvert par le tégument pileux, le crâne contient le cerveau ;

2° En bas et en avant, la *face* dont la forme rappelle celle d'une pyramide irrégulière et qui contient des cavités pour les organes des sens.

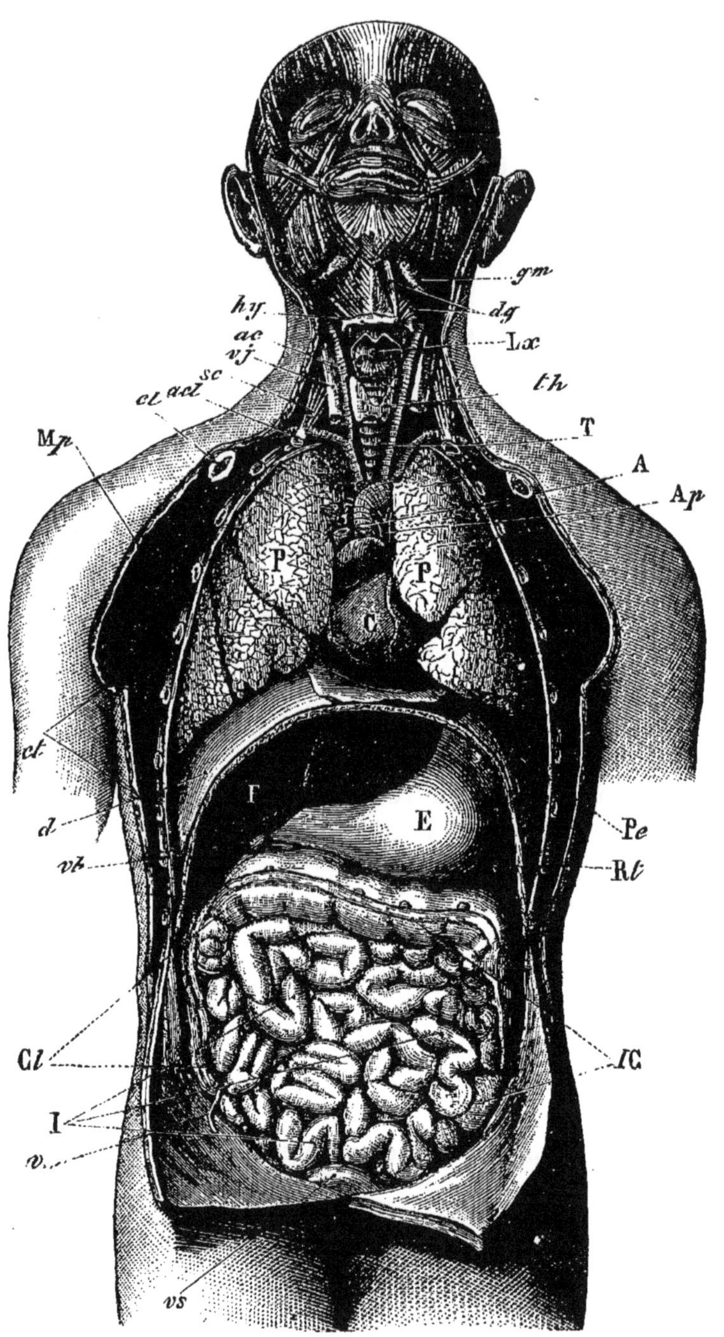


Fig. 3. — Organes du corps de l'homme, vus par la face antérieure ; *gm*, glande sous-maxillaire ; *dg*, digastrique ; *hy*, os hyoïde, *ac*, artère carotide ; *vj*, veine jugulaire ; *cl*, clavicule ; M*p*, muscle grand pectoral ; *ct*, côtes ; *d*, diaphragme ; E, estomac ; F, foie ; *vb*, vésicule biliaire ; C*l*, colon ; I, intestin grêle ; *v*, appendice vermiculaire ; *vs*, vessie ; P, poumon ; C, cœur ; L*x*, larynx ; *th*, corps thyroïde ; T, trachée-artère ; A, aorte ; A*p*, artère pulmonaire ; P*e*, péricarde ; R*t*, rate.

La tête se trouve réunie au tronc par une région rétrécie appelée le *cou*, qui lui permet de se mouvoir vers toutes les directions indépendamment du corps.

Cette région doit être considérée comme une portion du tronc étranglée.

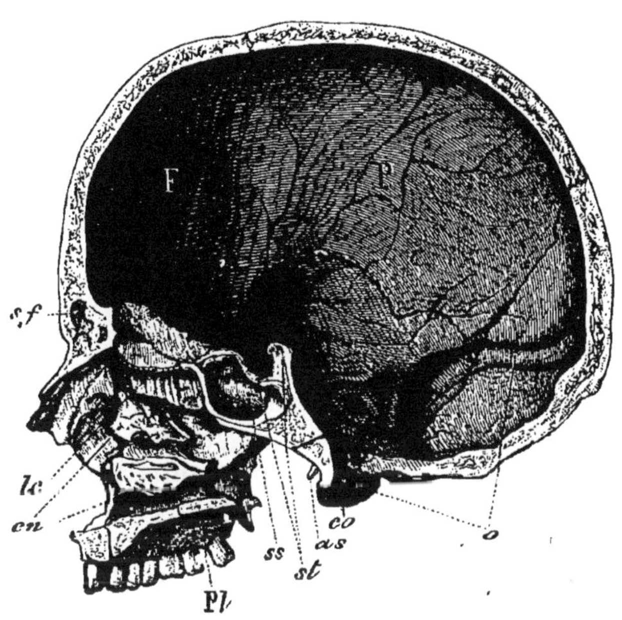


FIG. 4. — Coupe du squelette de la tête; F, frontal; P, pariétal; *o*, occipital; *sf*, sinus frontal; *lc*, lame criblée de l'ethmoïde; *cn*, cornets du nez; *ss*, sinus sphénoïdal; *st*, selle turcique; *co*, condyle occipital; *as*, apophyse styloïde; *Pl*, os palatin.

III. — Les membres sont au nombre de deux paires : une supérieure qui sert plus spécialement à saisir les objets, et une inférieure qui sert à la marche. Ces deux paires de membres sont formées fondamentalement de la même manière. Chacun comprend trois segments, qui sont : pour le membre supérieur, *bras*, *avant-bras* et *main*, et pour le membre inférieur, *cuisse*, *jambe* et *pied*. La limite entre les deux premiers segments est marquée par le *pli du coude* dans le membre supérieur, et le *genou* dans le membre inférieur; tandis que la main et le pied sont séparés des segments qui les précèdent par le *poignet* et le *cou-de-pied*. La main comme le pied se termine par *cinq doigts*, formés de trois articles ou *phalanges*, sauf le pouce qui n'en a que deux.

**Cavités du corps.** — Le tronc, avons-nous vu, est creux et divisé en deux compartiments principaux qui logent les viscères.

Les différents organes ne sont pas libres dans ces cavités. Ils sont fixés entre eux ou aux parois par un faisceau formé de vaisseaux nourriciers de nerfs et d'une membrane séreuse (fig. 5).

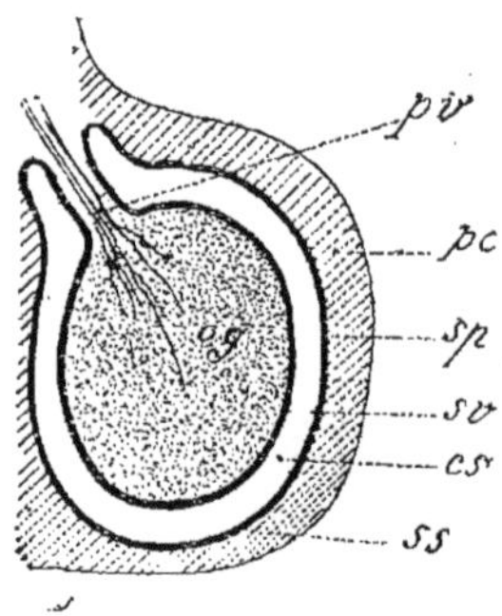


Fig. 5. — Schèma d'un organe dans sa séreuse; *pv*, pédicule avec es vaisseaux et nerfs; *pc*, paroi du corps; *sp*, séreuse pariétale; *sv*, séreuse viscérale; *cs*, cavité séreuse; *ss*, sac séreux; *og*, organe.

**Séreuses ou sacs séreux.** — Le pédicule vasculo-nerveux de chaque viscère est recouvert par une membrane qui se poursuit d'un côté à la surface de l'organe, qu'elle coiffe complètement. De l'autre côté, elle s'étend jusqu'à la paroi du corps ou aux organes que celle-ci porte, après quoi elle se réfléchit, tapissant la surface interne de la loge qui contient le viscère.

Il y a donc, pour chaque organe, une double enveloppe : l'une appliquée directement sur lui (*feuillet viscéral*), tandis que l'autre le recouvre à distance, tapissant la paroi interne du corps ou la face extérieure des sacs voisins (*feuillet pariétal*).

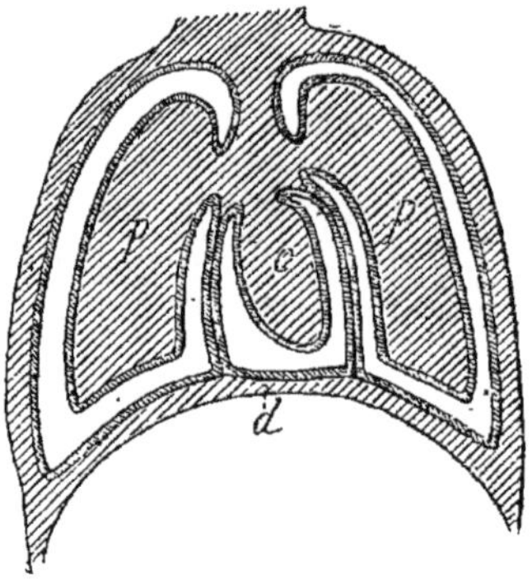

Le point où les deux feuillets se rejoignent est le *hile* de l'organe.

Fig. 6. — Disposition des séreuses du thorax sur une coupe verticale allant de gauche à droite; P, poumon; C, cœur; d, diaphragme.

Le compartiment thoracique renferme des deux côtés les *sacs pleuraux* qui contiennent les poumons, et entre eux le *sac péricardique* qui contient le cœur (fig. 6). Au contraire la cavité de l'abdomen ne contient qu'un seul sac séreux : le *péritoine* (fig. 7).

L'espace qui reste libre entre les deux feuillets de chaque sac est rempli d'un liquide séreux, d'où le nom de *sac séreux* donné à la membrane.

Les avantages de cette disposition sont :

1° Les organes sont fixés, ils ne peuvent s'empiler dans les parties déclives ;

2° Ils peuvent, sans se blesser, se mouvoir les uns par rapport aux autres dans des buts physiologiques ;

3° Ils peuvent fuir les pressions extérieures.

A l'état normal, le liquide séreux est en faible quantité, il en résulte que les deux feuillets sont appliqués l'un contre l'autre ; il n'y a, en fait de sérosité, que ce qui est nécessaire pour adoucir les frottements et remplir les vides. Dans quelques maladies, il augmente de volume, les organes sont comprimés et le sac se gonfle. Exemples : l'ascite, quand l'accumulation se produit dans la cavité abdominale ; pleurésie, dans la plèvre ; péricardite, dans le péricarde.

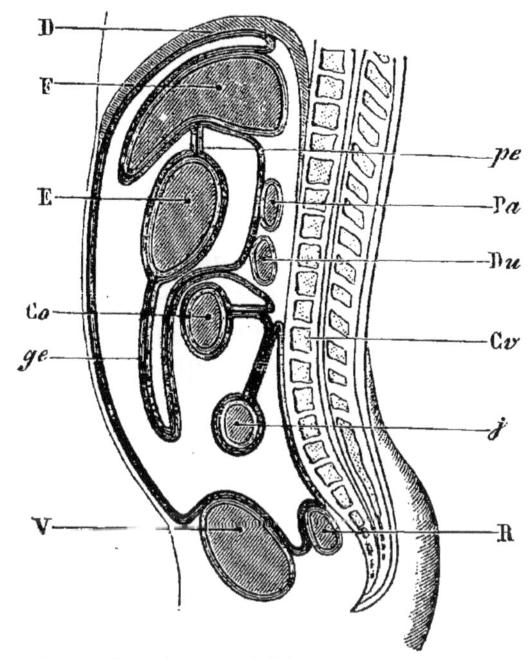


Fig. 7. — Disposition du péritoine ; D diaphragme ; F, foie ; *p e*, petit epiploon ; E, estomac ; P *a*, pancréas ; *Du*, duodenum ; *Co*, colon ; *g e*, grand epiploon ; *Cv*, colonne vertébrale ; *j*, jejunum ; V, vessie ; R, rectum.

**Paroi du corps.** — La paroi du corps est constituée dans sa partie principale par deux espèces d'organes : les *os* qui forment la partie dure ou *squelette*, dont les différents segments sont réunis par un tissu spécial les *muscles*. Le tout est recouvert par la *peau*, qui se distingue des autres tissus parce qu'elle se continue sur toute la surface et qu'elle se sépare assez facilement des couches sous-jacentes, étant réunie aux muscles et aux os par un tissu lâche à savoir : le *tissu cellulaire sous-cutané*.

## B. *Notions sur l'organisation du Corps.*

Pour faciliter l'étude de toutes les parties qui constituent le corps des animaux, on est obligé de les grouper d'après l'analogie de leur fonction, constituant ainsi des ensembles que l'on appelle des *appareils*.

Un appareil comprend toutes les parties reliées en vue de remplir l'une des fonctions de la vie. Nous étudierons six de ces appareils : digestif, circulatoire, respiratoire, excréteur, nerveux et locomoteur.

Chacun se décompose en *organes;* chaque organe étant chargé de remplir l'un des actes élémentaires dont se compose la fonction. Ainsi l'appareil digestif se composera des dents, des glandes salivaires, de l'estomac, du foie, du pancréas, de l'intestin.

Chaque organe se décompose à son tour en *tissus,* qui ont des propriétés différentes. Ainsi l'estomac comprend deux tissus principaux :

1° Le *tissu musculaire,* qui forme la majeure partie de la paroi. Il a pour fonction en se contractant de mélanger les aliments et de les faire progresser ;

2° Le *tissu glandulaire*, qui tapisse la surface intérieure. Il sécrète les liquides digestifs.

Enfin, les tissus eux-mêmes nous paraissent formés d'un assemblage de *cellules* qui sont les éléments anatomiques, parce que ce sont les plus petites parties vivantes en lesquelles on peut décomposer le corps des êtres vivants. C'est justement l'un de leurs caractères d'être ainsi formés d'un assemblage de cellules juxtaposées. C'est de 1835 à 1840 que cette notion, déjà acquise sur les végétaux, fut étendue aux tissus animaux (Schwann, etc.).

*Tous les êtres vivants sont des assemblages de cellules, qui proviennent toutes d'une cellule primordiale.*

Ces cellules sont très petites ; il faut le microscope pour les voir, car elles n'ont que quelques millièmes de millimètre de diamètre. Aussi, en anatomie a-t-on pris, comme unité de mesure, le millième de millimètre, que l'on désigne par la lettre grecque $\mu$.

Chaque cellule vit pour son compte. Ainsi, des fragments de tissus séparés du corps ont pu être maintenus vivants pendant quelque temps. La vie de tout l'être est la somme des phénomènes qui se passent dans toutes les cellules ; pour étudier les phénomènes vitaux d'un animal, il faut d'abord étudier les cellules. L'étude des *tissus* est une branche de l'anatomie qui s'appelle l'*histologie.*

En se plaçant uniquement au point de vue de l'analogie de la composition et des propriétés des tissus, on a divisé le corps d'une autre manière, en *systèmes* dont les fragments sont éparpillés dans tous les appareils. Exemple : les systèmes squelettique musculaire, nerveux, sécrétoire, etc. Le système squelettique ne comprend pas seulement les os ou squelette véritable, mais encore les cartilages, les ligaments, les anneaux fibreux du cœur, les dents, etc.

# CHAPITRE III

## NOTIONS D'HISTOLOGIE

### A. *Étude de la Cellule.*

**Constitution de la cellule.** — Toute cellule, au milieu de sa vie, est formée d'une petite masse d'une substance appelée *protoplasma ;* tout autour existe souvent une couche plus solide, la *membrane cellulaire*, qui en trace la limite (fig. 8). Au milieu du protoplasma se trouve un corps plus opaque et plus foncé, le *noyau* de la cellule. Dans le protoplasma il y a quelquefois des taches claires comme si ces régions étaient vides. Ce sont les *vacuoles;* en réalité les vacuoles sont remplies d'un liquide : le *suc cellulaire*.

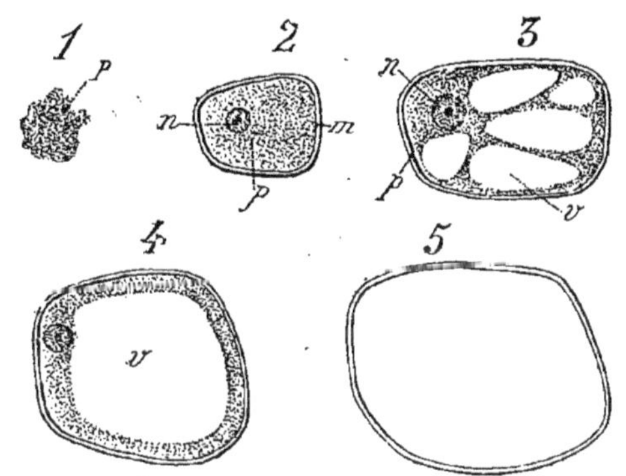

Fig. 8. — États successifs d'une cellule ; *p*, protoplasma ; *n*, noyau ; *v*, vacuoles ; *m*, membrane.

De toutes ces parties, celle qui est vivante c'est le protoplasma avec le noyau ; les autres parties semblent être simplement des productions surajoutées. Il suffit, pour s'en rendre compte, de suivre une cellule pendant son existence.

**Évolution de la cellule.** — Souvent au début de leur vie, les cellules ne sont formées que d'une masse de protoplasma. Plus tard seulement la couche superficielle se durcit, formant une membrane, et le noyau se concrète ; puis le liquide cellulaire apparaît. A mesure que la cellule vieillit, les vacuoles augmentent de taille et finissent par se rejoindre, rejetant le protoplasma et le noyau à la périphérie de la cellule, où ils occupent un volume de plus en plus petit ; finalement ils disparaissent. Une fois ce phénomène accompli, la cellule a perdu les attributs de la vie ; elle ne se nourrit plus, ne s'agrandit plus, ne se multiplie plus ; c'est un corps inerte. La cellule ne tarde pas alors à se détruire, soit que l'organisme la rejette au dehors, soit qu'elle disparaisse par résorption moléculaire.

On admet que le noyau est également nécessaire, il est l'organe de la reproduction; quand on ne le voit pas, c'est qu'il est disséminé en fragments au milieu du protoplasma où les réactifs colorés le décèlent.

Quelquefois la durée de leur évolution est beaucoup plus longue. Alors la substance de la cellule et souvent sa forme se modifient d'ordinaire profondément et d'une manière précoce; puis leur évolution s'arrête. Elles semblent fixées dans leur forme et leur constitution, hormis le cas où l'on agit sur elles avec certains excitants. L'on voit alors que dans ce nouvel état elles possèdent à un très haut degré certaines des propriétés de la cellule primitive : élasticité, changement de forme, etc. Exemples : les muscles, les nerfs Elles durent alors généralement autant de temps que l'individu tout entier.

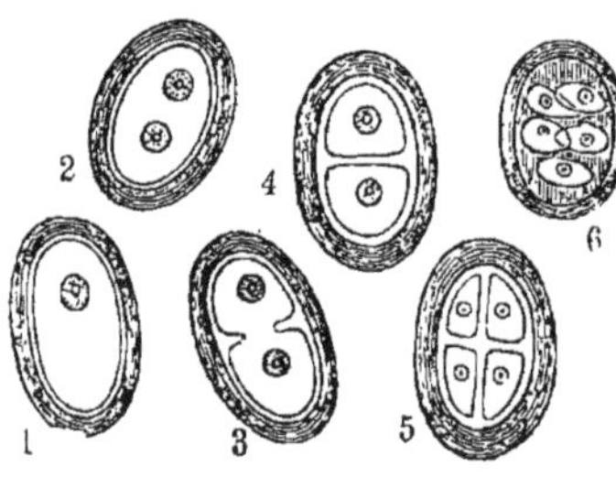

Fig. 9. — Cellule de cartilage et phases diverses de sa division.

*Un organisme vivant contient des cellules de tous les âges.* En effet, dès qu'une cellule en grandissant a atteint la limite qu'elle doit atteindre, elle se segmente et chaque partie devient une jeune cellule (fig. 9). Cette division est précédée, annoncée par la division du noyau.

**Différences entre les tissus animaux et végétaux.** — 1° Dans les tissus végétaux, les cellules sont placées l'une contre l'autre sans interposition appréciable d'un ciment (fig. 10). Au contraire, dans les tissus animaux, presque toujours les cellules nagent dans une substance de consistance variable, qu'on appelle la *matière fondamentale* du tissu. C'est l'existence de cette matière qui a fait nier pendant longtemps l'existence des cellules chez les animaux (fig. 11).

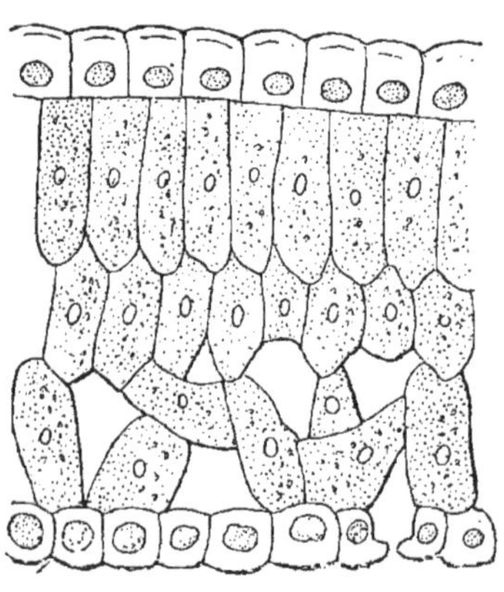
Fig. 10. — Coupe à travers une feuille.

2° Chez les végétaux, les membranes des cellules sont solides, tandis que chez les animaux elles sont minces et élastiques ou ne sont pas visibles.

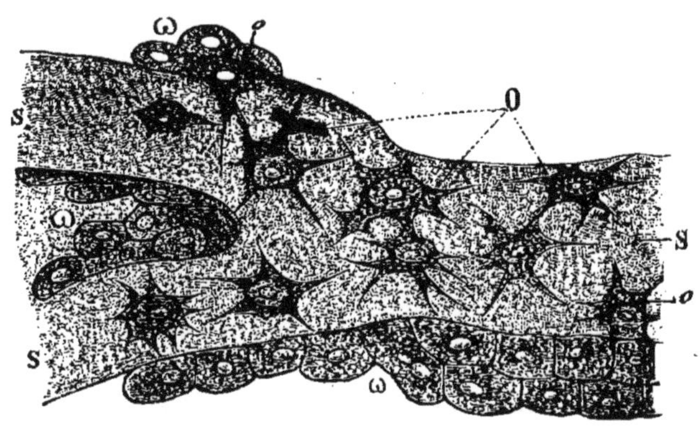


Fig. 11. — Ostéoblastes dans le pariétal d'un embryon; S, Trabécules osseuses avec leurs ostéoplastes étoilés; O, qui contiennent des ostéoblastes arrondis; ω, couche d'ostéoblastes; o, ostéoblastes se transformant en corpuscules osseux.

**Différentes espèces de tissus animaux.** — Toutes les cellules d'un animal dérivent d'une cellule primitive appelée *l'œuf*, mais en se multipliant elles ne gardent pas les mêmes caractères : c'est qu'elles se spécialisent, elles se partagent les différentes fonctions, et s'y adaptent pour le grand bien de l'ensemble. De là, la formation des tissus. En outre, elles se différencient par la matière fondamentale qu'elles produisent.

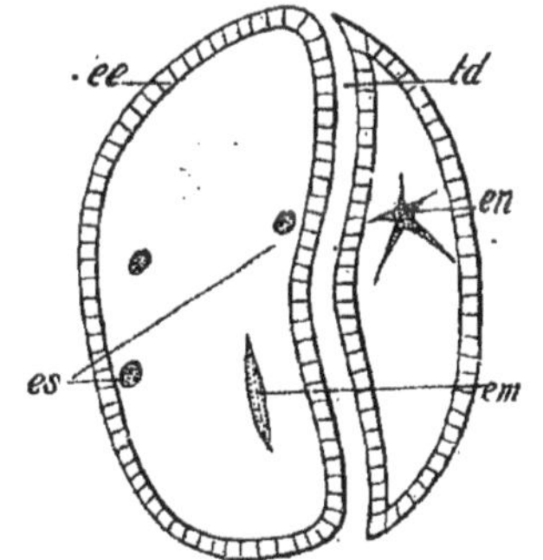


Fig. 12. — Schèma de l'organisme, position des différents tissus; *td*, tube digestif; *ee*, tissu épithelial; *en*, élément nerveux ; *cs*, éléments sanguins; *em*, élément musculaire.

Nous étudierons cinq variétés principales de tissus qui sont caractérisés par la forme, la situation, le rôle des cellules et la matière fondamentale (fig. 12).

Ce sont :

1° Le tissu épithélial;
2° Le tissu nerveux;
3° Le tissu sanguin;
4° Le tissu musculaire;
5° Le tissu conjonctif.

Le tissu *épithélial* recouvre toute la surface du corps ; il est formé de cellules accolées sans qu'il y ait presque de matière fondamentale interposée (fig. 13). Il garnit non seulement la surface extérieure mais encore la surface interne du corps, c'est-à-dire celle du tube digestif (fig. 12). Il a pour fonction de protéger les autres tissus, de permettre la pénétration des aliments ainsi que le rejet des résidus de la vie par suite d'une activité nutritive spéciale. Généralement l'un des deux rôles prédomine, c'est-à-dire que tantôt l'épithélium sert davantage à la pénétration comme cela a lieu le long du tube digestif, tantôt comme dans certaines glandes, il a plus spécialement le rôle d'élimination : tels sont les reins.

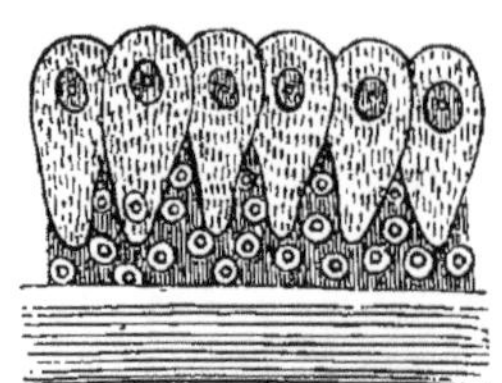
Fig. 13. — Épithélium cylindrique tapissant une membrane muqueuse.

*L'élément nerveux* est situé généralement dans les parties profondes. Les cellules sont étoilées et munies d'un gros noyau (fig. 14).

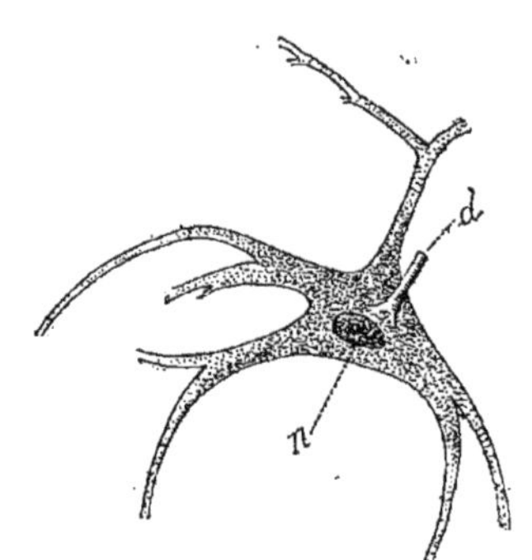

Fig. 14. — Cellule nerveuse des cornes antérieures de la moelle épinière de l'homme ; *n*, noyau ; *d*, prolongement de deiters.

*L'élément sanguin* n'a pas de position fixe au milieu de l'organisme (fig. 12 et 15). C'est un élément mobile et migrateur ; car il a pour rôle de servir d'intermédiaire entre le milieu extérieur et les cellules profondes. En effet, l'un des caractères des êtres vivants, c'est de détruire continuellement la matière dont ils sont formés ; la reconstitution doit être faite aux dépens du monde extérieur. Les éléments sanguins vont faire ces emprunts pour le compte des cellules profondes, puis ils vont rejeter les résidus, qui non seulement sont inutiles, mais même sont nuisibles et dangereux pour les cellules vivantes.

*L'élément musculaire* se trouve dans les couches moyennes de l'organisme ; il est chargé de produire les mouvements. Ce sont des cellules allongées, transformées en *fibres* (fig. 16 et 17). Les unes sont rouges et striées en travers d'où le nom de *fibres striées* (bras). Elles ont pour fonction de produire les mouvements volontaires. Les autres n'ont pas de stries, ce sont les *fibres lisses* dont la contraction est indépendante de la volonté (muscles de l'intestin).

Le tissu *conjonctif* sert à relier tous les autres tissus. Il contient une grande proportion de matière fondamentale. Il présente de nombreuses variétés tant par la forme des cellules que par la constitution de la matière fondamentale, amorphe on fibrillaire, etc... Mais toutes ces variétés ont en commun la même origine : elles proviennent des modifications d'un même tissu, le mésoderme. Elles ont toutes le même rôle, de servir de soutien aux autres tissus, car elles s'insinuent partout entre les autres éléments : le tissu conjonctif forme la charpente du corps.

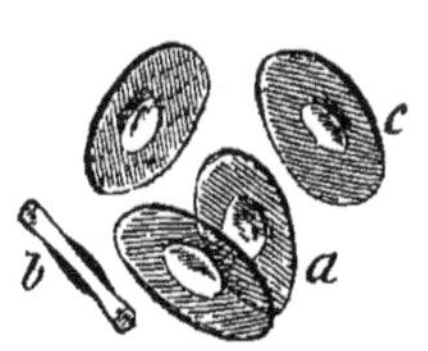

Fig. 15. — Globules du sang de la grenouille, grossis 225 fois, vus de profil en *b*, et de face en *a* et *c*.

Les principales variétés sont :

1° Le tissu conjonctif proprement dit ;
2° Le tissu adipeux ou graisse (fig. 20) ;
3° Le tissu muqueux, demi-liquide (fig. 18) ;
4° Le tissu osseux (fig. 11) ;
5° Le tissu cartilagineux (fig. 19).

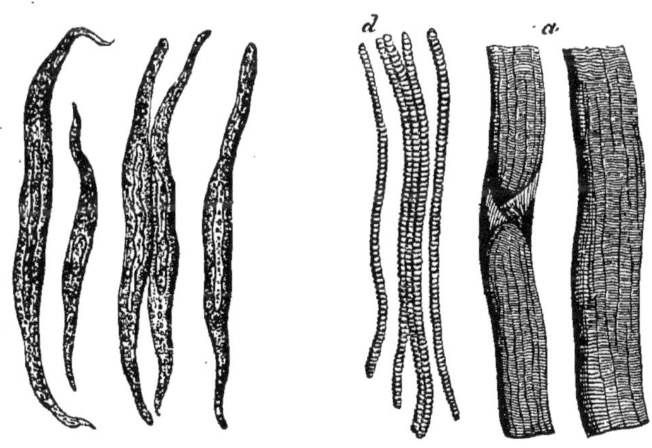

Fig. 16. — Fibres de muscles lisses.

Fig. 17. — Fibres de muscles striés*.

* *a*, fibre montrant le sarcolemme. — *d*, fibrilles primitives.

Nous étudierons plus loin ces divers tissus en même temps que les appareils qu'ils caractérisent pour ainsi dire. Nous ferons exception pour le tissu épithélial, dont nous avons besoin de connaître de suite les propriétés, puisqu'il sert de barrière entre notre corps et le milieu extérieur.

## B. *Étude de la Peau.*

La *peau* est la partie superficielle du corps ; elle se sépare facilement des parties profondes parce qu'elle leur est reliée par un tissu souple, facile à déchirer, appelé le tissu cellulaire sous-cutané. On l'appelle cellulaire parce que lorsqu'on y insuffle de l'air, le gaz s'y répand facilement, formant des bulles irrégulières, disséminées dans toute la couche. Ces petites cellules remplies d'air ne sont pas primitives ; elles proviennent d'un déchirement plus facile du tissu dans certaines directions. On se sert de cette propriété pour enlever plus commodément la peau des animaux tués.

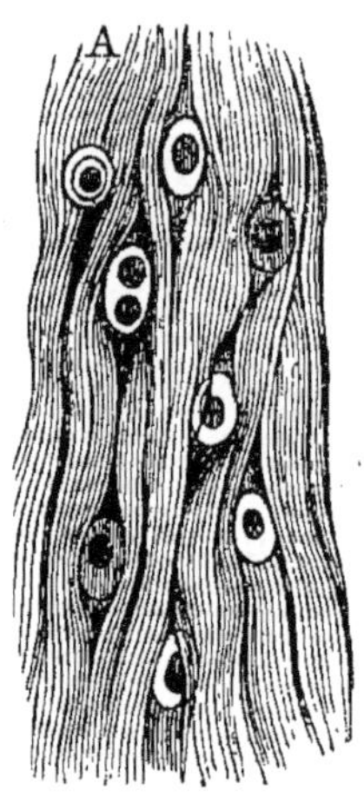


FIG. 18. — A, tissu muqueux à cellules arrondies (corps vitré).

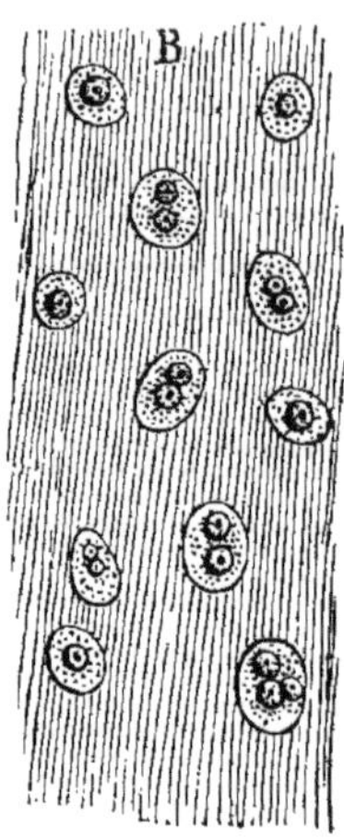


FIG. 19. — Tissu cartilagineux ; cellules substance fondamentale.

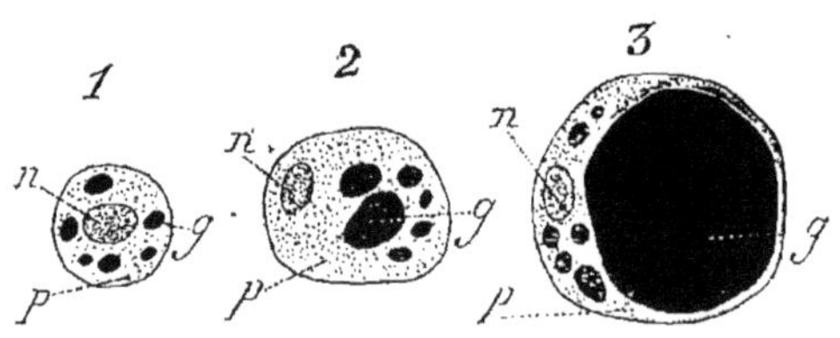


FIG. 20. — Cellules conjonctives en train de subir la transformation grasse ; *p*, protoplasma *n*, noyau ; *g*, graisse remplissant les vacuoles.

La peau est formée de deux couches. A la surface, on trouve *l'épiderme ;* au-dessous, le *derme*, beaucoup plus épais. La limite de séparation est très visible ; elle est ondulée ; le derme forme des saillies ou *papilles* dans l'intérieur de l'épiderme. Ce sont ces papilles disposées en séries linéaires, qui sont apparentes à la surface de la peau, produisant ces dessins que l'on remarque surtout à la pulpe des doigts.

**Différences entre l'épiderme et le derme.** — 1° L'épiderme est du tissu *épithélial*, il est formé de cellules empilées sans *matière fondamentale* apparente, tandis que le derme est du tissu *conjonctif* dans lequel la matière fondamentale est très développée.

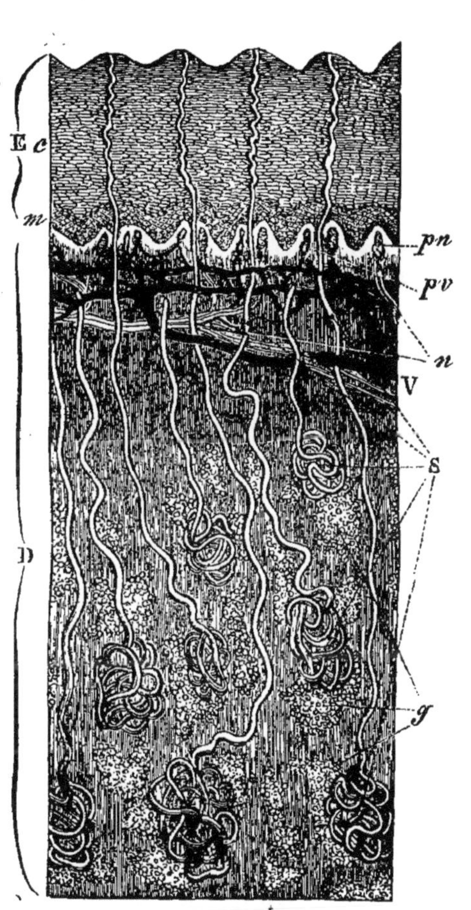


Fig. 21. — Coupe à travers la peau. — E, épiderme ; *c*, couche cornée ; *m*, couche muqueuse ; D, derme ; *pn*, corpuscule tactile dans une papille nerveuse ; *pv*, anse vasculaire dans une papille ; *n*, nerfs ; V, vaisseau sanguin ; S, glande sudoripare ; *g*, graisse.

2° L'épiderme ne contient *pas de vaisseaux sanguins*, la couleur rosée de la peau tient aux nombreux vaisseaux du derme qui forment plusieurs réseaux superposés. L'un d'entre eux envoie de nombreux prolongements dans certaines des papilles du derme appelées pour cela les *papilles sanguines* (fig. 21 et 22).

3° L'épiderme ne contient pas de *terminaisons nerveuses renflées*, tandis que dans le derme il y en a beaucoup. Ce sont des organes ovoïdes qui sont logés dans certaines papilles nommées pour cela *papilles nerveuses*. On trouve cependant des filets nerveux dans les couches les plus profondes de l'épiderme, mais ils s'y terminent librement.

**Structure de l'épiderme.** — Les cellules de l'épiderme n'ont pas le même aspect dans toute la hauteur de la couche. A la surface, elles sont aplaties, écrasées, desséchées, cornées, imbibées de graisse. A mesure que l'on s'enfonce, elles deviennent plus hautes. Au contact du derme, les cellules sont polyédriques, gorgées de liquide, présentant les caractères des jeunes cellules; il y en a en voie de division. Ce sont elles qui forment la couche vivante de l'épiderme. On l'appelle la *couche muqueuse de Malpighi*. En se divisant, les cellules détachent des éléments vers le haut qui tendent à augmenter l'épaisseur de la peau. Cela n'arrive pas parce que les cellules superficielles tombent. En effet, à mesure qu'elles s'élèvent, soulevées par les nouvelles formations, elles sont écrasées par les pressions, desséchées par l'air et privées d'une nutrition suffisante, puisque les vaisseaux ne pénètrent pas le tissu. Elles meurent et se détachent au moindre frottement donnant généralement une poussière invisible.

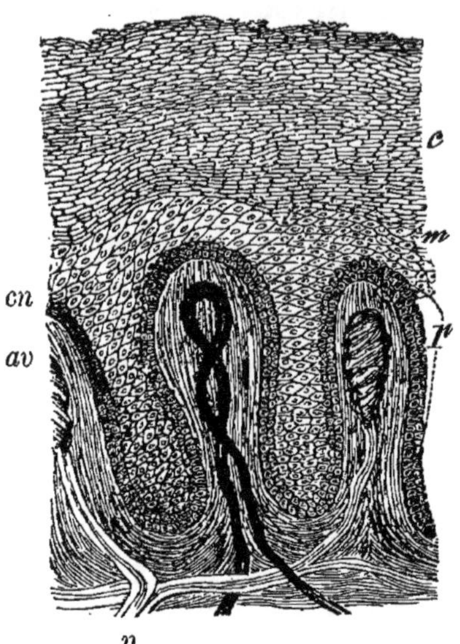

Fig. 22. — Coupe de l'épiderme. — *c*, couche cornée; *m*, couche muqueuse; *p*, papille du derme; *n*, nerf; *cn*, corpuscule du tact; *av*, anse vasculaire.

**Modifications de l'épiderme.** — L'épiderme varie dans quelques régions.

Ainsi, à la surface des voies respiratoires, les cellules superficielles présentent un grand nombre de prolongements

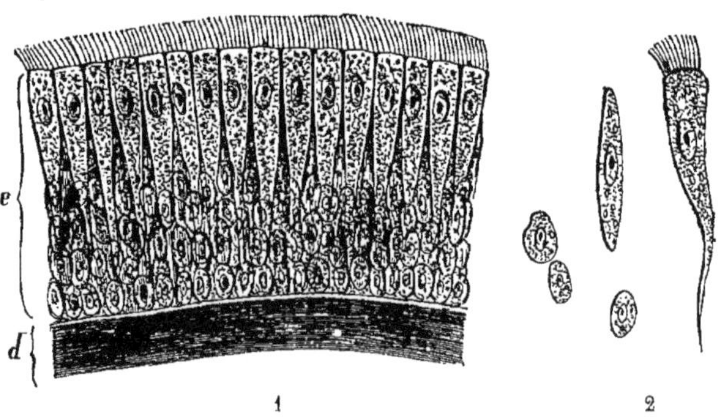

Fig. 23. — 1. Coupe d'un épithélium à cils vibratiles. — *e*, épiderme; *d*, derme; 2, cellules isolées.

doués de mouvements très rapides à gauche et à droite ; on leur donne le nom de *cils vibratiles* (fig. 23).

Quelquefois l'épithélium est *simple,* c'est-à-dire formé d'une seule couche de cellules au lieu d'être *stratifié;* tel est l'épiderme de la surface du poumon, de l'estomac.

## C. *Notions sur les Glandes.*

Les glandes sont des productions de l'épiderme soit extérieur soit intérieur, dont les cellules ont pour rôle de produire aux dépens des composés du sang ou de prendre directement dans ce liquide diverses matières et de les mettre en liberté dans le milieu extérieur. Les glandes sont donc formées par des éléments épithéliaux à activité spéciale. Ces cellules se sont enfoncées dans l'intérieur du corps, y creusant une dépression, un sac, ce qui multiplie la surface active et en même temps protège ces éléments contre les pressions et contre la dessiccation.

**Théories de la sécrétion. Historique.** — Pendant longtemps les théories les plus diverses ont eu cours sur le fonctionnement des glandes. Les anciens croyaient que des vaisseaux sanguins débouchaient dans le fond de la cavité de la glande. Ils y laisseraient écouler une partie du sérum.

Goodsir a montré que les composés caractéristiques du liquide sécrété se trouvaient dans les cellules qui tapissent la glande (1840); ce sont elles qui élaborent, aux dépens du sang, les matières sécrétées.

**Canal excréteur.** — Généralement dans les canaux glandulaires, la partie active ne forme pas tout le revêtement; elle ne recouvre que la partie profonde; les cellules qui tapissent le canal près de son ouverture servent uniquement de pavage, d'où la distinction du *canal excréteur* d'avec la partie sécrétrice.

**Modifications de forme des glandes.** — Selon que le bourgeon a une ou plusieurs branches, on distingue des glandes *simples* ou des glandes *ramifiées.*

Quelquefois la partie sécrétrice se renfle comme un grain de raisin, d'où la distinction des glandes en *tubes* et des glandes en *grappe* (fig. 24).

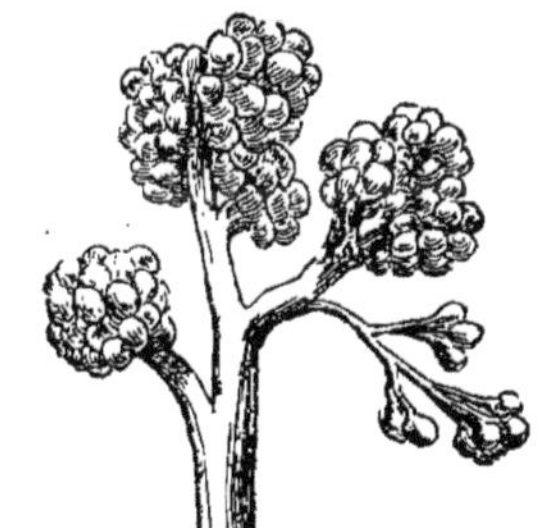

Fig. 24.— Fragment de glande parotide.

Les glandes en tubes peuvent être *droites :* c'est le cas des *glandes de l'intestin* (glandes de Lieberkühn).

Le tube peut être *enroulé, pelotonné* à son extrémité, c'est le cas des glandes sudoripares. Le peloton est logé dans la partie profonde du derme, entouré d'un petit amas de graisse (fig. 21).

Dans l'estomac on trouve des glandes en tubes *ramifiés.*

Dans le rein, on trouve des tubes *contournés* et *anastomosés.*

Comme exemples de glandes en grappes on peut citer les glandes salivaires, mammaires; la partie renflée de chaque canal glandulaire s'appelle l'*acinus* (fig. 24).

**Produits de la sécrétion.** — Au point de vue de la nature du liquide produit, on distingue des glandes *excrémentitielles* dont le produit doit être rejeté, et des glandes *récrémentitielles* dont le produit est réabsorbé soit directement soit après modification.

---

# CHAPITRE IV

# ÉTUDE DU SQUELETTE

## I. — GÉNÉRALITÉS

### A. *Disposition générale du Squelette.*

On appelle squelette l'*ensemble des parties qui donnent au corps sa forme.*

Dans ce sens large, le squelette comprend tout le tissu conjonctif; non seulement les os, mais encore les ligaments, les cartilages, les membranes d'enveloppe, le derme, etc.

D'ordinaire, on donne à ce mot un sens plus restreint et il ne comprend plus alors que les parties dures, osseuses.

**Squelette des animaux vertébrés.** — L'embranchement des animaux vertébrés est caractérisé principalement par la disposition du squelette. Sa partie fondamentale est, en effet, disposée de la même manière chez les poissons, les batraciens, les reptiles, les oiseaux et les mammifères.

Les différences secondaires que l'on constate peuvent s'expliquer :

1° Par l'*adaptation* à un genre de vie particulier. De là viendraient les analogies et les différences que l'on constate entre la main et le pied humains, l'aile de la chauve-souris, le pied du porc, de la biche, du cheval, l'aile de l'oiseau, la nageoire du poisson;

2° Par l'*état d'ossification* plus ou moins avancé. En effet, les os des animaux supérieurs ne sont pas du tout des unités, mais des collections d'os soudés, après s'être formés séparément aux dépens de cartilages communs à un certain nombre d'entre eux, et qui dessinent l'architecture générale du futur squelette.

En des points déterminés de ce tissu, l'os apparaît sous la forme de petits noyaux qui, grandissant, finissent par se rejoindre (fig. 25). Quelquefois ils se soudent, c'est ce qui arrive chez les animaux supérieurs. Le nombre des os diminue alors, mais leur forme devient plus compliquée. Au contraire, chez les poissons, le développement n'est pas aussi complet; en beaucoup d'endroits, les différents noyaux osseux restent séparés. Les os sont alors nombreux, mais de forme très simple.

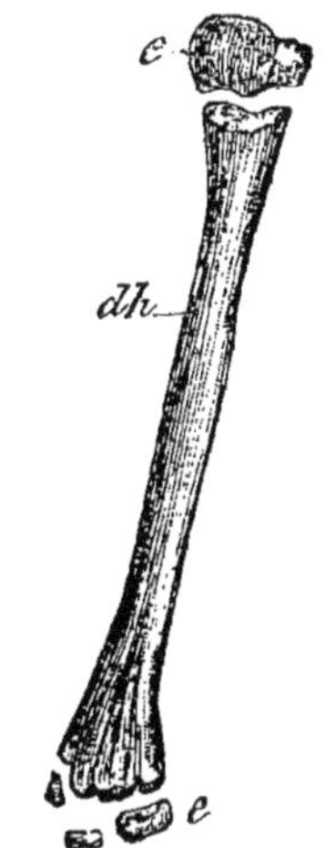

FIG. 25. — Humérus incomplètement ossifié: *dh*, diaphyse; *e*, noyaux epiphysaires.

## *B. Étude des Os.*

D'après leur forme, les os de l'homme sont divisés en *os longs, os courts* et *os plats*.

Les premiers sont caractérisés par leur forme allongée. On y distingue une partie moyenne appelée *corps* ou *diaphyse*, et deux extrémités renflées : les *épiphyses* (fig. 25 et 26).

Ils sont formés par du tissu compact, solide, sauf la région axiale qui est occupée par une cavité remplie de tissu gras, la *moelle* (fig. 26 et 27). Cette matière est d'ordinaire enlevée sur les os préparés. Vers les extrémités des os, qui sont généralement renflées, la *cavité médullaire* unique est remplacée par un grand nombre de petites loges également remplies de moelle et séparées par des cloisons osseuses. L'on dit que les portions d'os qui ont cette structure sont formées par de la *substance spongieuse*.

Les os courts, dont les dimensions sont sensiblement égales dans les diverses directions, ne contiennent pas de grande cavité médullaire. Ils sont formés par une couche peu épaisse de tissu compact qui recouvre de la substance spongieuse.

Les os plats, de grande surface, mais peu épais (crâne), sont constitués par de la substance spongieuse appelée *diploé*, comprise entre deux lames de tissu compact nommées les *tables* de l'os.

**Structure des os.** — Le tissu osseux est constitué par une matière organique, l'*osséine* (en moyenne 35 pour 100), imprégnée de *sels calcaires* ou *magnésiens* (en moyenne 65 pour 100), qui donnent la rigidité à l'ensemble.

Dans cette substance fondamentale se trouvent des lacunes étoilées nommées à tort *ostéoplastes* (οστεον, os ; πλαστης, qui forme), (fig. 28 et 29), d'après l'examen de

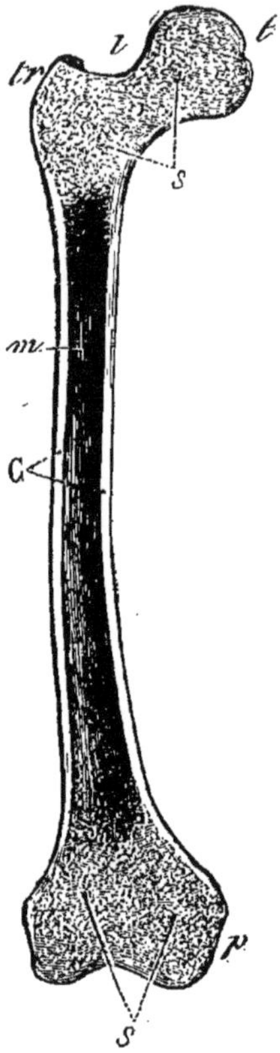

Fig. 26. — Coupe longitudinale d'un os long (fémur) : C, substance compacte ; *m*, cavité médullaire ; *s*, substance spongieuse ; *t*, tête de l'os : *tr*, grand trochanter ; *l*, col ; *p*, tubérosité interne.

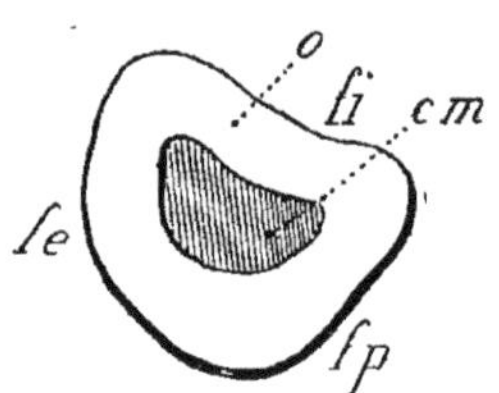


Fig. 27. — Coupe transversale de l'humérus droit faite à sa partie moyenne : *o*, os ; *cm*, cavité médullaire ; *fp*, face postérieure ; *fe*, face externe ; *fi*, face interne.

parcelles d'os desséchés. Les véritables cellules, éléments vivants de l'os, ont alors disparu de leur intérieur, mais on peut les étudier sur des fragments d'os frais. Elles sont ovoïdes, on les appelle des *ostéoblastes* (οστεον, os ; βλαστος, germe), pour les distinguer des loges qui les reçoivent. Les prolongement ramifiés des ostéoplastes ou *canalicules osseux* sont anastomosés d'une loge à l'autre.

La matière minérale est formée surtout par du phosphate de chaux (en moyenne 90,22 pour 100), le restant comprend des carbonate, chlorure et fluorure de calcium (ensemble et

en moyenne 8,50 pour 100), et du phosphate de magnésie (en moyenne 1,38 pour 100).

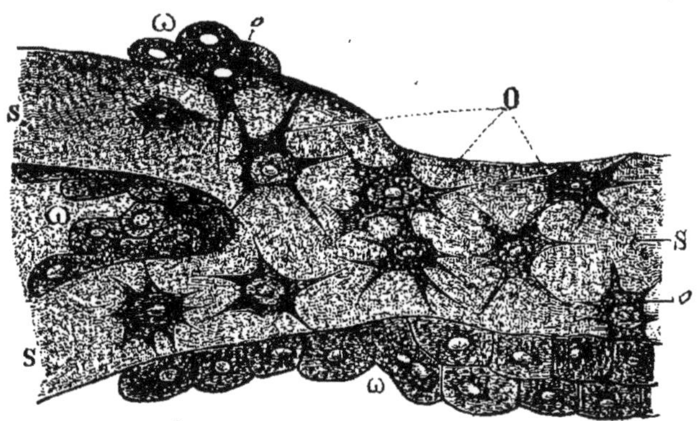


FIG. 28. — Ostéoblastes dans le pariétal d'un embryon : S, trabécules osseuses avec leurs ostéoplastes étoilés ; O, qui contiennent des ostéoblastes arrondis ; ω, couche d'ostéoblastes ; o, ostéoblastes se transformant en corpuscules osseux.

Les éléments osseux ne sont pas disposés au hasard dans la matière fondamentale ; ils dessinent des rangées concen-

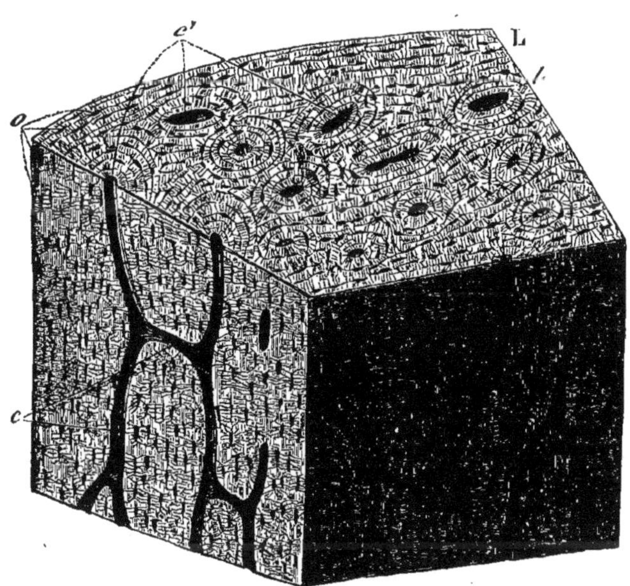


FIG. 29. — Fragment d'os long poli : *c*, canaux de Havers ouverts par une section longitudinale ; *c'*, lumière des canaux sur la coupe transversale ; *o*, ostéoplastes ; L, système général de lamelles osseuses ; *l*, système particulier à un canal de Havers.

triques séparées par des lamelles de substance compacte, traversées cependant par les canalicules qui unissent les ostéosplastes voisins. Parallèlement à la surface de l'os, il y a d'abord un système général qui est interrompu en beaucoup d'endroits par de petits systèmes particuliers, entourant des canaux appelés *canaux de Havers* (fig. 29). Ceux-ci contiennent les vaisseaux nourriciers qui viennent de la moelle et du *périoste* (membrane qui revêt la surface de l'os). Quelquefois l'on peut distinguer à l'œil nu les orifices qui servent à la pénétration des troncs principaux *(trous nourriciers)*.

**Épaississement des os.** — Pendant presque toute la durée de la vie les os augmentent de diamètre ; de nouvelles couches s'ajoutent à leur surface.

Duhamel l'a montré en 1739. Mêlant de la garance à la nourriture de moutons, il vit qu'une couche rouge s'était formée à la surface de l'os. Faisant alterner ce régime avec l'alimentation ordinaire, il trouva des couches rouges et blanches superposées à la périphérie de l'os, et en nombre égal à celui des changements de nourriture.

L'épaississement provient de la végétation du *périoste*.

**Raréfaction de l'os.** — En même temps que l'os s'épaissit ainsi, les portions internes se résorbent ; les espaces remplis de moelle (canal médullaire et lacunes de la substance spongieuse) s'élargissent.

**Allongement de l'os.** — L'allongement de l'os est insensible dans les parties tout à fait osseuses. Deux clous d'argent étant plantés vers le milieu d'un os long ; au bout d'un, deux ans, la distance qui les sépare n'aura pas augmenté. Mais si entre eux il existe une partie encore cartilagineuse, l'on constate que les points de repère s'éloignent de plus en plus l'un de l'autre.

**Formation des os.** — Les os se développent aux dépens de cartilages. Il ne se produit pas un simple durcissement de la matière fondamentale, transformant l'un des tissus dans l'autre ; il y a *remplacement*. L'os fait invasion dans le cartilage, détruisant, résorbant peu à peu ce tissu au contact, avant de se substituer à lui.

## II. — ÉTUDE PARTICULIÈRE DU SQUELETTE DE L'HOMME

Dans le squelette de l'homme, on distingue trois régions principales qui correspondent aux trois grandes divisions que nous avons observées dans le tronc, à savoir : *tronc, tête* et *membres* (fig. 30).

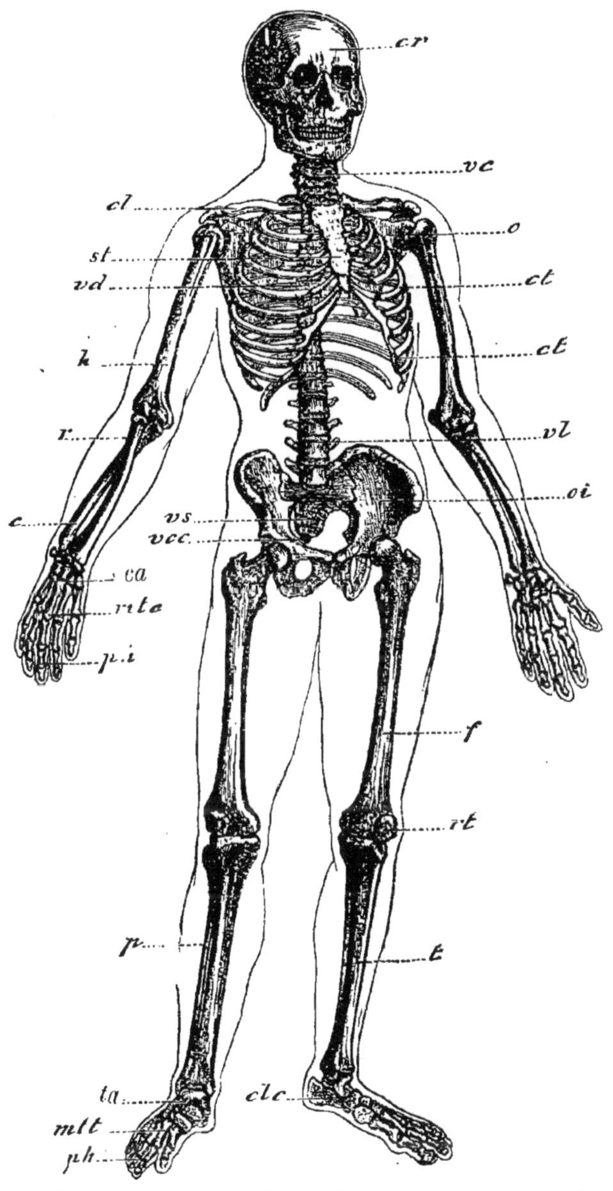


Fig. 30. — Squelette humain : *cr*, crâne ; *vc*, vertèbres cervicales ; *cl*, clavicule ; *o*, omoplate ; *st*, sternum ; *vd*, vertèbres dorsales ; *ct*, côtes ; *vl*, vertèbres lombaires ; *oi*, os iliaques ; *vs*, vertèbres sacrées ; *vcc*, vertèbres coccygiennes ; *h*, humérus ; *r*, radius ; *c*, cubitus ; *ca*, carpe ; *mtc*, métacarpe ; *ph*, phalanges ; *f*, fémur ; *rt*, rotule ; *t*, tibia ; *p*, péroné ; *ta*, tarse ; *mtt*, métatarse ; *ph*, phalanges ; *clc*, calcanéum.

## A. Squelette du Tronc.

Le squelette du tronc comprend : la *colonne vertébrale*, les *côtes*, le *sternum* et les *ceintures*.

*a.* **Colonne vertébrale.** — La colonne vertébrale est formée par une pile d'os appelés *vertèbres*, qui présentent un certain nombre de caractères communs.

**Vertèbre.** — Dans chaque vertèbre (fig. 31) on distingue en avant une portion massive, cylindrique, appelée le *corps*. Celui-ci supporte en arrière et de chaque côté les *pédicules*, extrémités de l'*arc neural*, en forme de fer à cheval, qui circonscrit postérieurement le *trou vertébral*. Des saillies osseuses appelées *apophyses*, fixées sur l'arc neural complètent la vertèbre. En arrière se trouve l'apophyse *épineuse ;* de chaque côté l'on remarque une apophyse *transverse*, latérale, et une paire d'apophyses *articulaires*, qui sont : l'une supérieure, l'autre inférieure. Ces dernières servent à l'articulation des vertèbres consécutives. En effet, ces os, tout en étant solidement réunis par des ligaments, jouissent d'une certaine mobilité l'un par rapport à l'autre.

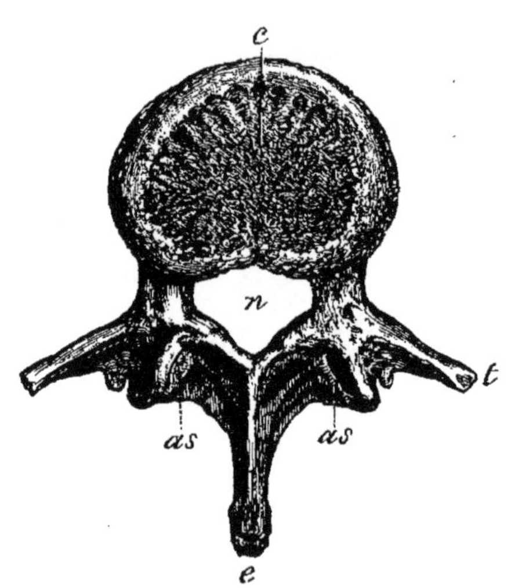

Fig. 31. — Face supérieure d'une vertèbre lombaire: *c*, corps de la vertèbre ; *n*, trou vertébral concourant à former le canal spinal ; *e*, apophyse épineuse ; *t*, apophyses transverses ; *as*, *as*, apophyses articulaires.

La *colonne* ainsi constituée forme l'axe du corps ; le *canal spinal* ou *rachidien* produit par la superposition des trous vertébraux est occupé par la moelle épinière qui est ainsi bien protégée contre les compressions. Les pédicules de chaque vertèbre sont rétrécis par rapport aux *lames* qui forment le reste de l'arc neural ; les échancrures ainsi constituées sur chacun des bords supérieur et inférieur de l'arc se correspondent d'une vertèbre à la suivante circonscrivant ensemble des ouvertures : les *trous de conjugaison* qui permettent aux nerfs issus de la moelle épinière de sortir du canal spinal (fig. 32).

Entre les corps des vertèbres consécutives se trouvent disposés des disques de cartilage (fig. 32 et 34).

**Régions de la colonne vertébrale.** — D'après la mobilité et les caractères particuliers, on distingue dans la colonne vertébrale cinq régions qui sont, de haut en bas;

1° La région cervicale (cou) qui comprend les 7 vertèbres supérieures.

2° La région *thoracique* formée par les 12 suivantes qui sont caractérisées parce que chacune porte une paire de côtes.

3° La région *abdominale* occupée par 5 vertèbres *lombaires* volumineuses.

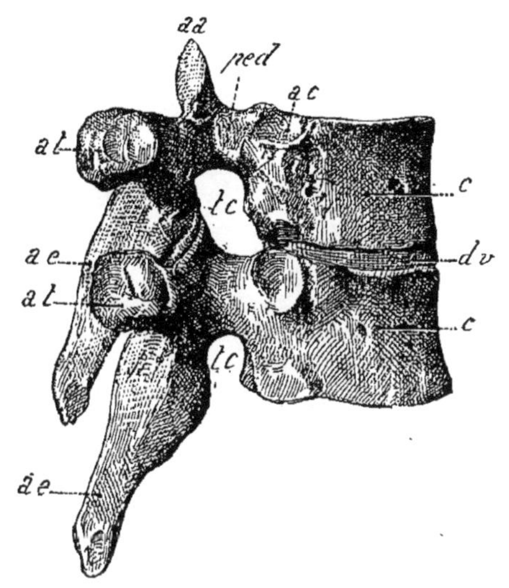


Fig. 32. — Face latérale de 2 vertèbres dorsales: *c*, corps; *at*, apophyse transverse; *ae*, apophyse épineuse; *aa*, apophyse articulaire; *ped*, pédicule; *ac*, articulation vertébro-costale: *tc*, trou de conjugaison; *dv*, disque intervertébral.

4° La région *sacrée*. Au niveau du bassin, la colonne vertébrale se continue par le *sacrum*, os triangulaire dont le sommet regarde en bas (fig. 33). Il est décomposé en 5 segments superposés par 4 sillons transversaux qui réunissent sur les faces antérieure et postérieure de l'os autant de paires de trous (*trous sacrés*). Ceux-ci correspondent aux trous de conjugaison, laissant échapper les *nerfs sacrés* issus de la partie inférieure de la moëlle et contenus dans le *canal sacré* qui prolonge le canal spinal, vers le bas, sur la ligne médiane, près de la face postérieure de l'os (fig. 34).

Le sacrum se forme chez l'embryon par 5 noyaux osseux principaux situés chacun dans l'un des segments délimités par les sillons transversaux.

L'on doit donc admettre qu'il résulte de la fusion de 5 vertèbres modifiées dans leur forme: les *vertèbres sacrées*.

5° Enfin, tout au bout vient un dernier petit os, le *coccyx* (fig. 33) formé par 4, 5, 6 et même quelquefois 7 osselets soudés, de plus en plus petits, à mesure que l'on s'approche de l'extrémité.

Nous trouvons donc en tout de 33 à 36 vertèbres (généralement il y en a 34) dans la colonne vertébrale de l'homme.

*b.* **Côtes.** — Les côtes sont des arcs osseux, au nombre de 12 paires, fixés en arrière sur la colonne vertébrale par deux petites surfaces articulaires : l'une située sur le corps, l'autre à l'extrémité de l'apophyse transverse des vertèbres thoraciques correspondantes. En avant elles sont réunies au sternum par l'intermédiaire d'une partie restée cartilagineuse.

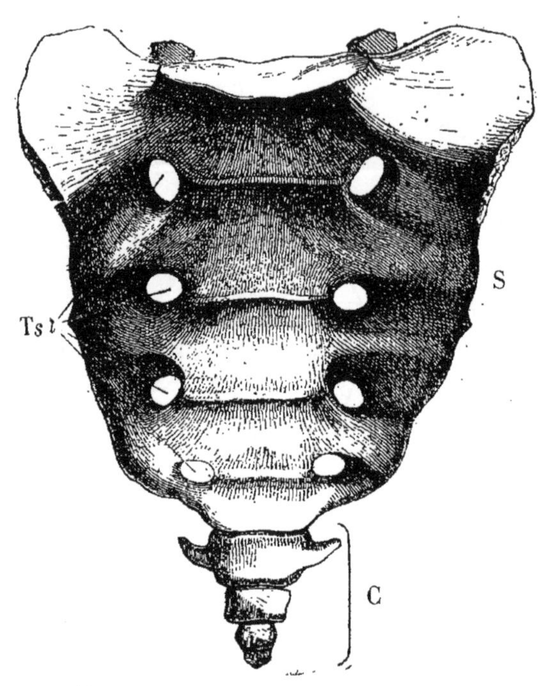


Fig. 33. — Face antérieure du sacrum et du coccyx: S, sacrum; C, coccyx; *Tsa*, trous sacrés antérieurs.

Les 5 paires de côtes inférieures se fixent en avant indirectement sur le sternum, par l'intermédiaire du cartilage de la septième d'où leur nom de *fausses côtes* ou *asternales*.

*c.* **Sternum.** — Le sternum (fig. 30) est un os plat qui s'étend de la base du cou jusqu'au creux de l'estomac où il se termine par l'*appendice xiphoïde*, prolongement qui ne s'ossifie que chez le vieillard.

*d.* **Ceintures.** — Les ceintures sont des groupes d'os disposés circulairement autour du tronc, donnant aux membres un appui solide sur le squelette du corps.

Il semble que la ceinture *scapulaire* qui correspond aux membres supérieurs soit constituée de la même manière que la ceinture *pelvienne* inférieure. Chacune comprend en effet trois paires d'os symétriques rayonnant de chaque côté autour du point d'articulation du membre correspondant (cavité *glénoïde* pour l'épaule et cavité *cotyloïde* pour la hanche).

La ceinture supérieure comprend : en avant et en haut un

os long et grêle, la *clavicule*, articulée à son extrémité externe avec l'*omoplate*, large os plat triangulaire qui recouvre l'épaule (fig. 35). Le troisième os se trouve en avant, un peu au-dessous de la clavicule. Chez l'homme adulte il est soudé à l'omoplate dont il forme l'*apophyse coracoïde* ; mais chez les oiseaux il est libre et très développé constituant l'*os coracoïde*.

La ceinture inférieure, qui limite le bassin, est formée: en avant et en haut par l'*os pubis* ; en avant et en bas par l'*ischion*; en arrière par l'*iléon* (fig. 36).

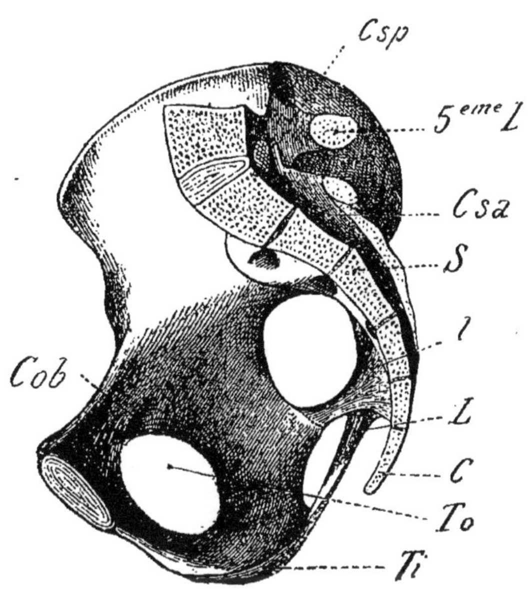


Fig. 34. — Coupe verticale et médiane du bassin: 5me *L*, cinquième vertèbre lombaire; *S*, sacrum; *C*, coccyx; *Csp*, canal spinal; *Csa*, canal sacré; *Il*, os iliaque; *L*, grand ligament sacro-sciatique; *l*, petit ligament sacro-sciatique; *Cob*, canal obturateur; *To*, trou obturateur ou sous-pubien; *Ti*, tubérosité de l'ischion.

Chez l'homme, ces trois os se soudent assez tardivement

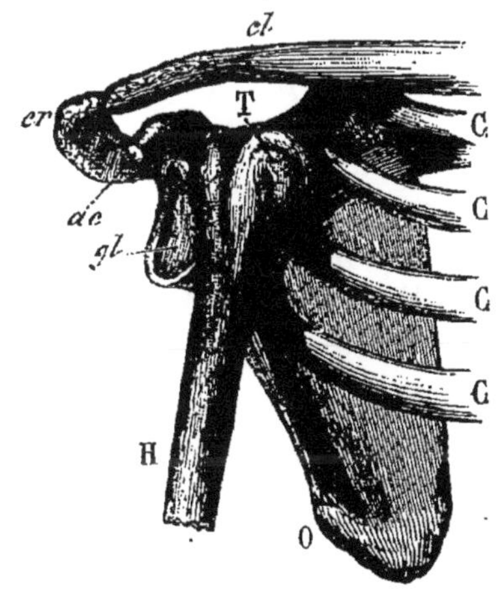


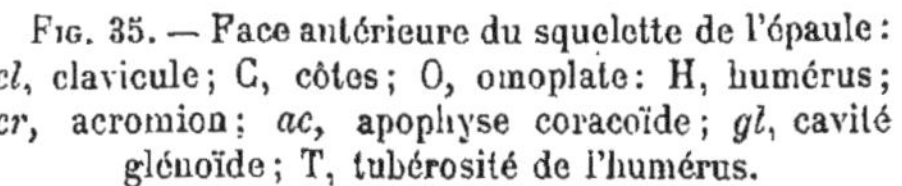

Fig. 35. — Face antérieure du squelette de l'épaule: *cl*, clavicule; C, côtes; O, omoplate: H, humérus; *cr*, acromion; *ac*, apophyse coracoïde; *gl*, cavité glénoïde; T, tubérosité de l'humérus.

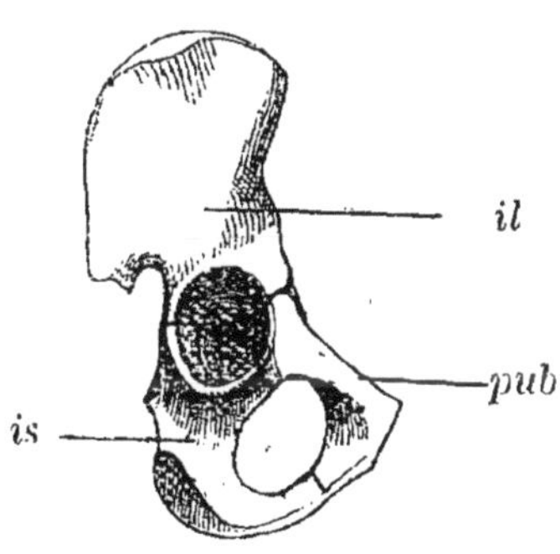


Fig. 36. — Os iliaque d'un enfant de onze ans: *il*, iléon; *pub*, pubis; *is*, ischion.

dans le fond de la *cavité cotyloïde* (17 à 20 ans), ne formant plus qu'un seul os appelé *os iliaque*.

## B. Squelette de la Tête

On y distingue : en haut, une boîte hémisphérique le *crâne* formé par 8 os ; en bas, la *face* qui en comprend 14 (fig. 37 et 38).

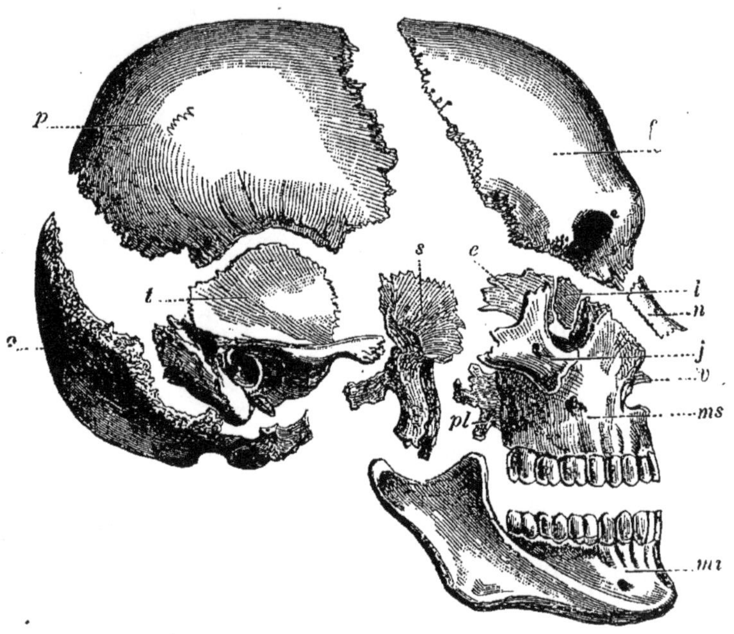


Fig. 37. — Crâne humain désarticulé : os du crâne ; *f*, frontal ; *o*, occipital ; *e*, ethmoïde ; *s*, sphénoïde ; *p*, pariétal ; *t*, temporal. Os de la face : *mi*, maxillaire inférieure ; *v*, vomer ; *ms*, maxillaire supérieur ; *n*, os nasal ; *l*, os lacrymal ; *j*, os jugal ; *pl*, os palatin.

**Os du crâne.** — Les os du crâne sont : en avant, le *frontal* qui engrène en haut et en arrière avec les deux *pariétaux* symétriques. Ceux-ci sont continués en arrière et en bas par l'*os occipital* qui complète de ce côté la calotte crânienne, tandis que ses parties latérales sont formées par les *os temporaux*. L'occipital est articulé avec la vertèbre cervicale supérieure appelée *atlas* par deux surfaces saillantes nommées les *condyles* de l'occipital. Ces surfaces articulaires se trouvent des deux côtés du *trou occipital* qui fait communiquer la cavité cérébrale avec le canal spinal.

La portion de la base du crâne restée libre entre les bords des os qui forment la voûte est comblée par l'*os ethmoïde* et le *sphénoïde*. Le premier remplit en avant l'échancrure de l'os frontal ; le second très irrégulier, occupe environ le centre de la base du crâne

**Os de la face.** — Les os de la face comprennent : deux os *nasaux,* deux os *lacrymaux* ou os *unguis,* deux os *maxillaires supérieurs,* deux os *malaires (jugal)* ou os de la *pommette,* deux os *palatins* très irréguliers, deux os formant les *cornets inférieurs du nez.* Le *vomer,* impair constitue la partie inférieure et postérieure de la cloison qui sépare sur la ligne médiane les deux cavités du nez. Enfin, vient le *maxillaire inférieur* également médian, impair, en forme de fer à cheval, articulé avec la base du crâne par la branche montante qui prolonge chacune de ses deux extrémités (*condyle* reçu dans la *cavité glénoïde* de l'os temporal correspondant).

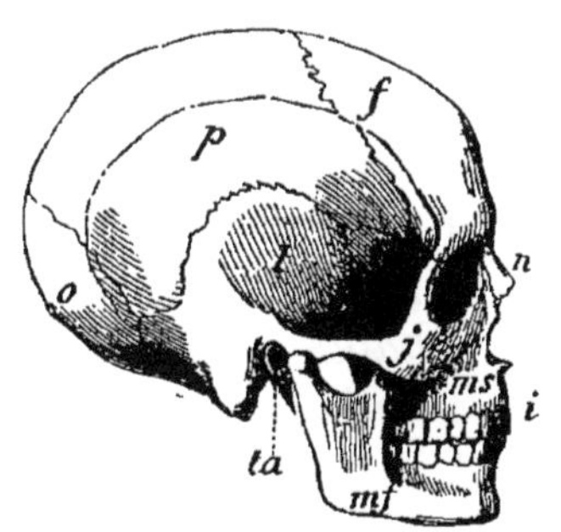

Fig. 38. — Crâne humain : *f,* frontal ; *p,* pariétal ; *o,* occipital ; *t,* temporal ; *ta,* trou auditif ; *n,* nasal ; *j,* jugal ; *ms,* maxillaire supérieur ; *mf,* maxillaire inférieur.

## C. Squelette des Membres.

L'homme possède deux paires de membres formés chacun par trois segments placés l'un au bout de l'autre. Les segments du membre supérieur : *bras, avant-bras* et *main* ont leur squelette formé de la même manière que les 3 régions correspondantes du membre inférieur : *cuisse, jambe* et *pied.*

1° **Membre supérieur.** — Le bras ne renferme qu'un os long : l'*humérus.*

Le squelette de l'avant-bras est formé par 2 os longs placés côte à côte : le *cubitus* et le *radius.*

La main se décompose en trois régions. En haut, le massif des 8 os courts du *carpe* continué par le *métacarpe* qui comprend 5 osselets de forme allongée placés parallèlement l'un à côté de l'autre. Chacun d'entre eux est terminé par un *doigt* composé de 3 petits os de grandeur décroissante placés bout à bout et appelés : le premier *phalange* ; le second *phalangine* et le troisième *phalangette,* qui supporte l'ongle. Le pouce n'a que les deux phalanges terminales ; la première est confondue avec le métacarpien correspondant.

2° **Membre inférieur.** — La cuisse renferme le *fémur,* le plus long os du squelette humain, semblable à l'humérus du bras.

Le squelette de la jambe est formé par 2 os parallèles : le *tibia* et le *péroné* analogues au cubitus et au radius de l'avant-bras.

Le pied se décompose comme la main en 3 régions. En haut et en arrière se trouve le massif des 7 os du *tarse*, plus en avant se trouve le *métatarse* formé par 5 os parallèles, les *métatarsiens* analogues aux *métacarpiens* de la main.

Chacun d'entre eux est terminé par un doigt ou *orteil* constitué comme pour l'extrémité supérieure par 3 osselets ou *phalanges* placées l'une au bout de l'autre et appelées la 1re *phalange*, la 2me *phalangine* et la 3me *phalangette* ; sauf le pouce qui n'en a aussi que deux.

La *rotule*, petit os qui se trouve en avant de l'articulation du genou, est représentée par l'*olécrâne*, prolongement du cubitus.

## *D. Articulations.*

On appelle articulation, l'*ensemble des parties par lesquelles les os sont réunis entre eux.*

Aux points de contact, les os présentent des dispositions adaptées à leur rôle particulier.

Dans les articulations mobiles, les surfaces des os qui sont en contact ont des *formes inverses*, *en rapport avec les mouvements* à exécuter. Dans certains cas c'est une sphère, ex. : épaule (scapulo-humérale) (fig. 35), hanche (coxo-fémorale) ; d'autres fois une poulie, ex. : coude, genou, coup-de-pied ; ou un cylindre qui tourne dans un anneau fibreux, exemple : articulation de l'atlas avec l'axis (2me vertèbre cervicale).

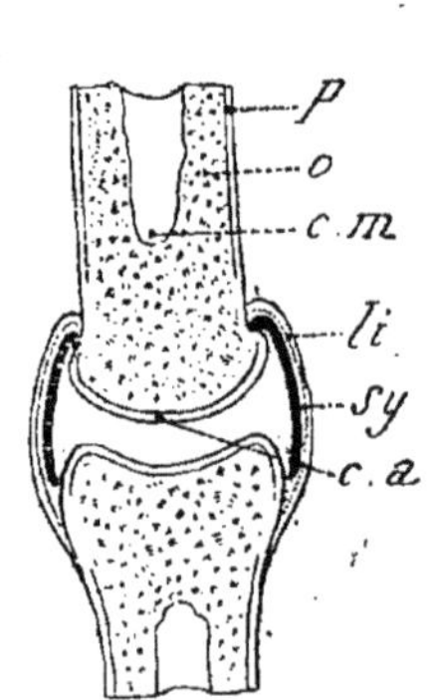

Fig. 39. — Coupe théorique d'une articulation mobile : *p*, périoste : *o*, os ; *cm*, cavité médullaire ; *li*, capsule articulaire avec ligaments ; *sy*, synoviale ; *ca*, cartilage articulaire.

Pour faciliter les mouvements, les surfaces osseuses en contact sont recouvertes par un *cartilage* élastique qui amortit les chocs, adoucit les frottements et empêche l'usure de l'os (fig. 39).

Les deux os sont réunis l'un à l'autre par un manchon fibreux appelé *capsule articulaire* insérée sur le pourtour des surfaces articulaires et renforcée en certains endroits par des *ligaments*.

La surface interne de cette capsule est tapissée par une séreuse, la *synoviale*. Celle-ci ne se prolonge pas à la surface du cartilage articulaire ; son rôle est de sécréter la *synovie*, liquide qui adoucit les frottements.

# CHAPITRE V

## RÉSUMÉ DE LA PREMIÈRE PARTIE

Les caractères des êtres vivants sont: nutrition, évolution, reproduction et organisation.

La biologie ou étude de la vie se divise en trois branches principales : morphologie, anatomie et physiologie.

Le corps de l'homme se divise en tronc, tête et membres.

Dans le tronc l'on trouve deux cavités principales séparées par le diaphragme.

Les organes contenus dans ces cavités sont reliés directement ou indirectement à la paroi par un pédicule et coiffés d'un sac séreux.

La paroi du corps comprend la peau qui recouvre les muscles et les os avec leurs organes nourriciers.

Le corps des animaux se décompose en appareils formés d'organes eux-mêmes constitués de tissus.

Les tissus sont formés de cellules séparées par des quantités variables de matière fondamentale.

Dans chaque cellule, la partie importante est le protoplasme avec le noyau. La membrane et le liquide cellulaire sont des parties surajoutées.

Les principaux tissus sont: épithélial, nerveux, sanguin, musculaire et conjonctif.

La peau se compose de l'épiderme et du derme.

Les glandes sont des bourgeons creux de l'épithélium dont les cellules, par une activité spéciale, se gorgent de principes mis en liberté d'une manière variable.

Le squelette comprend l'ensemble des parties qui donnent au corps sa forme. Il est constitué principalement par des os, organes durs qui, chez l'homme et les animaux supérieurs, se trouvent situés dans la profondeur des tissus. On les divise en os longs, courts et plats. Ils se forment aux dépens de cartilages et s'épaississent ensuite pendant presque toute la durée de la vie par leur surface en même temps qu'ils se creusent par l'intérieur. L'allongement se fait par les portions encore cartilagineuses.

La colonne vertébrale est formée par une pile de 33 à 34 osselets appelés vertèbres. Celles qui se trouvent à la partie inférieure soudées constituent le sacrum et le coccyx.

Le canal spinal contient la moelle épinière.

L'homme possède 12 paires de côtes.

Le sternum se trouve en avant de la poitrine.

La ceinture scapulaire est formée de chaque côté par la clavicule et l'omoplate (soudée à l'os coracoïde).

La ceinture pelvienne comprend de chaque côté 3 os : l'iléon, le pubis et l'ischion formant par leur réunion l'os iliaque.

Le squelette du membre supérieur comprend : l'humérus, le

cubitus, le radius, les 8 os du carpe, les 5 métacarpiens terminés chacun par un doigt qui renferment chacun 3 phalanges placées l'une au bout de l'autre, sauf le pouce où l'on n'en trouve que deux.

Le squelette du membre inférieur comprend semblablement : le fémur, le tibia et le péroné, le massif des 7 os du tarse, 5 métatarsiens et 5 doigts constitués par 3 phalanges, sauf encore le pouce qui n'en a que deux.

Les articulations sont ou bien immobiles (sutures) ou bien peu mobiles (symphises) ou bien très mobiles. Dans ce dernier cas l'on y observe des surfaces adaptées au genre de mouvement et encroutées de cartilage ; en outre les os sont réunis par une capsule articulaire tapissée d'une séreuse (synoviale).

---

# DEUXIÈME PARTIE

# ÉTUDE DES FONCTIONS

---

## CHAPITRE PREMIER

## FONCTIONS DE NUTRITION

Les fonctions de nutrition qui assurent la conservation du corps de l'individu sont : la digestion, la circulation, la respiration et l'excrétion.

### A. *Digestion.*

#### I. — GÉNÉRALITÉS

*La digestion a pour but de donner des matériaux à notre corps : d'une part pour son accroissement, et d'autre part pour la reconstitution des composés aux dépens desquels s'exerce constamment l'usure vitale.*

En effet, faute d'aliments, le corps perd de son poids. C'est d'abord la graisse qui disparaît, puis les muscles diminuent de volume; plus tard seulement le sang s'altère, le système nerveux est atteint; alors la mort est proche, et le corps se refroidit plus rapidement. Les transformations que doivent subir les aliments pour pouvoir pénétrer dans les tissus sont souvent considérables. Le phénomène de la digestion comprend justement l'*ensemble de ces transformations physiques et chimiques, qui doivent amener les aliments à la forme assimilable.*

Une première condition évidente est que les aliments doivent devenir liquides, sans quoi ils ne pourraient traverser les membranes. Cette condition nécessaire n'est pas suffisante; il faut que les aliments liquides prennent encore des formes chimiques déterminées. Ainsi le sucre que nous mangeons est un aliment qui se dissout dans la salive. Cependant si l'on prend de l'eau sucrée et si on l'injecte dans le sang, on constate que l'organisme rejette ce sucre par la sueur et l'urine. En le dosant avec soin, on retrouve tout le sucre introduit.

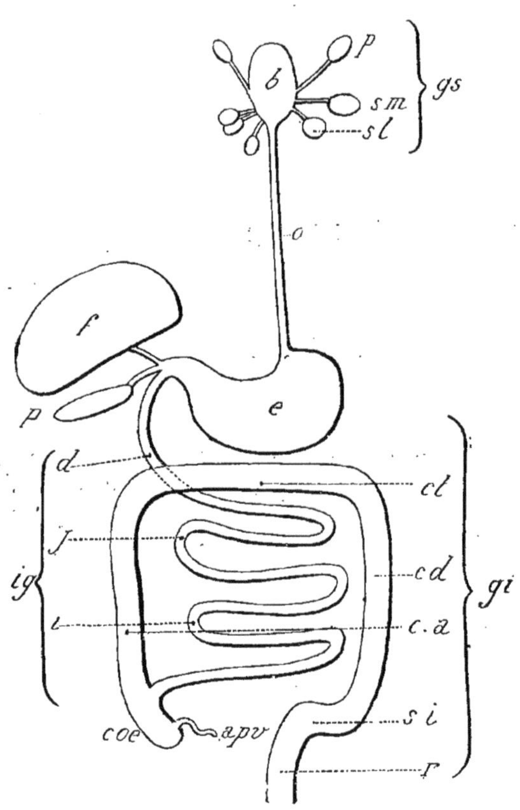


Fig. 40. — Disposition du tube digestif. — *b*, bouche; *o*, œsophage; *e*, estomac; *d*, duodenum; *j*, jejunum; *i*, iléon; *coe*, cœcum; *apv*, Appendice vermiculaire; *ca*, colon ascendant; *ct*, colon transverse; *cd*, colon descendant; *si*, s iliaque; *r*, rectum; *ig*, intestin grêle; *gi*, gros intestin; *gs*, glandes salivaires; *p*, glande parotide; *sm*, glande sous-maxillaire; *sl*, glande sublinguale; *f*, Foie; *p*, pancréas.

Il en est de même pour l'albumine.

Si, au lieu de prendre le sucre ordinaire de betterave, nous prenons de la glucose, tout sera utilisé; de même si au lieu d'albumine on prend des peptones rien ne sera rejeté.

Comme ces composés ont été retrouvés dans l'intestin, nous en concluons que la glucose est la forme assimilable du sucre et les peptones celles de l'albumine.

**Description du tube digestif.** — C'est dans le tube digestif que se produit la digestion (fig. 40). Il se présente sous la forme d'un long canal qui s'ouvre à la bouche, puis descend verticalement tout le long du thorax, où il s'appelle *œsophage*. Il se dilate après avoir traversé le diaphragme formant une poche nommée *estomac*. L'estomac se continue par un long tube ou *intestin* que l'on divise en deux régions : la première, longue et rétrécie porte le nom d'*intestin grêle;* la seconde, plus courte et plus grosse, s'appelle le *gros intestin*. L'intestin grêle est contourné d'une manière compliquée. On y distingue trois parties : près de l'estomac se trouve le *duodenum*, qui est limité inférieurement par le croisement de l'artère mésentérique supérieure, il se continue par le *jejunum* et l'*iléon* dont la séparation n'est pas précise. Le premier comprend les $\frac{2}{5}$ supérieurs ; l'*iléon* constitue le reste de l'intestin grêle. Celui-ci débouche par le côté dans le gros intestin. Une portion de ce dernier forme donc une poche terminée en cul-de-sac, appelée *cœcum*. La portion dilatée commence à la partie inférieure de l'abdomen du côté droit ; elle s'élève jusqu'au bord du foie, puis traverse l'abdomen de droite à gauche, longeant le bord de l'estomac, ensuite elle redescend en restant de ce côté. Le gros intestin décrit enfin une sinuosité en forme d'S, en arrière et à droite ; d'où le nom d'*S iliaque* que porte cette région. Elle se termine par une petite partie droite appelée *rectum* qui s'ouvre à l'anus. La première portion du gros intestin proprement dit s'appelle *côlon* divisé en côlon ascendant, côlon transverse et côlon descendant.

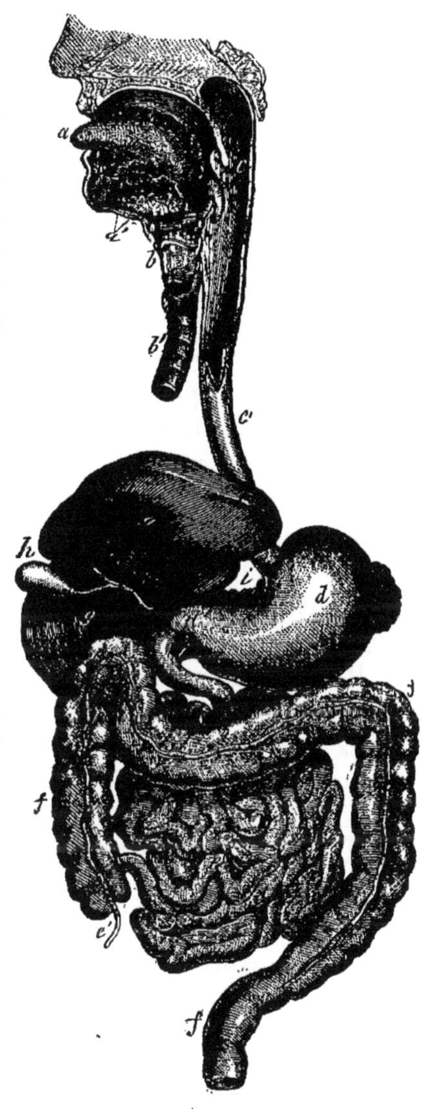


Fig. 41. — Vue d'ensemble de l'appareil digestif ; *a*, langue ; *a'*, glandes salivaires ; *b*. larynx ; *b'*, trachée ; *c*, pharynx ; *c'*, œsophage ; *d*, estomac ; *d'* duodenum ; *e*, intestin grêle ; *e'*, appendice cœcal ; *f*, *f*, gros intestin ; *g*, *g*, foie ; *h*, vésicule biliaire ; *i*, *i*, pancréas.

A ce tube se trouvent annexées un certain nombre de glandes qui sont :

1° Au niveau de la bouche, trois paires de *glandes salivaires*, auxquelles il faut ajouter de petites glandes cachées dans la muqueuse de la cavité buccale ;

2° Toute la paroi de l'estomac est creusée d'un grand nombre de canaux qui débouchent à sa surface interne représentant une *glande* diffuse donnant le liquide *gastrique* ;

3° Plus loin, à la partie supérieure du duodenum, arrive le canal excréteur du *foie*, grosse glande qui sécrète la *bile ;*

4° En même temps, vient déboucher le canal d'une autre glande très importante : le *pancréas ;*

5° Enfin, tout le long de l'intestin grêle, la surface de la muqueuse est percée de petits orifices ; ils appartiennent aux *glandes intestinales* qui donnent le liquide intestinal.

**Historique.** — De tout temps, l'on a reconnu la nécessité de la fonction digestive, mais les idées les plus diverses avaient été exprimées au sujet de la nature des modifications que subissent les aliments.

Réaumur, en 1750, montra que les phénomènes de la digestion consistaient en des transformations chimiques chez les animaux à estomac membraneux. En 1780, Spallanzani a montré la généralité des actions chimiques chez les divers groupes d'animaux.

Il y a dans l'intestin plusieurs digestions successives, portant sur des sortes différentes d'aliments. Ce sont :

1° Les *minéraux*, c'est-à-dire divers sels ;

2° Les *farineux ;*

3° Les *sucres ;*

4° Les *graisses ;*

5° Les *albuminoïdes* comme la viande, le blanc d'œuf, la caséine du fromage, etc.

Les corps de ce dernier groupe contiennent : carbone, hydrogène, oxygène et azote ; tandis que les trois précédents ne contiennent que : carbone, hydrogène et oxygène.

**Ferments.** — Dans les liquides digestifs on peut distinguer les principes actifs des transformations. On les extrait par la méthode suivante. Ce sont des albuminoïdes ; ils sont par suite coagulés sous l'action de l'alcool. Si l'on traite le précipité par l'eau, les autres albuminoïdes demeurent solides, tandis que le corps actif se redissout ; on le sépare par filtration. L'évaporation donne une poudre blanche qui conserve ses propriétés et que l'on emploie en médecine.

**Distinction des classes d'aliments.** — 1° Les aliments *minéraux* sont les différents sels : chlorure de sodium, phosphates de soude et de chaux, carbonate de chaux, sels de fer, de potasse, de magnésie, de lithine, de silice. On ne connait pas les transformations qu'ils subissent; probablement aucune. Ils passent sans doute dans le sang absorbés à l'état de simples dissolutions.

Le chlorure de sodium est presque indispensable à la digestion, c'est pourquoi les animaux recherchent ce corps.

Les phosphates sont nécessaires pour donner aux os et aux dents leur solidité. On trouve des composés du phosphore dans la matière nerveuse ; ils proviennent également des phosphates de l'alimentation.

Le carbonate de chaux est nécessaire également aux os.

Les sels de fer sont absolument indispensables au sang.

Le fluorure de calcium se trouve dans les dents.

2° Les aliments *farineux* sont transformés en *glucose*. Les principaux sont : l'amidon, la dextrine, le glycogène contenu dans le foie des animaux. La transformation se fait par l'action de la salive quand ils sont cuits, et du suc pancréatique qu'ils soient crus ou cuits. Le ferment qui agit dans la salive a reçu le nom de *diastase salivaire* ou *ptyaline;* celui du suc pancréatique est l'*amylase pancréatique*. Le phénomène de cette digestion consiste en une hydratation que l'on peut représenter par la formule

$$\underset{\text{amidon}}{(C^{12}H^{10}O^{10})^5} \underset{+}{+} \underset{\text{eau}}{10\,HO} \underset{=}{=} \underset{\text{glucose}}{5(C^{12}H^{12}O^{12})}$$

3° Les *aliments sucrés* se transforment également en *glucose*. Le liquide actif est le liquide intestinal dont le ferment porte le nom d'*invertine;* la réaction chimique est aussi une hydratation selon la formule :

$$\underset{\text{sucre}}{C^{24}H^{22}O^{22}} \underset{+}{+} \underset{\text{eau}}{2\,HO} \underset{=}{=} \underset{\text{glucose}}{2(C^{12}H^{12}O^{12})}$$

4° Les *aliments gras* ont pour types les huiles et les graisses. Leurs formes assimilables sont de deux espèces : les *émulsions* et les *savons*. Dans les émulsions, les graisses ne sont pas attaquées, elles sont simplement réduites en gouttelettes très-fines qui sont tenues en suspension dans l'eau.

En général, dans le tube digestif ce sont surtout des émulsions qui se produisent. Le liquide produisant cette transformation est le suc pancréatique et le corps qui agit est le *ferment émulsif*. La bile intervient sans doute aussi;

5° Les *matières albuminoïdes* comprennent : la viande et divers tissus animaux, le blanc d'œuf, la caséine tirée du lait, des pois, haricots, etc. Les formes assimilables de ces matières sont les *peptones*. Les liquides qui produisent cette modification sont : le suc gastrique, dont le ferment est la *pepsine* et le liquide pancréatique, grâce à la *trypsine*, troisième ferment qu'il contient.

TABLEAU DES PHÉNOMÈNES DIGESTIFS

| Nature des aliments. | Formes assimilables. | Liquides digestifs. | Ferment actif. |
|---|---|---|---|
| Minéraux. | — | — | — |
| Farineux. | Glucose. | Salive, suc pancréatique. | Diastase salivaire. Amylase pancréatique. |
| Sucres. | Glucose. | Liquide intestinal. | Invertine. |
| Graisses. | Émulsions, savons | Suc pancréatique, bile. | Ferment émulsif. |
| Albuminoïdes. | Peptones. | Suc gastrique, suc pancréatique. | Pepsine, trypsine. |

## II. — ÉTUDE PARTICULIÈRE DES ORGANES DU TUBE DIGESTIF

### *A. Bouche.*

La bouche est formée de parties dures : ce sont surtout les *os maxillaires* avec les *dents* ; puis de parties molles : les *joues* et la *langue*. Les dents ont pour rôle d'écraser les aliments *(mastication)* de manière à faciliter les réactions chimiques qui se produiront plus loin. En outre les aliments se mélangent dans la bouche avec la salive, ce qui constitue l'*insalivation*.

I. **Mastication.** — Elle est produite par les mâchoires et plus particulièrement par les dents, organes très durs qui les garnissent. Nous possédons deux mâchoires : l'une en haut, l'autre en bas. Elles présentent toutes deux une portion en forme de fer-à-cheval appelée *arcade dentaire* parce que les dents y sont fixées. La mâchoire inférieure seule est mobile dans les mouvements de la mastication. Le maxillaire inférieur porte en arrière un prolongement en forme d'olive appelé *condyle* (fig. 42). Il peut se mouvoir dans une dépression

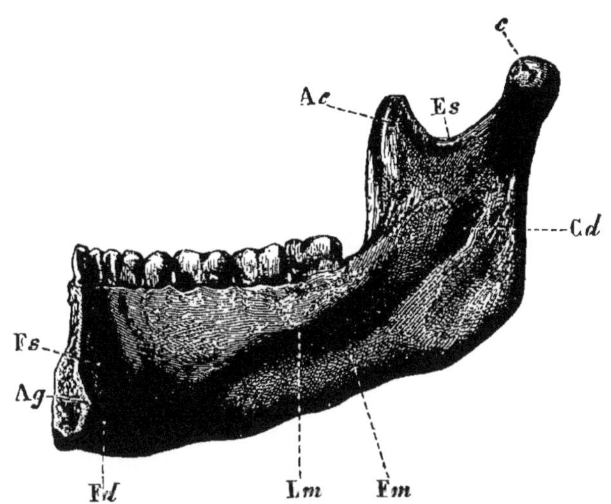


Fig. 42. — Face interne du maxillaire inférieur: *c*, condyle; *Ac*, apophyse coronoïde; *Es*, échancrure sigmoïde; *cd*, canal dentaire logeant les nerfs et vaisseaux des dents; *Fm*, fossette de la glande sous-maxillaire; *Fs*, fossette de la glande sublinguale; *Ag*, apophyses geni; *Fd*, fossette d'insertion du digastrique; *Lm*, ligne myloïdienne.

de même forme appelée *cavité glénoïde* que présente la base du crâne.

**Muscles de la mastication.** — Les mouvements d'abaissement de la mâchoire sont produits d'abord par le seul poids de la mâchoire inférieure. Il s'y ajoute l'action des petits muscles qui la relient à l'os hyoïde placé plus bas. (*Génio-hyoïdiens*, *mylo-hyoïdiens* et *digastriques*.)

**Élévateurs.** — Les muscles élévateurs sont beaucoup plus puissants que les précédents. C'est qu'ils sont chargés d'écraser les aliments, produisant le travail utile. Il y en a également trois paires :

1° On trouve de chaque côté un muscle *temporal*, qui se fixe par une extrémité sur l'apophyse coronoïde du maxillaire inférieur. De là ses fibres s'élèvent en rayonnant et viennent se fixer sur tout le pourtour de la fosse temporale. C'est un élévateur direct (fig. 44);

2° Les muscles *masséters* étendus depuis la partie extérieure de la branche montante du maxillaire inférieur jusqu'à l'apophyse zygomatique qui prolonge en arrière l'os de la pommette des joues (fig. 44);

3° Les muscles *ptérygoïdiens* qui partent de l'apophyse ptérygoïde de la base du crâne tandis que leur autre extrémité se trouve fixée à la face interne de la branche montante du maxillaire inférieur.

**Dents.** — Les dents sont les organes qui divisent les aliments (fig. 45, 46 et 47). On distingue dans toute dent trois parties : la *couronne* qui fait saillie dans l'intérieur de

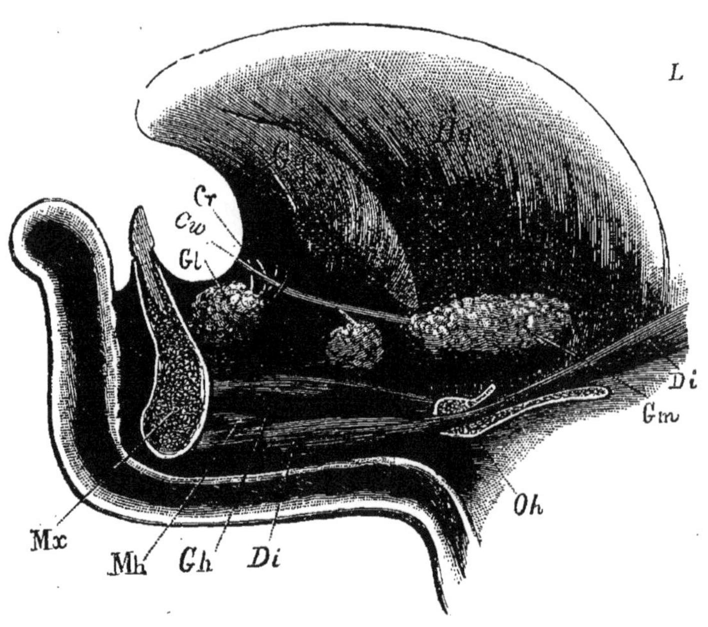


Fig. 43. — Coupe du plancher de la bouche. *Mx*, maxillaire inférieur ; *L*, langue ; *Gl*, glande sublinguale; *Gm*, glande sous-maxillaire; *Cr*, orifices des canaux de Rivinus ; *Cw*, orifice du canal de Wharton; *Gg*, muscle génio-glosse; *Gh*, muscle génio-hyoïdien; *Mh*, muscle mylo-hyoïdien; *Di*, muscle digastrique ; *Oh*, os hyoïde ; *Hg*, muscle hyo-glosse.

la bouche ; puis une portion rétrécie nommée le *collet* de la dent ; enfin, la *racine*, qui est enfoncée dans les *alvéoles*, cavités creusées dans le bord des arcades dentaires.

Au point de vue de la forme on distingue trois espèces de dents (fig. 46). En avant se trouvent des dents coupantes ou *incisives;* il y en a quatre à chaque mâchoire. Elles ont une seule racine. De chaque côté se trouve une dent à couronne pointue, que l'on appelle *canine*, il y en a donc en tout quatre. En arrière, se trouvent des dents plus volumineuses à couronne mamelonnée ; ce sont les *molaires*. Chez l'enfant, on ne trouve que deux molaires à chaque mâchoire et de chaque côté. Chez l'adulte, il y en a vingt, cinq de chaque côté et à chaque mâchoire.

Les incisives saisissent et coupent, les canines déchirent, les molaires broient les aliments. Parmi les molaires, on en distingue deux sortes : les deux antérieures de chaque quadrant sont moins développées que les autres, elles ne présentent que deux mamelons et seulement une ou deux racines, on les appelle *prémolaires ou petites molaires*. Les suivantes,

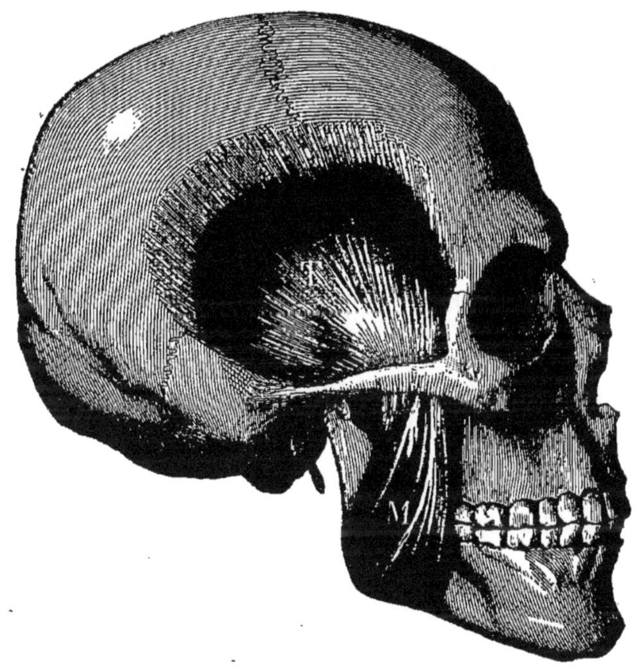


FIG. 44. — Muscles masticateurs: *T*, temporal ; *M*, masséter.

nommées *grosses molaires*, ont trois, quatre ou cinq collines et deux, trois ou quatre racines.

L'enfant n'a donc en tout que vingt dents, tandis que l'adulte complet en a trente-deux. Enfin, le nouveau-né ne possède généralement pas de dents apparentes.

**Apparition des dents.** — Au moment de la naissance, les gencives sont lisses, cependant les dents existent déjà, mais elles sont cachées dans l'intérieur des tissus. C'est en général du sixième au neuvième mois après la naissance, que les premières dents percent. Ce sont les *dents de lait ;* elles tombent plus tard, successivement à peu près dans l'ordre d'apparition. Il y a chaque fois d'abord altération de la racine. — Chacune est remplacée par une dent semblable qui se développe émergeant des tissus à la même place, et la dentition se complète en arrière par l'apparition de grosses molaires. Les dernières grosses molaires ne percent d'ordinaire que de dix-sept à trente ans, on les appelle *dents de sagesse*. Avant de devenir visibles, les dents de la deuxième dentition existent depuis fort longtemps.

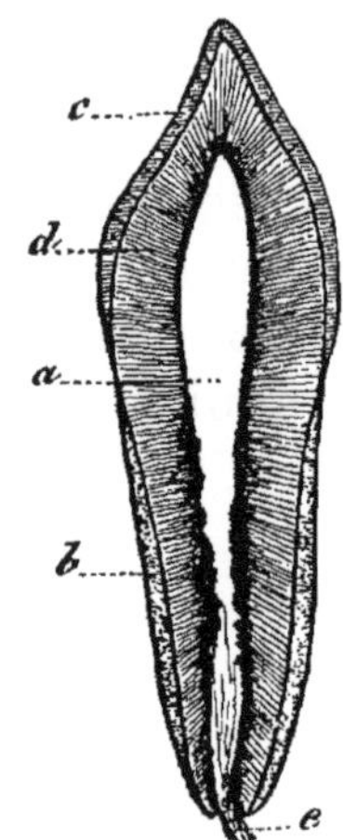


Fig. 45. — Section longitudinale d'une incisive de l'homme : *a*, cavité dentaire; *d*, couche d'ivoire; *b*, cément; *e*, orifice des vaisseaux et nerfs; *c*, émail.

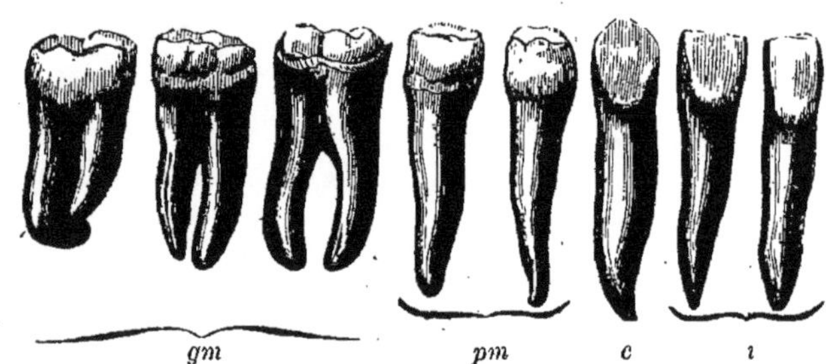


Fig. 46. — Dents de l'homme : *i*, incisives; *c*, canine; *pm*, prémolaires; *gm*, grosses molaires.

Elles ont pris naissance en même temps que les premières, seulement leur évolution est plus lente.

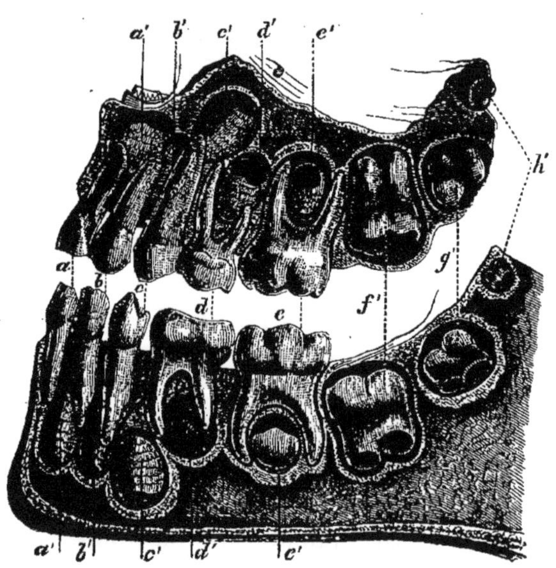


Fig. 47. — *a*, *b*, *c*, *d*, *e*, première dentition de l'homme; *a'*, *b'*, *c'*, *d'*, *e'*, *f'*, *g'*, *h'*, germes dentaires de la seconde dentition.

**Structure des dents.** — Les dents sont formées par une écorce dure entourant une substance molle, la *pulpe* *dentaire*. Cette pulpe reçoit des vaisseaux sanguins et des nerfs qui pénètrent par des orifices ménagés aux extrémités des racines (fig. 45). La partie dure est formée presqu'entièrement par un tissu blanc-jaunâtre assez résistant appelé *ivoire* ou *dentine*. A la surface de la couronne il est recouvert

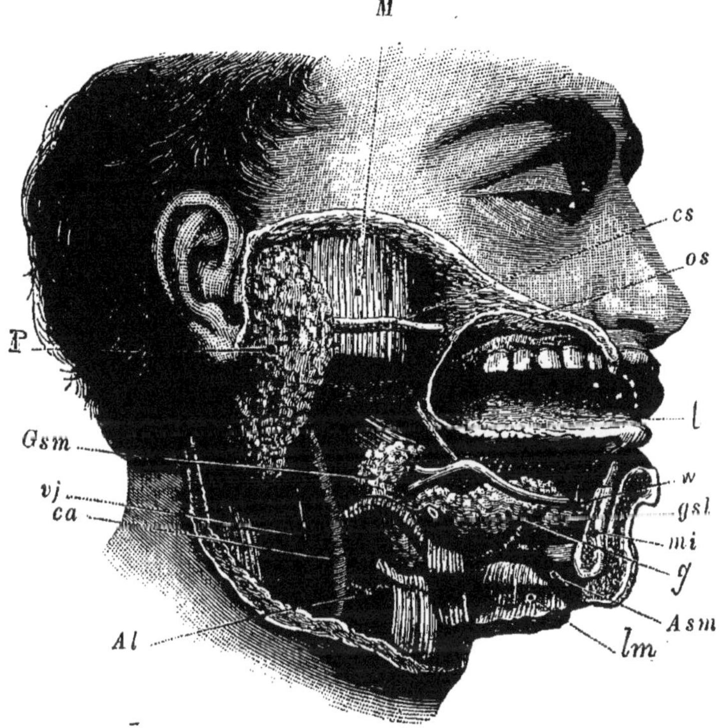


FIG. 48. — Glandes salivaires : *P*, glande parotide; *cs*, canal de Sténon; *os*, orifice du canal de Sténon; *Gsm*, glande sous-maxillaire; *g*, son lobe antérieur; *w*, orifice du canal de Wharton; *gsl*, glande sublinguale; *Al*, artère linguale; *Asm*, artère sous-mentale; *ca*, artère carotide externe; *vj*, veine jugulaire; *l*, langue; *M*, muscle masseter; *mi*, maxillaire inférieur.

par une substance excessivement résistante appelée *émail;* à la surface des racines l'on trouve une troisième espèce de tissu : le *cément*. Cette partie est la plus molle de toute l'écorce, elle a la consistance de l'os dont elle a aussi la structure.

II. **Insalivation.** — En même temps que les aliments sont broyés, ils se mélangent avec la salive, ce qui les rend plus fluides. Il en résulte en outre le début des phénomènes chimiques.

**Glandes salivaires.** — Les glandes salivaires sont de quatre sortes :

1° On trouve de chaque côté, en avant et au-dessous de l'oreille, une grosse glande appelée *glande parotide*.

Leur produit s'écoule dans la bouche, au-dessus de la première grosse molaire supérieure, par un conduit appelé *Canal de Sténon* (fig. 48);

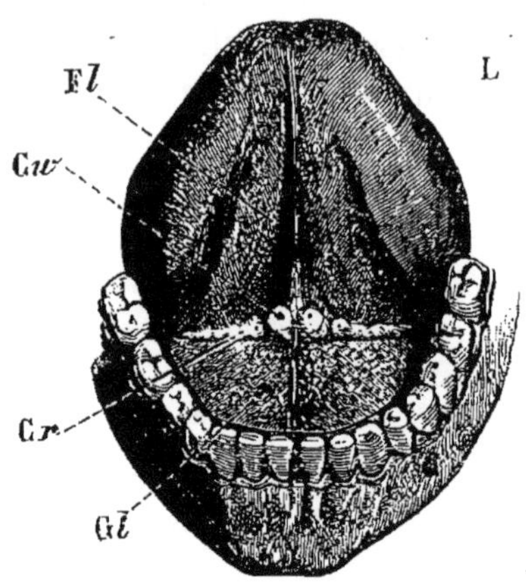


Fig. 49. — Face inférieure de la langue et plancher de la bouche: *L*, langue; *Gl*, région occupée par la glande sublinguale; *Fl*, frein de la langue; *Cw*, orifice du canal de Wharton; *Cr*, orifices des canaux de Rivinus.

2° Contre la face interne de l'os maxillaire inférieur, on trouve les glandes sous-maxillaires; leur conduit vient s'ouvrir des deux côtés de l'extrémité du frein de la langue, il porte le nom de *canal de Wharton* (fig. 43 et 49);

3° Plus en avant et toujours au-dessous de la langue, se trouve une autre paire de glandes, les glandes *sublinguales*, dont le produit s'écoule des deux côtés du frein par les petits *canaux de Rivinus* (fig. 43 et 49);

4° Il y a des petites glandes dispersées dans toute la muqueuse de la bouche, ce sont les *glandules buccales*.

Toutes ces glandes sont des glandes en grappe (fig. 24).

**Fonction chimique de la salive.** — Le mélange de ces quatre salives donne la *salive mixte* qui a pour fonction de transformer l'amidon cuit en glucose.

La matière qui agit est la *ptyaline* ou *diastase salivaire* que l'on peut précipiter par l'alcool.

La salive contient fort peu de ptyaline. Pour 1.000 parties de salive mixte on ne trouve que 2 de ferment.

L'on s'est demandé quelle est celle des quatre salives qui donne à la salive mixte la propriété de digérer l'amidon. Il semble que cette propriété appartienne plus particulièrement au liquide produit par les glandules buccales.

## B. Arrière-Bouche ou Pharynx.

Les aliments sont réduits dans la bouche en une masse pâteuse qui doit descendre en arrière dans l'œsophage. Ce mouvement se produit parce que la langue soulève sa partie antérieure l'appuyant contre la voûte du palais. Le bol alimentaire ainsi pressé glisse peu à peu dans l'arrière-bouche. Mais là se trouve un passage difficile. Il y existe en effet trois orifices : vers le haut est un conduit menant dans la cavité du nez ; en bas on trouve deux canaux : en avant la *trachée-artère* qui conduit l'air au poumon, en arrière l'œsophage. Ce confluent porte le nom de *pharynx*. La bouche est limitée à sa partie supérieure par la *voûte du palais* qui, en arrière, se réfléchit vers le bas devenant membraneuse, ce qui lui a fait donner le nom de *voile du palais* (fig. 50). Son bord postérieur est flottant.

**Déglutition.** — Quand le bol alimentaire se présente en arrière, le voile du palais se soulève, devient horizontal par la contraction des muscles péristaphylins ; en même temps le pharynx se rétrécit à ce niveau par l'action du muscle constricteur supérieur. Il en résulte l'occlusion de l'orifice supérieur (fig. 50). La masse alimentaire ne peut donc remonter que si un courant d'air violent s'échappe du poumon, ce qui arrive quelquefois dans le rire.

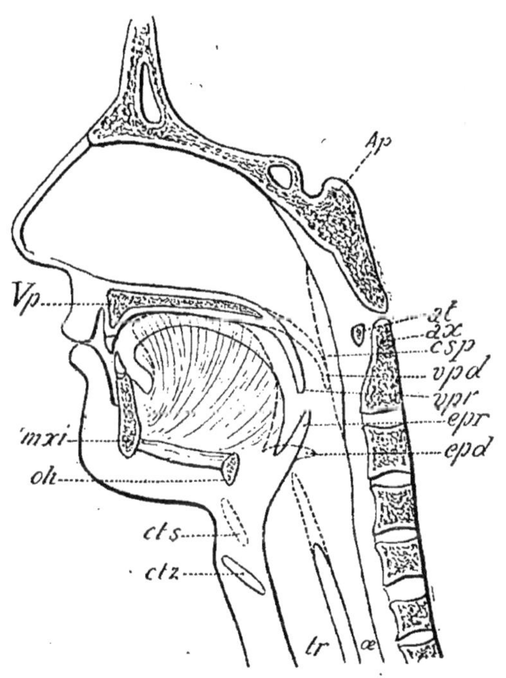


Fig. 50. — Disposition de l'arrière-bouche dans la respiration et la déglutition. Les traits pleins indiquent le contour dans le repos (respiration) et les traits brisés la disposition dans la déglutition : *Vp*, voûte du palais ; *mxi*, maxillaire inférieur ; *oh*, os hyoïde ; *cts*, cartilage thyroïde dans la déglutition ; *ctz*, cartilage thyroïde dans la respiration ; *Ap*, apophyse basilaire ; *at*, atlas ; *ax*, axis ; *csp*, constricteur supérieur du pharynx ; *vpd*, voile du palais dans la déglutition ; *vpr*, voile du palais dans la respiration ; *epd*, épiglotte dans la déglutition ; *epr*, épiglotte dans la respiration.

Quant à la trachée-artère, elle est évitée parce que sa partie supérieure ou *larynx*, soulevée par des muscles, tend à appliquer son orifice contre la base de la langue, tandis que l'œsophage, soulevé également, remonte au-devant de l'aliment (fig. 50). On vérifie cette ascension du larynx, en portant le doigt à la pomme d'Adam, en même temps que l'on avale.

L'occlusion du larynx est encore complétée parce que la base de la langue est munie d'une languette cartilagineuse appelée l'*épiglotte ;* la langue soulevant son extrémité antérieure fait basculer l'épiglotte en arrière du même angle ; elle vient former un toit oblique au-dessus de l'orifice du larynx (fig. 50). La masse alimentaire tombe donc en arrière dans l'œsophage.

Tous ces mouvements compliqués, s'exécutent d'une manière parfaitement régulière sans que la volonté intervienne et même malgré la volonté ; c'est un mouvement réflexe fatal.

### C. Œsophage.

Arrivé dans l'œsophage, le bol est immédiatement saisi par un resserrement de ce canal qui siège surtout à l'arrière de la petite masse, il en résulte qu'il la chasse devant lui et la fait refluer vers le bas, comme un noyau de cerise que l'on presse entre les doigts. Cette contraction se déplace dans le même sens tandis que la partie du canal située au-dessous vient au-devant de la masse alimentaire qui est poussée ainsi jusque dans l'estomac ; ces mouvements ont été appelés *mouvements péristaltiques*. Ils sont produits par une couche de muscles contenus dans la paroi et se continuent tout le long de l'intestin, empêchant les matières de s'accumuler.

### D. Estomac.

L'estomac est situé au-dessous du diaphragme, un peu à gauche de la ligne médiane du corps, partiellement recouvert par un prolongement du foie. Il est concave vers le haut, convexe vers le bas (fig. 51). Son volume varie beaucoup avec l'individu ; il est en moyenne d'un litre. L'estomac est fixé d'une part par l'œsophage, qui le soutient, et d'autre part par deux replis du péritoine. L'orifice d'entrée, situé à gauche, porte le nom de *cardia;* celui de sortie, situé à droite, s'appelle *pylore*. Ce dernier se trouve indiqué par un épaississement de la paroi de l'organe, qui forme une valvule annulaire percée en son centre et appelée *valvule pylorique*. Peu nette

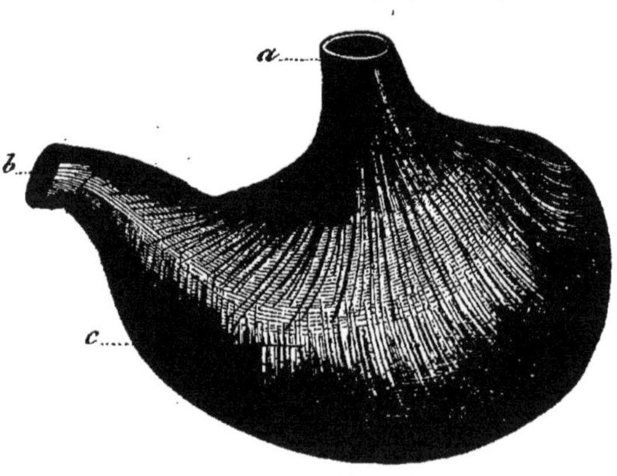


Fig. 51. — Estomac de l'homme, vu par sa face antérieure ; *a*, cardia ; *b*, pylore ; *c*, fibres musculaires.

du côté de l'estomac, elle est très visible du côté du duodénum (fig. 52).

**Structure de l'estomac.** — C'est celle de l'intestin, aussi bien que celle de l'œsophage (fig. 53) : membrane séreuse extérieure, puis couche musculaire très développée, enfin couche muqueuse tapissant la cavité de l'organe.

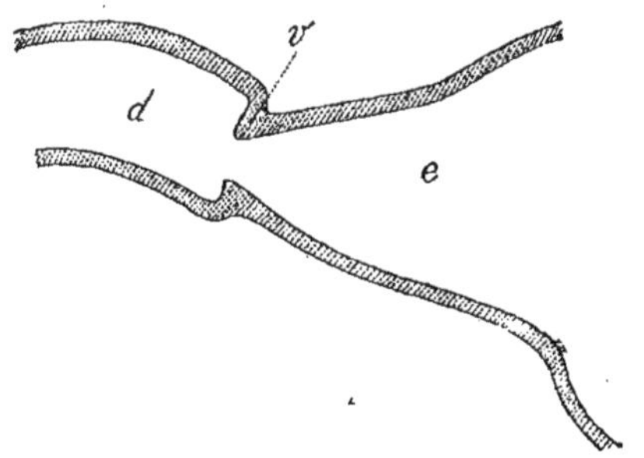

Fig. 52. — Coupe de la valvule pylorique : *e*, cavité de l'estomac ; *d*, duodenum ; *v*, valvule.

L'estomac éprouve des contractions constamment renouvelées qui mélangent les aliments avec les liquides digestifs, les matières y séjournant quelques heures.

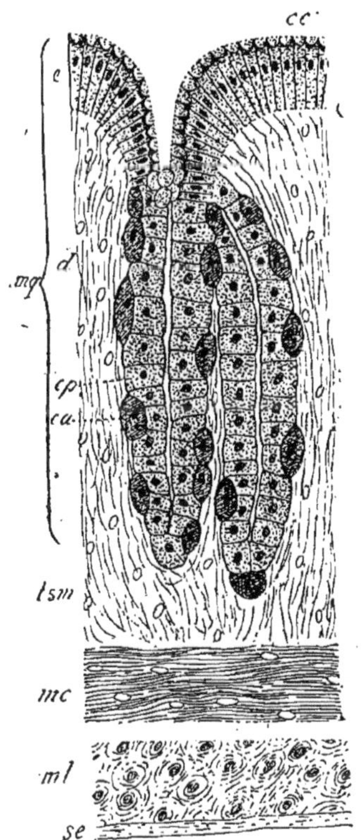

Fig. 53. — Coupe à travers la paroi de l'estomac de l'homme (l'épaisseur des couches musculaires a été réduite) ; *mg*, muqueuse ; *e*, épiderme ; *cc*, cellules caliciformes ; *d*, derme ; *tsm*, tissu conjonctif sous-muqueux ; *mc*, muscles circulaires ; *ml*, muscles longitudinaux ; *se*, séreuse ; *cp*, cellules pepsinifères ; *ca*, cellules donnant le liquide acide.

**Glandes de l'estomac.** — La *muqueuse de l'estomac* a environ un millimètre d'épaisseur. Elle est creusée de nombreuses glandes en tubes simples ou ramifiés qui se touchent presque ; ils ne sont séparés que par une mince couche de derme.

Réaumur (1750), puis Spallanzani (1783) ont établi que les phénomènes qui se passent dans l'estomac sont principalement des réactions chimiques. Leurs expériences ne portaient que sur de petites quantités de matière. Vers 1825, William Beaumont eut l'occasion d'observer un chasseur canadien qui avait reçu un coup de feu lui ayant perforé l'estomac. La blessure avait guéri, laissant un orifice de communication entre la cavité de l'organe et l'extérieur. D'ordinaire il était bouché par un tampon. Beaumont put ainsi voir ce qui se passait dans l'estomac, recueillir de grandes quantités de liquide ou d'aliments, à l'état de digestion plus ou moins avancée, etc.

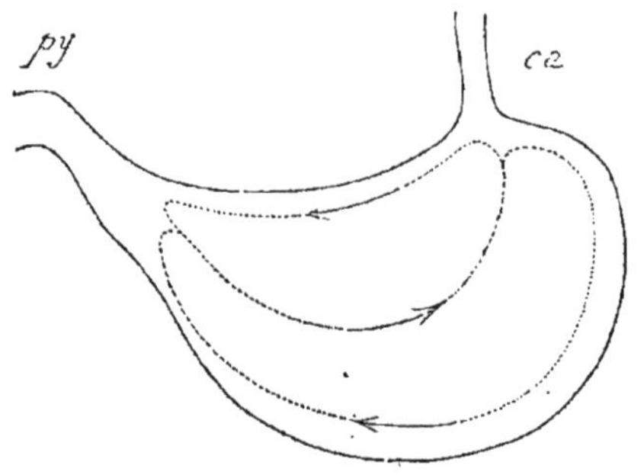


Fig. 54. — Mouvements que l'estomac imprime aux aliments : *ca*, cardia ; *py*, pylore.

**Suc gastrique.** — Ce liquide est légèrement jaunâtre, peu odorant, un peu acide, son volume est assez considérable ; un homme en donnerait plusieurs litres en vingt-quatre heures. Son acidité tient surtout à un composé peu stable : le *chlorhydrate de leucine*.

**Propriétés digestives.** — Au contact du suc gastrique on voit les *albuminoïdes* se gonfler, se ramollir, puis se réduire en petits fragments disparaissant peu à peu en liquide. Les substances ainsi élaborées portent le nom de peptones ; elles traversent facilement les membranes, ce qui explique leur absorption quand elles sont dans l'intestin. Le principe actif de cette transformation est la *pepsine* ou *gastérase* que l'on isole par l'alcool.

Ce même liquide n'agit pas sur les *farineux ;* mais s'ils sont imbibés de salive, la ptyaline continuera son action.

Les aliments sucrés ainsi que les *graisses* ne sont pas digérés dans l'estomac.

Grâce à l'acidité du suc gastrique, des matières salines comme les phosphates ou le calcaire se dissolvent facilement.

Le résultat de cette action est une bouillie que l'on appelle le *chyme*. Elle est formée d'aliments digérés, d'autres qui sont seulement préparés, enfin d'autres qui sont encore intacts. Cette bouillie est vidée par petits jets dans le duodénum où le travail va se continuer.

**Absorption gastrique.** — Les aliments digérés ne sont pas sensiblement absorbés pendant leur séjour dans l'estomac.

Généralement lorsqu'au bout de cinq ou six heures l'estomac n'est pas arrivé à digérer ce qu'il contient, il rejette les aliments par son orifice supérieur. Il se produit alors des mouvements *antipéristaltiques* aidés par des contractions du diaphragme et de la paroi de l'abdomen.

**Phénomènes qui se passent dans l'intestin grêle.** — Dès son entrée dans l'intestin grêle, le chyme se mélange avec la bile, venue du foie, et avec le liquide pancréatique qui vient du pancréas.

## *E. Foie.*

Le foie est une grosse glande brune qui occupe l'hypocondre droit, s'avançant un peu au-delà de la ligne médiane. Sa face supérieure est hémisphérique, elle est en contact avec le diaphragme. Au contraire sa face inférieure et postérieure est mamelonnée (fig. 55), l'on y distingue quatre lobes:

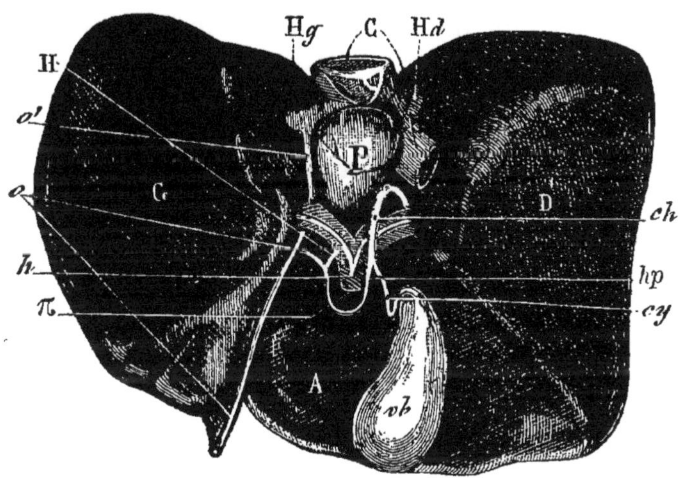


Fig. 55. — Face postérieure du foie: *D*, lobe droit; *G*, lobe gauche; *A*, lobe carré; *P*, lobule de Spiegel; *hp*, canal hépatique; *cy*, canal cystique; *vb*, vésicule biliaire; *ch*, canal cholédoque; *h*, artère hépatique; *H*, veine porte; *Hd* et *Hg*, veines sus hépatiques; *C*, veine cave inférieure; π, veine porte; *o*, ligament remplaçant la veine ombilicale; *o'* canal veineux d'Arantius.

Un *lobe droit* très volumineux, un *lobe gauche* moindre, puis au milieu deux lobes plus petits disposés l'un en avant de l'autre appelés : le *lobe carré* et le *lobule de Spiegel.*

La bile s'écoule par deux *canaux* venus des lobes gauche et droit; ils s'unissent bientôt donnant un tronc qui se jette dans l'intestin grêle, au fond d'une ampoule formée par la muqueuse intestinale et appelée *ampoule de Vater* (fig. 56).

Près de l'union de ses deux racines, le canal biliaire présente un embranchement rétrograde qui se recourbe à droite en se dilatant, constituant le *canal cystique* terminé par la *vésicule biliaire* ou *vésicule du fiel*. Celle-ci est un simple réservoir pour la bile; le foie est seul à produire ce liquide. La partie du canal biliaire, qui est comprise entre le foie et l'origine du canal cystique, porte le nom de canal *hépatique*, tandis qu'entre le canal cystique et l'intestin il s'appelle : canal *cholédoque*.

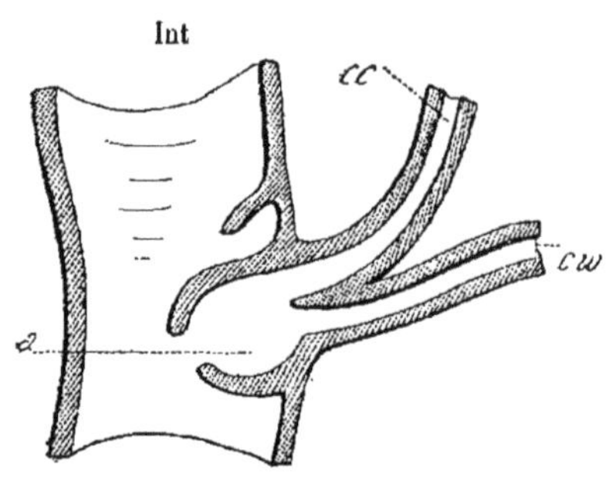


Fig. 56. — Coupe longitudinale du duodenum passant par l'ampoule de Vater et les canaux qui y débouchent; *Int*, intestin; *cc*, canal cholédoque; *cw*, canal de Wirsung; *a*, ampoule de Vater.

**Bile.** — La bile de l'homme est un liquide visqueux jaune-brun, d'une saveur d'abord amère, puis légèrement sucrée, elle est faiblement alcaline. Elle devient verte dans certaines circonstances.

La sécrétion est continue, mais l'écoulement est intermittent. C'est généralement au moment du passage du chyme que la vésicule se vide dans l'intestin. Entre les repas, l'orifice de l'ampoule de Vater se ferme.

1° **Composition.** — La bile est formée surtout par de l'*eau* contenant en dissolution des *savons*, c'est-à-dire des sels gras (cholate et choléate de soude); il y en a 7,5 0/0 chez l'homme. Ce sont eux qui donnent à la bile sa réaction alcaline. En outre on y trouve du *mucus* 1 0/0, des *phosphates de fer*, *de chaux* et *de magnésie*, du *chlorure de sodium*, des *graisses*, un peu de *diastase* (?); puis des matières de déchet comme les *pigments biliaires* (*bilirubine, bilifulvine*), la *lécithine*, l'*urée* et la *cholestérine*.

2° **Propriétés digestives.** — La bile donne des émulsions peu stables lorsqu'on la mélange à des *graisses*, cependant quand elles sont rances elle est capable d'en dissoudre une certaine quantité.

Les *albuminoïdes* ne sont pas attaqués par la bile.

Comme beaucoup d'autres liquides ou tissus de l'organisme elle transforme faiblement les farineux en glucose, grâce à une petite quantité de *ferment diastatique* qu'elle contiendrait.

## *F. Pancréas.*

Le pancréas est une glande allongée, d'une couleur grise, disposée en arrière de l'estomac dans la boucle du duodenum (fig. 57). Comme les glandes salivaires, c'est une glande

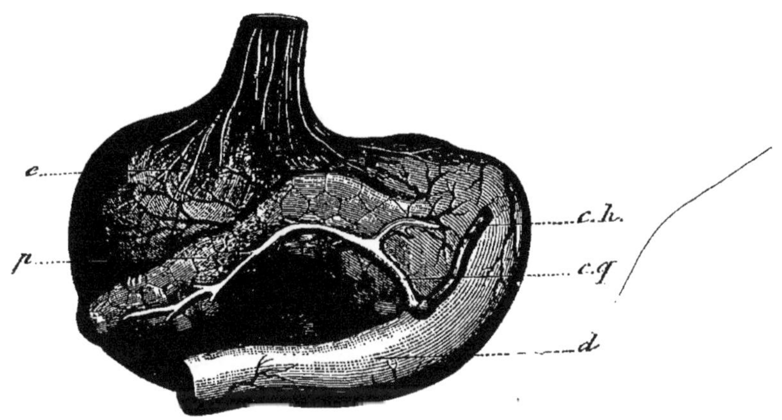


Fig. 57 — Pancréas de l'homme ; *e*, face postérieure de l'estomac ; *p*, pancréas ; *ch*, canal cholédoque ; *cq*, conduit pancréatique (canal de Wirsung) ; *d*, duodénum.

en grappe dont le produit se collecte dans un canal qui parcourt toute la longueur de l'organe, près de sa surface postérieure et vient s'ouvrir dans le duodenum avec le canal cholédoque au fond de l'*ampoule de Vater* (fig. 56). Ce conduit principal porte le nom de *canal de Wirsung*, d'après l'anatomiste qui l'a le premier décrit. Il y a un second conduit excréteur appelé le *canal accessoire*, communiquant avec le premier dans la glande mais qui débouche dans le duodenum deux ou trois centimètres plus haut (fig. 57).

**Propriétés du liquide pancréatique.** — Le liquide pancréatique est visqueux, clair et alcalin, c'est-à-dire qu'il a une réaction contraire à celle du suc gastrique. Il jouit de propriétés importantes dans les milieux alcalins.

Mélangé à des *graisses,* il les transforme en émulsions. Ce liquide doit donc produire dans l'intestin la digestion de la graisse, car les émulsions qu'il produit sont très stables.

Si on le mélange avec de la *farine, crue ou cuite,* celle-ci est transformée rapidement et abondamment en glucose. Le liquide pancréatique termine donc la digestion commencée par la salive.

Si l'on ajoute à ce liquide des *albuminoïdes*, on constate leur dissolution très rapide et la production de peptones ; mais il faut pour cela que la masse alimentaire soit alcaline. Cette propriété est dûe à un ferment soluble, *la trypsine*.

Le pancréas a donc des propriétés capitales dans la digestion ; il suffit à digérer trois groupes d'aliments.

## *G. Intestin Grêle.*

Ce canal, d'une longueur de 8 à 10 mètres, a environ 3 centimètres de diamètre. Il se divise en *duodenum*, *jéjunum*, *iléon*. Ce dernier s'ouvre dans le gros intestin en en repoussant pour ainsi dire la paroi, formant une valvule appelée : *valvule de Bauhin* ou *iléo-cœcale* qui empêche le reflux des matières dans l'intestin grêle (fig. 58). Le

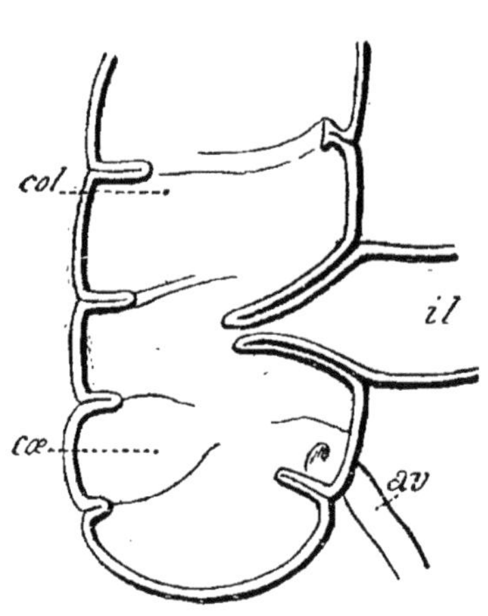

Fig. 58. Coupe du cœcum et de la valvule iléo-cœcale : *il*, iléon ; *col*, colon ; *cæ*, cœcum ; *av*, appendice vermiculaire.

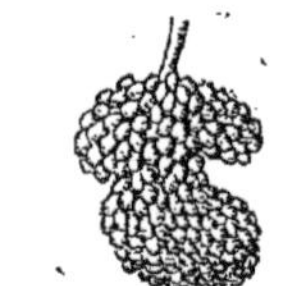
Fig. 59. — Glande de Brünner.

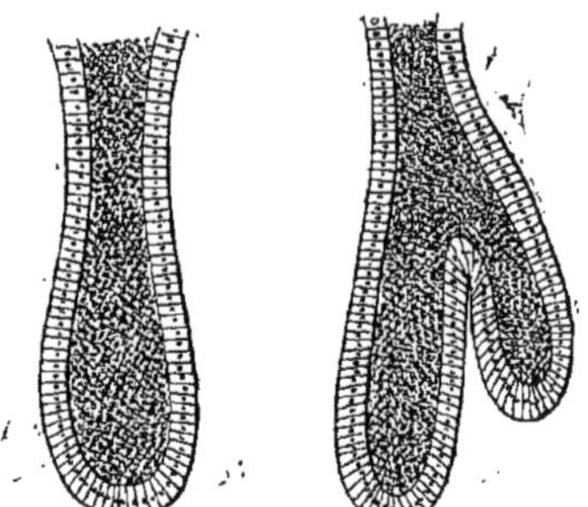
Fig. 60. — Deux glandes de Lieberkühn isolées.

jéjunum n'a pas de limite inférieure précise. On le distingue parce que, comme son nom l'indique, les matières n'y séjournent guère.

La muqueuse de l'intestin présente un grand nombre de petits orifices qui se continuent avec les conduits excréteurs de nombreuses glandes comprises dans l'épaisseur de la paroi. Le long du duodénum, elles sont en forme de petites grappes appelées *glandes de Brünner* (fig. 59). Plus loin ce sont des glandes en tubes droits tapissés par un épithélium simple ; on les appelle *glandes de Lieberkühn* (fig. 60 et 65). Leur sécrétion donne le liquide intestinal en se mélangeant au mucus que produisent des cellules *caliciformes* semblables à celles de l'estomac et qui sont dispersées à la surface de toute la muqueuse.

**Propriétés du liquide intestinal.** — Le liquide ainsi formé est transparent; sa réaction est alcaline. Il jouit de la propriété d'*intervertir* le *sucre ordinaire* en glucose, selon la formule :

$$C^{24} H^{22} O^{22} + 2 HO = 2 (C^{12} H^{12} O^{12}).$$

saccharose. + eau. = glucose.

C'est donc dans l'intestin que se produit la transformation des sucres, et ainsi se trouve close la série des transformations chimiques.

Ces actions se poursuivent pendant tout le temps que les aliments séjournent dans l'intestin ; grâce aux mouvements péristaltiques qui se produisent d'une manière régulière, le mélange des matières est parfaitement intime et le liquide pancréatique ainsi que la bile continuent leur action.

**Absorption.** — Dès l'entrée du chyme dans l'intestin, les vaisseaux sanguins de cet organe absorbent à travers la paroi les aliments déjà transformés. Pour augmenter la surface de contact entre le sang et les aliments, la muqueuse forme tout le long de l'intestin 800 à 900 replis partiels qui font saillie dans l'intérieur du canal, on les appelle les *valvules conniventes* (fig. 61). En outre, toute la surface de la muqueuse a un aspect velouté dû à ce qu'elle est couverte de gros poils absorbants qui font saillie dans l'intérieur du canal, ce sont les *villosités intestinales* (fig. 62). On a calculé qu'il y en a environ dix millions. Ils renferment un réseau artériel et veineux excessivement serré, ce qui montre que ce sont des organes absorbants. Les vaisseaux sanguins absorbent les matières dissoutes, c'est-à-dire : l'eau, les sels, la glucose et les peptones. Quant au mécanisme, on croyait que c'était un simple phénomène d'*osmose* de l'intestin vers le sang à travers la paroi, comparable à celui qui se passe dans l'expérience de l'osmomètre. Si l'on plonge dans de l'eau pure ou salée la membrane mince, poreuse (vessie), qui ferme à sa partie inférieure une cloche remplie d'un liquide gommeux, on constate bientôt que le liquide s'élève peu à peu dans la cloche jusqu'à déborder par le tube que celle-ci porte à sa partie supérieure (fig. 63). De cette expérience nous concluons que le liquide visqueux intérieur traverse moins vite la membrane que ne le fait le liquide plus fluide extérieur. De même, le sang plus épais, s'enrichirait aux dépens du contenu intestinal.

Les *graisses* sont absorbées par une autre voie. Si l'on ouvre, en effet, l'abdomen d'un animal quatre ou cinq heures après

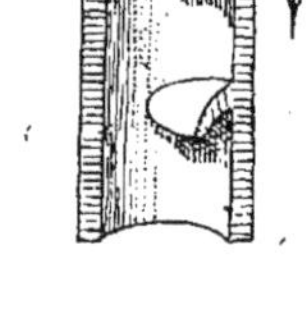

Fig. 61. — Valvules conniventes.

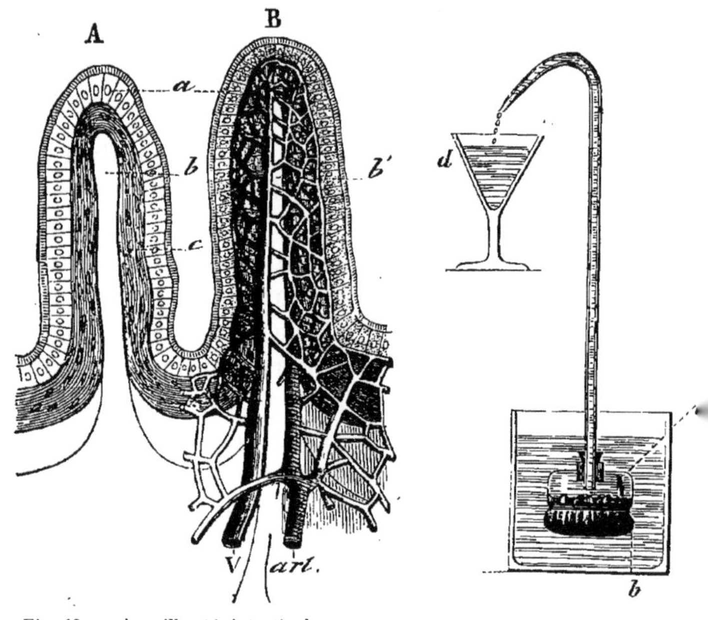


Fig. 62. — A, villosité intestinale avec son vaisseau chylifère central *b*. — B, villosité montrant le réseau vasculaire qui entoure le chylifère *b'*. — *c*, épithélium ; *a*, membrane muqueuse ; V, veine de la villosité ; *art*, artère de la villosité.

Fig. 63. — Osmomètre : liquide écoulé par suite de l'a sorption osmotique à travers membrane poreuse *b* qui garnit face inférieure de la cloche *a*

l'ingestion de graisse ou de lait, on constate à la surface de l'intestin et du mésentère de petits vaisseaux gonflés par un liquide blanc (fig. 64). Ce sont les émulsions grasses, auxquelles on réserve actuellement le nom de *chyle*, qui viennent d'être absorbées par des vaisseaux spéciaux nommés les *chylifères*. Ces canaux naissent dans l'épaisseur de la tunique de l'intestin par des prolongements en forme de doigts de gant occupant l'axe des villosités (fig. 62 et 65). Leur contenu se jette dans le sang de la veine sous-clavière gauche près de son entrée dans le cœur.

En outre le chyle renferme certainement aussi de la glucose et des peptones, mais les émulsions y prédominent.

**Fonctions de la bile.** — On peut donc admettre que les fonctions de la bile sont :

1° Par son *alcalinité*, elle aide à changer la réaction acide du chyme, qui est contraire à l'action des ferments que contient le liquide pancréatique ;

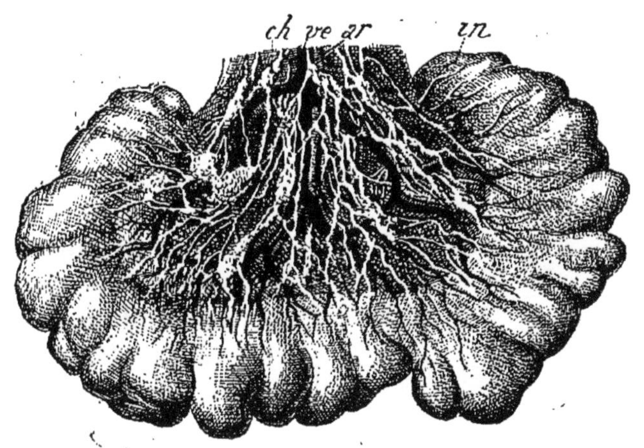


Fig. 64. — Fragment d'intestin avec le mésentère et ses vaisseaux ; *in*, intestin ; *ar*, artère ; *ve*, veine ; *ch*. chylifère.

2° Elle donne, avec diverses graisses, des savons alcalins qui ont des propriétés *émulsionnantes* énergiques ;

3° Elle donne aux membranes qu'elle mouille une facilité beaucoup plus grande à se laisser *pénétrer* par les graisses ;

4° Elle *favoriserait la marche du chyle* dans les vaisseaux, en produisant des contractions dans le tissu des villosités ;

5° Elle favoriserait la *desquamation de l'épithélium* de l'intestin en dissolvant les éléments qui tardent à se détacher ;

6° La bile produirait l'*accélération des contractions péristaltiques*, en agissant sur la tunique musculaire.

7° Par la cholestérine, l'urée et la bilifulvine qui provient de l'hémoglobine des globules du sang, la bile est un liquide d'*excrétion* ;

8° Une partie de la bile serait *résorbée ;*

9° On a attribué à la bile la propriété de ralentir la fermentation putride des aliments. Les animaux porteurs d'une fistule biliaire auraient les excréments particulièrement fétides, mais cela est exagéré.

### *H.* Gros intestin.

Quand les matières arrivent dans le gros intestin, les transformations digestives des aliments sont ordinairement terminées. La paroi contient bien encore des glandes de Lieberkühn, mais leur liquide ne contient pas d'invertine comme celui de l'intestin grêle. La paroi est encore riche en vaisseaux sanguins, mais ils n'ont plus guère à absorber que de l'eau. Cependant on peut, par la voie rectale, faire absorber des peptones, du sucre, et des matières médicamenteuses.

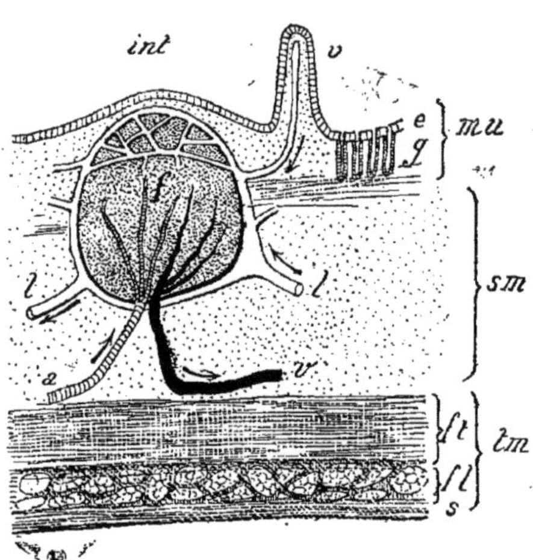


FIG. 65. — Structure de la paroi de l'intestin : *int*, cavité de l'intestin ; *v*, villosité ; *f*, follicule clos isolé ; *e*, épiderme ; *g*, glandes de Lieberkühn ; *l*, lymphatiques ; *a*, artériole ; *v*, veinule ; *mu*, muqueuse ; *sm*, tissu conjonctif sous-muqueux ; *tm*, tunique musculaire ; *ft*, fibres transv. ; *fl*, fibres longit. ; *s*, séreuse.

En même temps, grâce aux sillons produits par la contraction des muscles, les matières se fragmentent pour être évacuées. Elles progressent par des mouvements péristaltiques inconscients, sauf dans les cas où ils deviennent trop intenses (*coliques*).

## III. — PRINCIPALES MODIFICATIONS DE L'APPAREIL DIGESTIF DANS LA SÉRIE ANIMALE.

Chez la plupart des animaux, le tube digestif est constitué fondamentalement comme chez l'homme. Les différences peuvent s'expliquer par l'adaptation à un régime spécial.

### *A.* Dentition.

Certains animaux ont toutes leurs dents semblables, exemples : poissons, dauphins ; ils sont appelés *homodontes*, tandis que ceux qui ont des dents de plusieurs espèces sont dits *hétérodontes*.

**Formule dentaire.** — On appelle *formule dentaire* une série de chiffres qui indiquent le nombre des dents de chaque espèce que possède un animal. On n'indique que celles d'un côté de la mâchoire car les deux côtés sont symétriques. Mais il est nécessaire d'exprimer la dentition des deux mâchoires, car elles diffèrent souvent (éléphant, lion).

On écrit successivement le nombre des incisives, canines et molaires de la mâchoire supérieure sur une ligne horizontale en les séparant par des points et au-dessous les nombres correspondants de la mâchoire inférieure. On sépare les deux lignes par un trait horizontal.

Exemples : Enfant ........ $\frac{2\,.\,1\,.\,2}{2\,.\,1\,.\,2}$

Homme adulte... $\frac{2\,.\,1\,.\,5}{2\,.\,1\,.\,5}$

Eléphant ... .... $\frac{1\,.\,0\,.\,1}{0\,.\,0\,.\,1}$

Lion ....... .... $\frac{3\,.\,1\,.\,4}{3\,.\,1\,.\,3}$

Le nombre et la forme des dents, ainsi que le mode d'articulation du condyle dépendent du régime. Quand une espèce de dents manque, la place reste vide, on l'appelle une *barre*.

Chez les carnassiers les canines sont très développées et les molaires sont coupantes. Au contraire chez les rongeurs et les ruminants les molaires sont plates ; les rongeurs ont des incisives très grandes.

## *B. Modifications de l'Estomac.*

1° **Ruminants.** — L'estomac se décompose en quatre poches placées l'une au bout de l'autre. Elles ont reçu les noms de *panse, bonnet, feuillet* et *caillette*. Cette disposition, tient à ce que le ruminant avale l'herbe sans la mâcher.

2° **Estomac des oiseaux.** — L'oiseau avale également ses aliments sans les mâcher, ce qui explique la complication de son estomac.

L'œsophage porte une poche appelée *jabot* qui est très développée chez les granivores (fig. 66). Les graines s'y ramollissent. Elles descendent ensuite dans le *proventricule*, ou *ventricule succenturié*, première poche de l'estomac très glandulaire ; le liquide qu'elle sécrète est analogue à notre suc gastrique. Mélangé à l'aliment il passe dans la deuxième poche ou *gésier* dont les parois musculaires sont épaisses. Son revêtement corné aide les corps durs (cailloux, morceaux de verre) avalés à broyer les aliments.

## IV. — RÉSUMÉ DE LA DIGESTION

La digestion comprend l'ensemble des phénomènes physiques et chimiques qui amènent l'aliment à la forme assimilable.

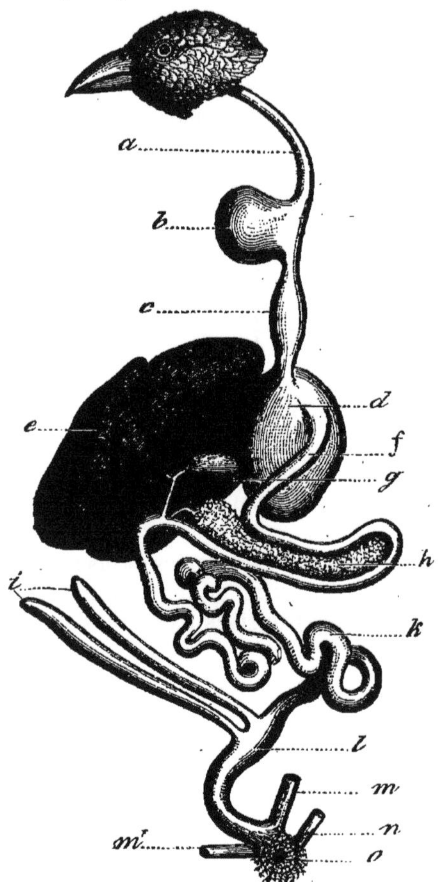


Fig. 66. — Tube digestif de l'oiseau : *a*, œsophage : *b*, jabot ; *c*, ventricule succenturié ; *d*, gésier ; *f*, duodenum ; *g*, conduits hépatiques et vésicule biliaire ; *e*, foie ; *h*, pancréas ; *k*, intestin grêle ; *l*, gros intestin, *i*, appendices cœcaux ; *m*, *m'* uretères ; *n*, oviducte, *o*, cloaque.

Les différents groupes d'aliments sont : minéraux, farineux, sucres, graisses et albuminoïdes.

Dans la bouche, les aliments sont écrasés et mélangés à la salive.

Les dents sont divisées en : incisives, canines et molaires.

La mâchoire inférieure est soulevée par les muscles temporaux, masséters et pterygoïdiens.

La salive, grâce à la diastase qu'elle contient, produit la transformation de la farine cuite en glucose.

Dans l'estomac, grâce à la pepsine, certains albuminoïdes deviennent des peptones.

Dans l'intestin grêle, les aliments se mélangent avec le liquide pancréatique, la bile et le liquide intestinal.

Le liquide pancréatique, grâce à la trypsine, produit la transformation des albuminoïdes en peptones ; le ferment émulsif qu'il contient aussi transforme les graisses en émulsions et savons. Enfin il modifie les farines crues ou cuites en donnant de la glucose par suite de l'action de l'amylase pancréatique.

Le liquide intestinal transforme les sucres en glucose grâce au ferment appelé invertine.

La bile agit un peu sur les graisses, mais elle semble surtout nécessaire à leur absorption. Celle-ci se fait par les vaisseaux chylifères contenus dans les villosités de l'intestin, sous la forme d'une espèce de lait (chyle), qui se déverse dans le sang.

L'absorption des aliments dissous : glucose, peptones, se fait surtout par le réseau sanguin de l'intestin grêle.

Le gros intestin n'absorbe guère que de l'eau.

La digestion se fait fondamentalement de la même manière chez tous les animaux ; il y a adaptation de l'appareil au régime.

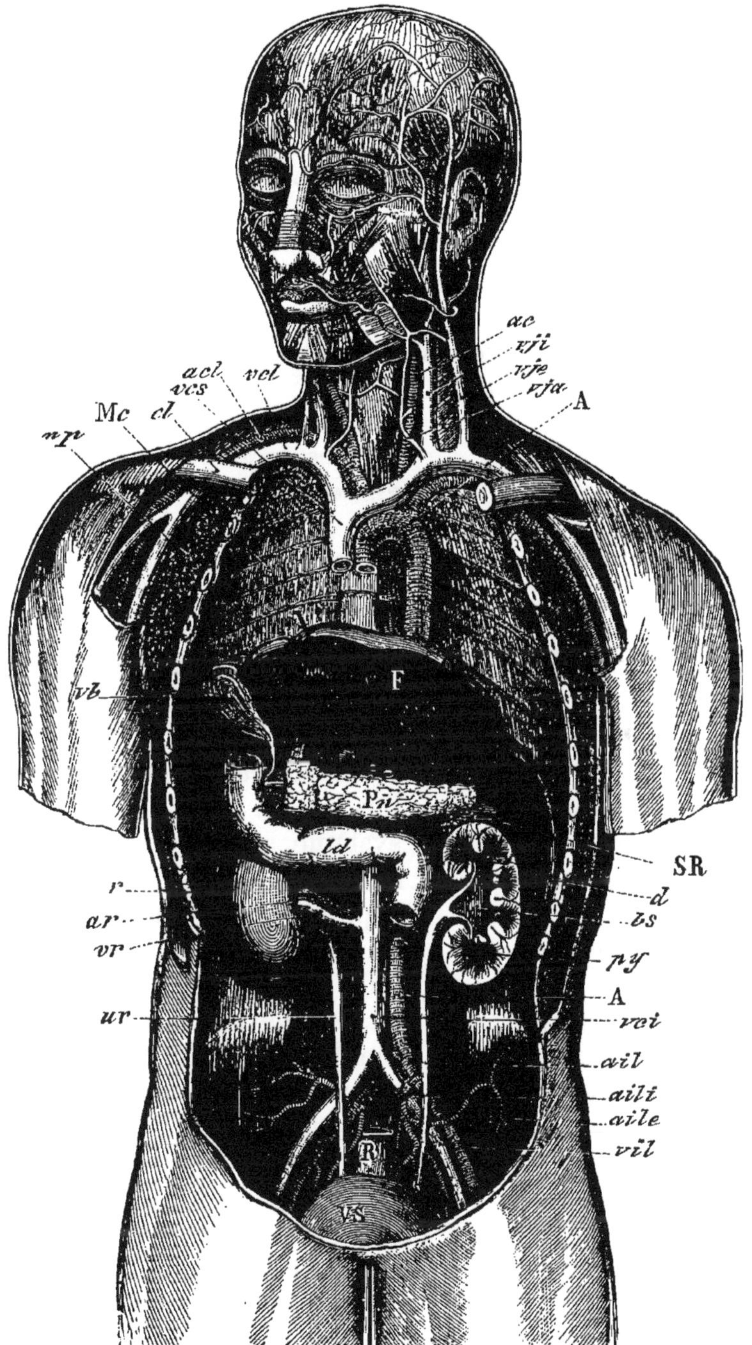


Fig. 67. — Viscères profonds de l'homme : A, aorte ; Mc, muscles intercostaux ; F, foie ; Pn, pancréas ; SR, capsule surrénale ; R, rectum ; VS, vessie ; *ac*, artère carotide ; *vji*, veine jugulaire interne ; *vja*, veine jugulaire antérieure ; *vje*, veine jugulaire externe ; *vcl*, veine sous-clavière ; *vcs*, veine cave supérieure ; *acl*, artère sous-clavière ; *cl*, clavicule ; *np*, muscles pectoraux ; *vb*, vésicule biliaire ; *ld*, duodenum ; *d*, diaphragme ; *bs*, bassinet ; *py*, pyramide ; *vci*, veine cave inférieure ; *r*, rein ; *ar*, artère rénale ; *vr*, veine rénale ; *ur*, uretère ; *ail*, artère iliaque primitive ; *aili*, artère iliaque interne ; *aile*, artère iliaque externe ; *vil*, veine iliaque.

## B. *Circulation.*

### I. — GÉNÉRALITÉS

*L'appareil circulatoire a pour rôle de servir d'intermédiaire entre les cellules vivantes et le milieu extérieur.* Il a pour fonctions d'une part d'amener aux cellules les matériaux nécessaires à leur reconstitution et d'autre part de leur enlever les déchets résultant du fonctionnement vital qui sont inutiles ou nuisibles.

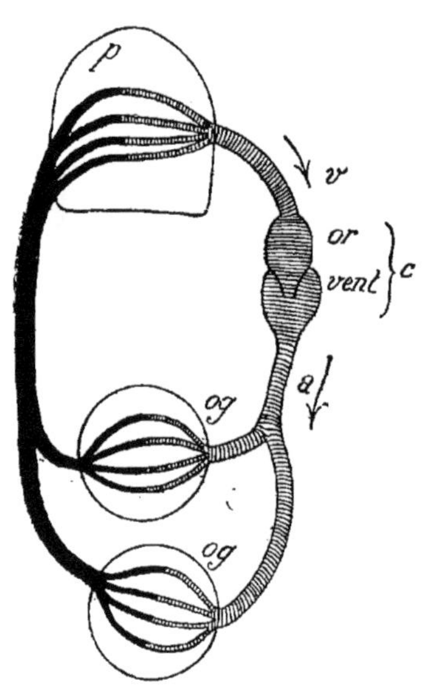


Fig. 68. — Disposition de l'appareil circulatoire avec cœur unique : c, cœur ; *or*, oreillette ; *vent*, ventricule ; *a*, artère ; *v*, veine ; *p*, poumon ; *og*, organe fonctionnel.

**Description de l'appareil circulatoire.** — On peut concevoir l'appareil circulatoire sous la forme d'un canal circulaire clos contenant le liquide nutritif ou *sang* animé d'un mouvement continuel toujours dans le même sens produit par un appareil nommé *cœur* (fig. 68). Le sang passe et repasse à intervalles déterminés en un point quelconque du système. L'appareil propulseur se compose de deux chambres superposées communiquant par un orifice muni de valvules ; elles portent les noms d'*oreillette* et de *ventricule*. Le fonctionnement en est simple. Le ventricule se contractant, les valvules s'adossent par suite de la pression du sang, il en résulte que ce liquide est chassé dans la direction opposée. Une fois la contraction terminée, l'oreillette se contracte à son tour et en même temps le ventricule se relâche ; le sang passe donc naturellement de l'oreillette dans le ventricule et ainsi de suite. Sur ce canal ou sur ses embranchements se trouvent disposés les organes. Comme le sang doit pénétrer jusqu'aux différentes cellules, il est nécessaire que le vaisseau s'y divise en canaux excessivement ténus, ce qui a valu aux plus petits le nom de *capillaires*. Une fois que le sang s'est ainsi répandu jusque dans les parties profondes, on voit les canaux se réunir de nouveau, donnant naissance à des vaisseaux de plus en plus gros qui convergent pour revenir se jeter dans le cœur.

Par suite du passage dans les tissus, on remarque que le sang a changé de couleur. A l'entrée, il était rouge vif ; à la sortie, il est devenu brun noir. On dit qu'il est alors *veineux,* impur, tandis qu'avant il était *artériel* et vivifiant. Ce sang a donc besoin de se purifier avant de servir de nouveau. C'est pourquoi avant de rentrer dans le cœur, le sang traverse un deuxième organe : le *poumon*. Là, le gros vaisseau se divise de nouveau en capillaires qui se réunissent ensuite pour venir se vider dans le cœur ; après son passage à travers cet organe on constate que le sang est redevenu rouge vif.

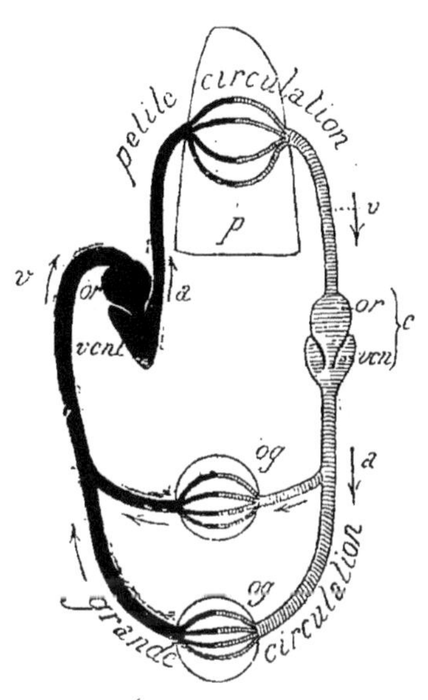


Fig. 69. — Disposition de l'appareil circulatoire avec deux cœurs : *c*, cœur; *or*, oreillette; *vent*, ventricule; *a*, artère; *v*, veine; *p*, poumon; *og*, organe fonctionnel.

L'appareil circulatoire existe avec cette simplicité chez beaucoup d'animaux, par exemple, chez les poissons.

Mais cette disposition a un inconvénient : il y a deux séries d'organes irrigués successivement ; le sang arrive avec force dans le premier, mais il coulera plus lentement dans le deuxième. C'est pourquoi il est avantageux d'intercaler un deuxième cœur avant l'organe épurateur ; cœur qui devra travailler dans le même sens que le premier. C'est ainsi que l'appareil est constitué chez l'homme (fig. 69). Seulement les deux cœurs sont placés l'un contre l'autre, ne formant en apparence qu'un seul organe : le cœur du vulgaire. Dans ce mouvement de rapprochement, le deuxième cœur s'applique à la surface du premier : oreillette contre oreillette et ventricule contre ventricule. Ils sont placés côte à côte : l'un à gauche et l'autre à droite, d'où les noms de *cœur gauche* et *cœur droit* qu'on leur a donnés (fig. 70). Les vaisseaux, au lieu de sortir par l'extrémité inférieure des ventricules sont fixés au contraire à sa partie supérieure.

On appelle *artères*, tous les vaisseaux situés au-delà de l'un des cœurs, c'est-à-dire ceux qui emmènent le sang en dehors des ventricules ; et l'on donne le nom de *veines*, aux vaisseaux qui se trouvent avant le cœur, c'est-à-dire à ceux qui se vident dans les oreillettes; et cela, *quelle que soit la couleur du sang qu'ils contiennent*. C'est que ces deux espèces de vaisseaux n'ont pas la même apparence. Les artères devant résister à l'impulsion du cœur, ont des parois dures; quand on les sectionne, elles restent béantes. Au contraire, les veines sont molles et flasques; quand le sang en est sorti elles s'aplatissent. C'est d'après cette différence de structure que les noms leur ont été donnés par les Anciens qui ne connaissaient pas la circulation pulmonaire.

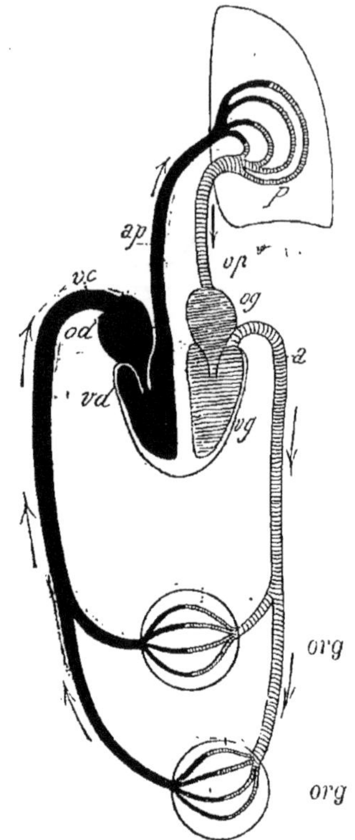


Fig. 70. — Appareil circulatoire de l'homme: *od*, oreillette droite; *og*, oreillette gauche; *ap*, artère pulmonaire; *vc*, veine cave; *P*, poumon; *vd*, ventricule droit; *vg*, ventricule gauche; *vp*, veine pulmonaire; *a*, aorte; *org*, organe fonctionnel.

Chaque vaisseau, outre son nom d'espèce reçoit encore le nom de la région qu'il traverse ou de l'organe qu'il dessert. Exception est faite cependant pour les grosses veines qui se jettent dans l'oreillette droite, elles ont été appelées *veines caves* et la grosse artère qui sort du ventricule gauche a été appelée *artère aorte*.

**Fonctionnement de l'appareil chez l'homme.** — Partons du cœur droit. Le sang veineux que contient son ventricule est conduit dans le poumon par les *artères pulmonaires*. Devenu rouge il vient se jeter dans l'oreillette gauche par les *veines pulmonaires*. Après avoir pénétré dans le ventricule du même cœur, il va par l'*artère aorte* irriguer tous les organes du corps. Puis le sang redevenu veineux, se collecte dans deux grosses veines: les *veines caves* qui le déversent dans l'oreillette droite.

Le parcours du sang est donc divisé en deux parties inégales par les deux cœurs : celui qui traverse le poumon, constitue la *petite circulation* tandis que les rameaux de l'aorte qui ont presque tous un parcours beaucoup plus allongé forment la *grande circulation*. On admet qu'il faut de 20 à 30 secondes pour que une petite masse de sang parcoure tout le cercle et revienne au point de départ.

**Historique.** — C'est *Harvey* (1624) qui, coordonnant toutes les découvertes faites antérieurement, donna la théorie complète de la circulation. Il montra que le sang circule d'une manière continue. Si on ligature une artère, elle se renfle du côté qui regarde vers le cœur ; tandis que si l'on comprime une veine, le renflement se fait du côté opposé au cœur. Ces expériences indiquent bien la direction du cours du sang, et que dans chaque vaisseau il a toujours le même sens. Si l'on incise une artère, le sang s'écoule avec des saccades qui correspondent aux contractions du cœur ; au contraire, pour les veines on a un jet continu beaucoup moins fort ; enfin, en coupant un vaisseau, on voit que tout le système se vide.

## II. — ÉTUDE DES DIVERSES PARTIES DE L'APPAREIL CIRCULATOIRE CHEZ L'HOMME

### A. Sang.

*Le sang est le liquide nourricier*, ce n'est pas forcément un liquide rouge comme Aristote l'admettait, ce qui lui faisait dire que les animaux à sang incolore étaient privés de sang, tandis que les autres en avaient seuls.

**Propriétés.** — Le sang de l'homme est un liquide alcalin, légèrement salé.

En réalité, le sang est un tissu, parce qu'il renferme des cellules vivantes : les *globules,* qui nagent dans une matière fondamentale très liquide. Il est préférable de donner aux éléments sanguins le nom de corpuscules, car ils ne sont pas sphériques. Il y en a deux espèces principales : les

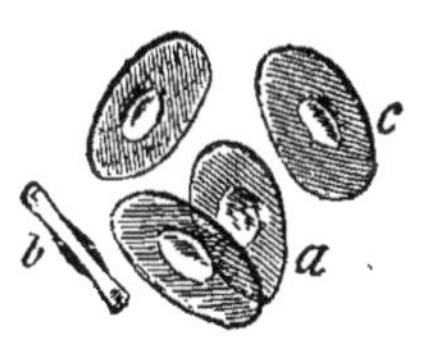


Fig. 71. — Globules du sang de l'homme.

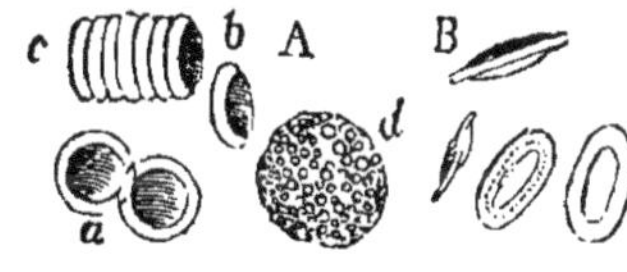


Fig. 72. — Globules du sang des mammifères et des oiseaux. *A*, globules de l'homme grossis 600 fois; *B*, globules d'un oiseau. *a*, globules vus de face; *b*, vus de profil; *c*, globules empilés ; *d*, globule blanc.

uns sont rouges, on les appelle *hématies* (fig. 71 et 72). Ils donnent au sang sa couleur, tandis que le liquide qui a été appelé *plasma* est incolore et transparent. Les autres éléments du sang sont des cellules blanches, d'où leur nom de *leucocytes.*

**Étude des globules rouges.** — Les globules rouges ont chez l'homme la forme de petits disques aplatis en leur centre. Ils ressemblent donc à des lentilles biconcaves ; vus de face, ils sont ronds et plus obscurs au milieu. De profil, ils se présentent souvent en piles. Il y en a environ cinq millions dans un millimètre cube ; ils ont en moyenne un diamètre de 7 à 8 $\mu$.

Leur structure est celle d'une cellule dont le noyau manque : une membrane très mince recouvre une petite masse de protoplasma imprégné d'une matière albuminoïde rouge, appelée *hémoglobine*, qui contient un peu de soufre et du *fer.*

**Modifications de l'hémoglobine.** — Nous avons déjà vu que le sang se présente sous deux modifications : à l'état artériel, rouge vif, et, à l'état veineux, brun noir. L'analyse directe de ces deux sangs montre que le premier contient *plus d'oxygène* que le second. Le sang veineux contient, au contraire, *plus d'acide carbonique.* Nous pouvons vérifier que c'est bien la contenance en gaz qui produit le changement de couleur, car on peut transformer le sang noir en sang rouge en l'agitant avec de l'oxygène ou de l'air; il suffit que le gaz oxygène ait au-dessus de lui une tension supérieure à $\frac{3}{100}$ d'atmosphère. Au contraire, le sang rouge devient noir quand l'oxygène, au contact, a une tension inférieure à $\frac{3}{100}$ d'atmosphère; par exemple, dans le vide, ou en le faisant traverser par un courant de gaz inerte (azote, hydrogène). Enfin, quand on le traite par les désoxydants, on observe le même changement de couleur.

L'on admet que l'hémoglobine peut se trouver dans le sang sous deux états : à l'état oxydé, où elle porte le nom de *oxyhémoglobine* et à l'état réduit ; on l'appelle alors *hémoglobine réduite.* La première variété se trouve surtout dans le sang artériel, la seconde dans le sang veineux. Grâce à ces propriétés, le sang apporte par son passage l'oxygène aux cellules des tissus, qui sans cela mourraient. Le changement de coloration que subit le sang en traversant les tissus montre qu'il leur a donné son oxygène.

**Rôle des hématies.** — Le globule rouge a donc un rôle capital : il sert de véhicule à l'oxygène, gaz absolument indispensable aux tissus. Arrivée dans les capillaires, l'oxyhémoglobine est décomposée, l'oxygène est absorbé par les cellules, tandis que le globule appauvri va dans le poumon reprendre un nouveau chargement.

**Globules blancs.** — Les globules blancs ou *leucocytes* sont plus grands que les hématies. Ils ont en moyenne un diamètre de 10 à 14 $\mu$. Il y en a beaucoup moins. D'ordinaire on en trouve 1 pour 300, ou 1 pour 500 globules rouges.

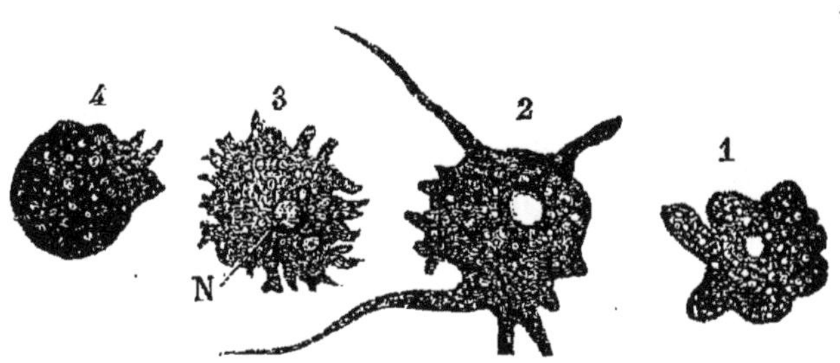


Fig. 73. — Mouvements amiboïdes d'un globule blanc : *N*, noyau.

Les globules blancs ont un aspect mamelonné ; ils contiennent souvent plusieurs noyaux, ce qui indique que ce sont des cellules vivantes capables de se diviser. Une propriété importante de ces globules, c'est qu'ils sont *automobiles*. Si l'on observe au microscope une goutte de sang à la température du corps, l'on voit les *leucocytes* donner d'un côté des prolongements appelés *pseudopodes* en même temps que le corps se retire de l'autre (fig. 73). Grâce à ces mouvements dits *amiboïdes* les globules rampent dans les préparations que l'on examine. De cette manière, ils voyagent dans tous les tissus, traversant même la paroi des vaisseaux.

Le nombre des globules blancs contenus dans le sang n'est pas constant ; il augmente après le repas et diminue au contraire pendant le jeûne. On suppose que ceux qui disparaissent se transforment en globules rouges.

**Plasma.** — Le plasma sanguin est incolore ; on le voit au microscope ou en laissant les globules se déposer par le repos. D'ordinaire ce qui met obstacle à cette expérience, c'est le fait de la coagulation du sang. Dès que le sang est abandonné à lui-même, il se prend en une masse que l'on appelle le *caillot*. Ce phénomène est excessivement utile ;

s'il ne se produisait pas, la moindre blessure serait mortelle : tous les vaisseaux se videraient.

**Coagulation du sang.** — Grâce au caillot qui se forme dans la blessure, celle-ci est bientôt bouchée et l'hémorrhagie cesse.

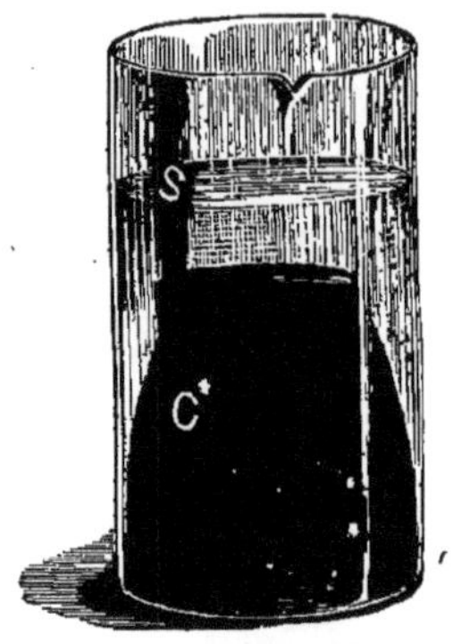


Fig. 74. — Sang abandonné depuis quelques heures au repos: *C*, caillot rétracté; *S*, sérum.

Lorsque l'on abandonne le caillot à lui-même, on constate qu'il diminue de volume, abandonnant au-dessus de lui un liquide clair que l'on appelle *sérum* (fig. 74). Si l'on examine le caillot de plus près, on voit qu'il est formé par des filaments d'une substance blanche, entremêlés dans toutes les directions, emprisonnant entre eux les globules. Cette substance appelée *fibrine* est blanche ; si le caillot est cependant rouge, cela tient à ce qu'il renferme des hématies dans ses mailles.

Du fait de la coagulation nous concluons que le plasma contient une substance albuminoïde qui devient solide, sous la forme de *fibrine* et du *sérum,* qui reste liquide. Au début, les filaments de fibrine occupent toute la masse du sang ; puis ils se raccourcissent, expulsant le liquide interposé, tandis que les globules restent prisonniers.

**Sang défibriné.** — On peut empêcher ce fait de se produire en battant le sang frais avec un petit balai : les filaments de fibrine sont rompus et lui restent fixés. Il suffit de les laver pour avoir de la fibrine pure. Quant aux globules, ils restent alors libres dans le sérum, et le sang ainsi traité s'appelle *sang défibriné ;* il ne se coagule plus. Dans l'opération de la transfusion du sang, on emploie presque toujours du sang défibriné, sans quoi des caillots pourraient s'y former et obstruer les vaisseaux.

**Cause de la coagulation.** — L'on s'est demandé pour quelle raison cette coagulation ne se produit pas dans les vaisseaux de l'animal vivant.

On a accusé tour à tour l'abaissement de température qu'éprouve le sang quand il est en dehors de l'organisme, le contact de l'air, l'absence de mouvement, une fermentation microbienne, etc.

On admet maintenant que la fibrine n'existe pas toute formée dans le sang, tant qu'il est dans le corps, mais qu'elle se forme aux dépens d'une variété d'albuminoïde appelée *fibrinogène*, au contact *d'un ferment* qui se sépare des globules blancs ou des hématoblastes, quand le sang se trouve en contact avec des corps autres que la paroi intacte des vaisseaux.

**Étude du sérum.** — Le sérum est surtout composé par de l'eau, qui tient en dissolution un grand nombre de corps que l'on peut classer, d'après leur rôle, en trois catégories principales : substances assimilables, déchets et série intermédiaire.

Les premières comprennent diverses variétés d'albumine, qui proviennent des peptones, de petits globules de graisse émulsionnée, de la glucose, du chlorure de sodium, des phosphates, des carbonates de chaux et de soude, un peu de sels de fer, etc.

Dans la seconde catégorie, on remarque l'urée, la cholestérine, l'acide carbonique, etc.

Enfin dans la dernière, on trouve la créatine, les acides urique et hippurique, des lactates surtout de soude. Selon les circonstances de santé, ces substances subissent des transformations plus profondes ou bien elles sont rejetées.

Les corps de la première catégorie viennent de l'intestin. La glucose et la graisse peuvent avoir encore une autre origine; lorsque la digestion ne fournit pas de sucre, le sang en renferme quand même, il provient alors du foie. Cet organe contient donc une source du sucre de l'organisme ; il régularise la quantité de ce corps contenue dans le sang et fait que pendant toute la vie il y en a toujours environ 1,5 pour mille.

L'urée est la matière de rebut des albuminoïdes.

**Gaz du sang.** — Quand on fait le vide avec la pompe à mercure au-dessus d'une masse de sang chauffé, l'on constate qu'il mousse beaucoup par suite d'un dégagement de gaz qui sont: l'*oxygène*, l'*acide carbonique* et l'*azote*.

La proportion des gaz varie avec la nature du sang.

Chez le chien, on trouve pour 100 centimètres cubes de liquide :

| | Oxygène. | Acide carbonique. | Azote. |
|---|---|---|---|
| Sang artériel. . . . . | 20 à 24 | 39 | 1,5 |
| Sang veineux . . . . | 8 à 12 | 46 | 1,5 |

Les deux premiers gaz ne sont pas à l'état de simple dissolution mais surtout sous forme de combinaisons chimiques peu stables.

L'oxygène réside spécialement dans les globules, combiné à l'hémoglobine; il n'y en a presque pas dans le plasma.

Quant à l'acide carbonique, il y en a très peu dans les globules; il réside surtout dans le plasma à l'état de bicarbonate et de phosphocarbonate de soude, sels très instables, puis il entre encore dans la constitution du carbonate de soude qui est plus stable. Le sang a en effet une réaction alcaline et il contient plus de gaz acide carbonique qu'une dissolution faite dans l'eau sous la même pression.

L'azote se trouve dans le plasma et dans les globules à l'état de dissolution.

## *B. Cœur.*

Le cœur a la forme d'une pyramide. Il est situé à la partie médiane du thorax, la pointe dirigée légèrement en bas et à

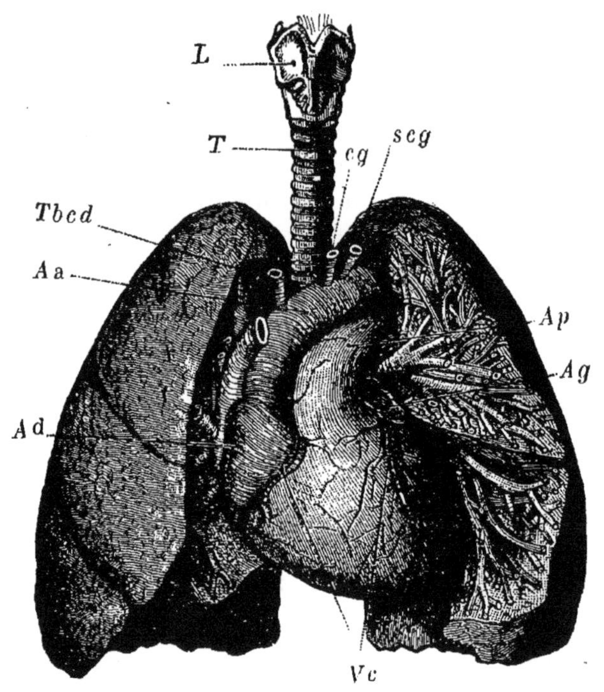


Fig. 75. — Face antérieure du cœur et des poumons: *L*, larynx; *T*, trachée-artère, *Ag*, auricule gauche; *Ad*, auricule droite; *Ap*, artère pulmonaire; *Aa*, artère aorte; *Tbcd*, tronc brachio-céphalique droit; *scg*, artère sous-clavière gauche; *cg*, artère carotide gauche; Vc, artères et veines coronaires.

gauche; il en résulte que l'axe de l'organe ne coïncide pas avec celui du corps (fig. 75). Sa base correspond à peu près au troisième cartilage costal ; sa pointe dépasse légèrement la cinquième côte. On peut en sentir les battements ; il suffit d'appliquer le doigt dans le cinquième espace intercostal gauche, immédiatement au-dessous du sein.

Le cœur est fixé d'abord par les gros vaisseaux qui s'en échappent à la partie supérieure, puis par le *péricarde*, sac séreux, qui l'entoure. Des deux côtés se trouvent les poumons, munis, eux aussi, de leurs séreuses ou *plèvres* dont les feuillets pariétaux médians sont unis au péricarde (fig. 76).

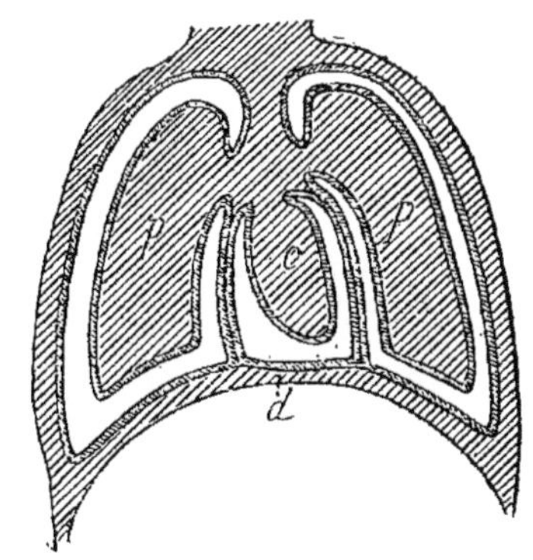

Fig. 76. — Disposition des séreuses du thorax sur une coupe verticale allant de gauche à droite ; *p*, poumon ; *c*, cœur ; *d*, diaphragme.

Déjà à l'extérieur on voit que le cœur est formé de deux organes, de deux cœurs élémentaires, un gauche et un droit. Celui de gauche est repoussé en arrière, il forme la pointe du cœur, tandis que celui de droite est en avant, il a un volume un peu plus petit. Chacun se divise en deux parties par un sillon transversal. En haut se trouvent les *oreillettes*, petites et flasques, en bas les *ventricules* à parois épaisses et résistantes.

Les deux cœurs ne communiquent pas directement chez l'adulte, la communication se fait par l'intermédiaire du poumon. Pour cela, le ventricule droit émet une grosse artère, appelée artère pulmonaire, qui se rend à cet organe. Le sang en revient par les veines pulmonaires, qui se jettent dans l'oreillette gauche.

Au premier examen, on est frappé du peu d'épaisseur de la paroi des oreillettes en comparaison du développement de celle des ventricules (fig. 77). On s'explique cette différence en remarquant que les oreillettes ont à déployer peu de force, tandis que les ventricules sont obligés de pousser le sang dans un vaste réseau vasculaire.

Un certain nombre d'orifices sont munis de valvules.

**Valvules.** — Considérons d'abord celles qui garnissent les orifices auriculo-ventriculaires. Dans le cœur droit, cette valvule est formée par trois panneaux qui flottent vers le bas, d'où son nom de *valvule tricuspide*. Dans le cœur gauche au contraire, la valvule ne se compose que de deux battants, ce qui lui a valu le nom de *valvule mitrale*, car elle rappelle une mitre d'évêque renversée. Le bord inférieur et libre des valvules porte des dentelures, qui se continuent sous la forme de filaments, de cordages s'attachant sur les parois latérales du ventricule au sommet de petits soulèvements de cette paroi appelés les *muscles papillaires*. On admet que ces cordages ont pour rôle d'empêcher les panneaux de se relever dans l'intérieur des oreillettes sous l'action d'une contraction ventriculaire trop énergique.

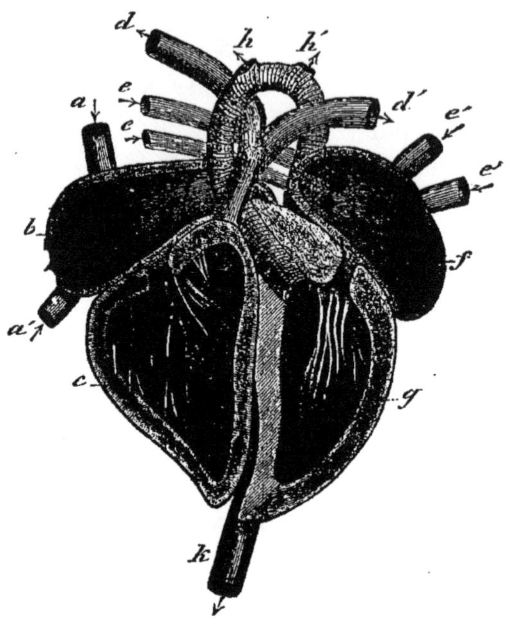


Fig. 77. — Coupe verticale du cœur de l'homme montrant les quatre cavités, l'origine des principaux vaisseaux et les valvules : *a,a'*, veines caves supérieure et inférieure ; *b*, oreillette droite ; *c*, ventricule droit ; *d,d'*, artères pulmonaires ; *e,e,e',e'*, veines pulmonaires ; *f*, oreillette gauche ; *g*, ventricule gauche ; *h,h'*, crosse de l'aorte ; *k*, aorte descendante.

A l'entrée de certaines veines dans les oreillettes, il y a aussi des valvules.

L'orifice de chacune des artères dans le ventricule correspondant est muni de trois petites valvules. Chacune est formée par une membrane semi-lunaire fixée par son bord convexe, tandis que le bord concave est flottant du côté opposé au cœur. On les appelle les *valvules sigmoïdes* (fig. 79). Elles n'empêchent pas le sang de s'écouler tant que dure la contraction du ventricule. Mais quand cet organe se relâche, les valvules retombent sous la poussée du sang qui vient d'être chassé dans l'artère et ne le laissent pas rentrer dans le cœur.

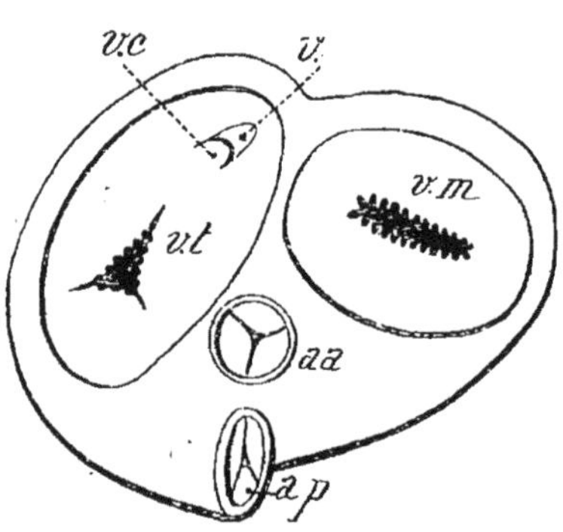


Face antérieure.

Fig. 78. — Coupe transversale du cœur faite au niveau de la cloison auriculo-ventriculaire : *vt*, valvule tricuspide ; *vm*, valvule mitrale ; *vc*, veine coronaire ; *v*, valvule de Thébésius ; *aa*, aorte ; *ap*, artère pulmonaire (on voit les valvules sigmoïdes).

Si nous représentons une coupe faite à travers le cœur au niveau du sillon qui sépare les oreillettes des ventricules, nous verrons toutes ces valvules (fig. 78).

Une coupe faite à travers les ventricules montre que la paroi du cœur gauche est plus épaisse que celle du cœur droit (fig. 80). C'est que le cœur gauche doit envoyer le sang dans le réseau beaucoup plus allongé de la grande circulation. Elle montre aussi que la paroi interne n'est pas lisse ; elle présente des colonnes charnues qui font saillie dans la cavité des ventricules.

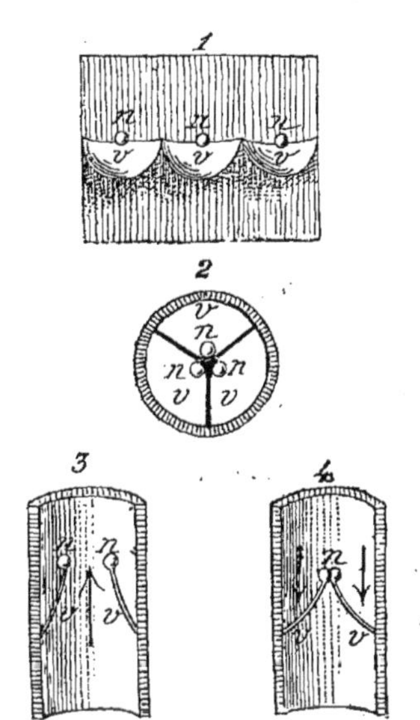


Fig. 79. — Valvules sigmoïdes : 1, base de l'artère fendue longitudinalement, surface interne ; 2, coupe transversale de l'artère vue par en haut ; 3, coupe longitudinale pendant la systole ventriculaire ; 4, coupe longitudinale pendant le repos et la diastole du ventricule ; *v*, valvules ; *n*, nodules cartilagineux.

**Structure.** — Le cœur est formé de trois tuniques comme les artères et les veines. A l'extérieur se trouve le feuillet viscéral du *péricarde*, puis vient le *myocarde* musculaire, qui constitue presque toute l'épaisseur de la paroi. Intérieurement se trouve l'*endocarde* très mince, qui s'enfonce dans toutes les dépressions de la paroi.

Quand le cœur est relâché, on dit qu'il y a *diastole ;* à l'état de contraction, on dit qu'il y a *systole.*

**Lois de la contraction du cœur :**

1° *Le cœur se contracte à l'état ordinaire de 60 à 80 fois par minute chez l'homme adulte ;*

2° *Les deux oreillettes se contractent en même temps ;*

3° *Les deux ventricules se contractent simultanément ;*

4° *Les oreillettes se contractent pendant le repos des ventricules et réciproquement ;*

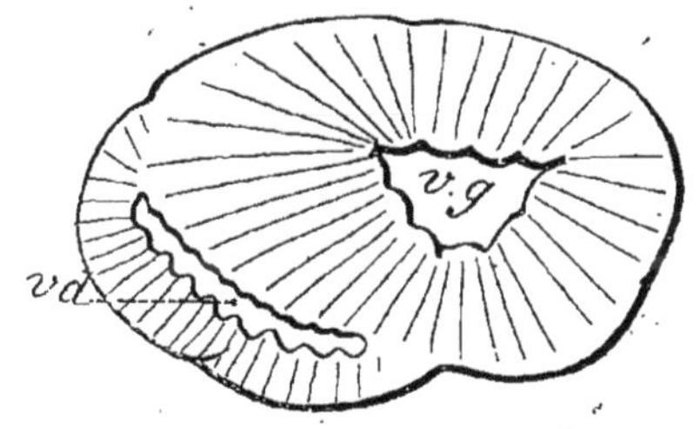


Face antérieure.

Fig. 80. — Coupe à travers les ventricules *vg*, ventricule gauche ; *vd*, ventricule droit.

5° *Entre la contraction du ventricule et celle de l'oreillette il y a un moment de repos.*

## C. Artères.

On appelle artères, les vaisseaux situés au-delà du cœur ; c'est-à-dire ceux qui emmènent le sang hors des ventricules et celà *quelle que soit sa couleur*. Dans le système de la grande circulation, les artères contiennent du sang rouge, mais dans la petite c'est du sang noir, veineux. Cette anomalie dans la dénomination provient d'une part de ce que ces vaisseaux ont été distingués d'après leur structure, qui est différente, et d'autre part de ce que quand l'on a plus tard caractérisé les deux espèces de sang (Galien), l'on ne connaissait encore que la grande circulation dont les artères renferment du sang rouge et les veines du sang noir.

**Description.** — Comme il y a deux cœurs, il y a deux systèmes d'artères.

1° *Système du cœur gauche :* L'artère qui part du ventricule gauche est la volumineuse *artère aorte* ; elle monte d'abord, puis presque aussitôt se recourbe en arrière et à gauche formant la *crosse de l'aorte* (fig. 81 et 83). Elle s'applique alors

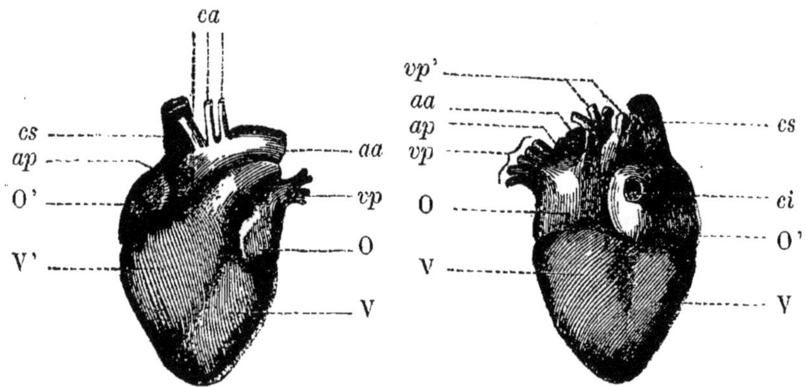


Fig. 81. — Face antérieure du cœur de l'homme.

Fig. 82. — Face postérieure du cœur de l'homme.

O, oreillette gauche; V, ventricule gauche; *aa*, aorte, O' oreillette droite; V' ventricule droit; *ap*, artère pulmonaire; *vp*, veines pulmonaires gauches; *vp'*, veines pulmonaires droites; *cs*, veine cave supérieure; *ci*, veine cave inférieure; *ca*, troncs qui naissent de la crosse de l'aorte.

contre la colonne vertébrale le long de laquelle elle descend creusant une dépression à sa surface. Elle traverse ensuite le diaphragme au milieu de son insertion postérieure. Sur tout ce parcours l'aorte donne déjà des rameaux pour nourrir les différents organes. Dès sa sortie du cœur on trouve les *artères coronaires* nourricières pour cet organe, plus haut viennent les *artères carotides gauche et droite* qui irriguent

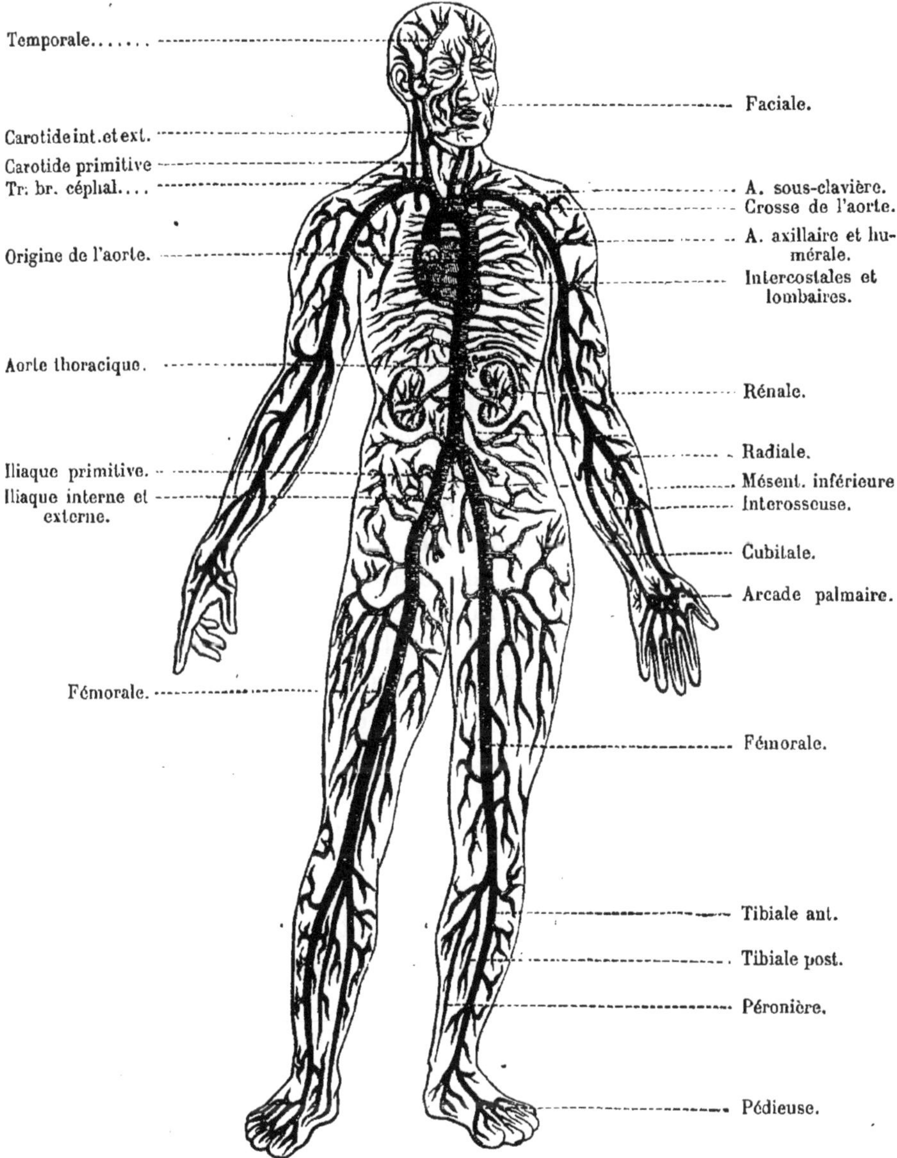


Fig. 83. — Ensemble du système artériel.

la tête. De chaque côté part aussi, pour se rendre au membre supérieur, un vaisseau appelé *artère sous-clavière* parce qu'il court derrière la clavicule.

Ensuite se détachent des artères moins grosses, *artères*

*intercostales*, qui courent d'une manière régulière dans les espaces intercostaux de chaque côté. Dans l'abdomen la disposition sérielle se continue par les *artères lombaires*, dont il y a une paire symétrique par espace intervertébral.

Au-dessous du diaphragme se détache le *tronc cœliaque*, grosse artère qui se divise de suite en trois rameaux, irriguant chacun l'un des trois organes principaux de cette région, ce qui leur a fait donner les noms de : *artères hépatique, gastrique* et *splénique*. Bientôt après on voit partir une artère pour l'intestin ; comme elle court dans l'épaisseur du mésentère elle a été appelée *artère mésentérique supérieure*. L'*artère mésentérique inférieure* prend naissance un peu plus bas. Entre les deux, l'aorte porte une paire de gros vaisseaux appelés les *artères rénales*. Celle de gauche est fixée un peu plus haut que celle de droite. L'aorte a alors diminué de volume, elle se bifurque ensuite donnant naissance aux deux artères *iliaques primitives* qui ne tardent pas à se diviser à leur tour chacune en deux rameaux. Le rameau interne sous le nom d'*iliaque interne* se rend aux organes du bassin et le rameau externe appelé *iliaque externe* va au membre inférieur.

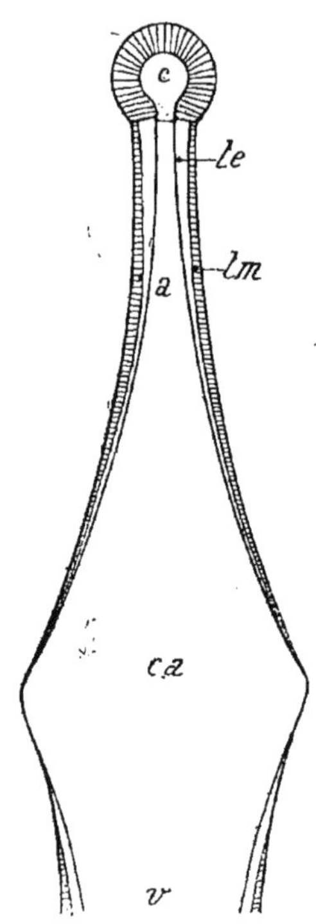

Fig. 84. — Schéma du cône artériel ; *c*, cœur, *a*, artères ; *ca*, capillaires ; *v*, veines ; *tm*, tissu musculaire ; *te*, tissu élastique.

2° *Système du cœur droit :* Du ventricule droit part une artère *pulmonaire* qui se divise à 4 ou 5 centimètres de son origine en deux rameaux symétriques allant l'un à gauche et l'autre à droite dans le poumon correspondant (fig. 81 et 82).

**Fonctionnement des artères.** — Dans l'intérieur de tous les organes, les artères se ramifient d'une manière dichotome ; la somme des sections des vaisseaux dérivés est plus grande que la section du vaisseau primitif. Il en résulte que, dans le système artériel, le volume offert au sang va toujours en augmentant à partir du cœur. On peut le représenter par un tronc de cône, dont le cœur occuperait la petite base. Ce système est toujours rempli de sang sous pression. En effet, un manomètre à mercure étant disposé sur une artère l'on constate que le liquide sera toujours soulevé à une certaine hauteur dans la branche libre. Dans les carotides la pression est de 15 à 18 centimètres de mercure.

On remarque également que la pression n'est pas constante dans les artères ; elle est augmentée après chaque contraction ventriculaire. Ce phénomène s'explique parceque le sang est alors expulsé hors du ventricule, il passe dans ces vaisseaux. L'augmentation de pression se communique plus loin et chemine ainsi jusqu'au bout de l'arbre artériel, produisant la sensation du *pouls*.

**Structure**. — Pour résister à la pression du sang, la paroi des artères est rigide, constituée par trois tuniques.

La tunique moyenne est la plus importante. Elle contient deux espèces d'éléments entremêlés : des *fibres musculaires lisses* et des *fibres élastiques* qui donnent aux parois des artères leurs deux qualités principales : l'*élasticité* et la *contractilité*. C'est grâce à ce dernier élément que la circulation peut être réglée dans les différents départements du corps.

**Rôle de la contractilité.** — Considérons différents organes recevant les branches d'une même artère (fig. 85). Si les fibres musculaires de l'artère qui irrigue l'organe *a* viennent à en diminuer le calibre, la masse du sang qui y passera sera plus faible. La pression augmentera plus haut, et le sang se précipitera en plus grande quantité dans les artères collatérales qui nourrissent les organes *b* et *c*. Ceux-ci seront alors plus abondamment irrigués, surtout si en outre leurs artérioles se dilatent. C'est ainsi que se fait la régulation de la nutrition des divers organes qui sans ce mécanisme serait impossible, car lorsque le cœur accélère ses battements, c'est l'ensemble du corps qui en profite et non tel ou tel organe particulier.

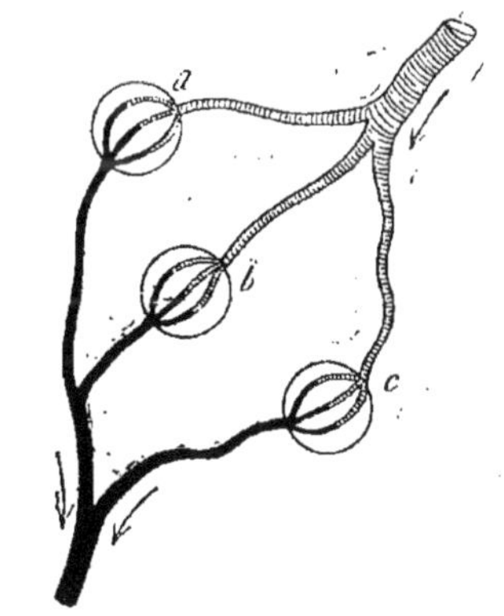

Fig. 85. — Régulation de la circulation.

## D. Capillaires.

Les capillaires forment la continuation des artérioles, constituant des réseaux anastomosés de tous côtés. Leur calibre est variable, il est en moyenne de 10 $\mu$.

Ces vaisseaux sont caractérisés par leur structure excessivement simple ; il semble que leur paroi soit constituée uniquement par le revêtement endothélial des artères. Aussi est-ce là que se font surtout les échanges nutritifs ; c'est dans les capillaires que le sang artériel devient veineux. Cette paroi est extensible et élastique. La circulation y est pour ainsi dire continue et ne se fait plus par soubresauts ; on l'observe avec le microscope à travers la membrane interdigitale ou le mésentère de la grenouille, la queue du têtard, etc. (fig. 86).

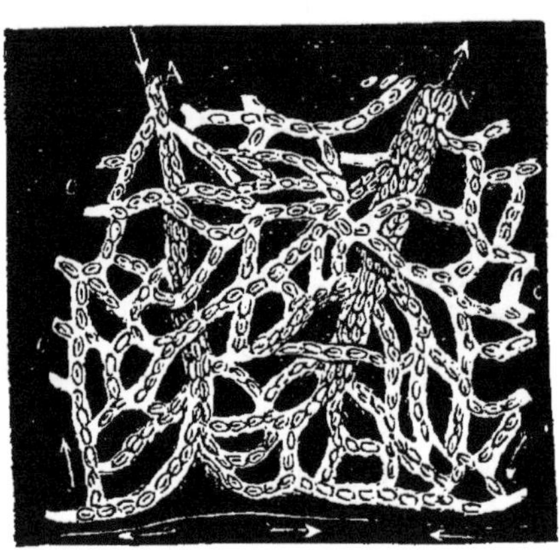


Fig. 86. — Réseau capillaire de la grenouille grossi 250 fois en diamètre : A, artériole ; cc, réseau capillaire ; V, veinule.

Une fois que le sang a parcouru les capillaires, il ne tarde pas à se collecter de nouveau, il se réunit dans des vaisseaux plus gros ou veinules ; on les distingue des artérioles par la direction du cours du sang. Elles vont ensuite en se réunissant pour donner les gros troncs.

## E. Veines.

**Description.** — Il y a deux systèmes de veines comme pour les artères, car il y a deux cœurs. Les deux espèces de vaisseaux marchent côte à côte, parallèlement, car chaque organe reçoit une artère et donne naissance à une veine qui s'en sépare en général à côté de l'orifice d'entrée de l'artère. Les veines sont d'ordinaire plus superficielles et près de la surface du corps, il y en a généralement deux fois autant que d'artères. Comme celles-ci, elles se trouvent toujours du côté de la flexion dans les articulations, parce que de ce côté les vaisseaux sont moins exposés et moins tiraillés.

Remontons le cours du sang :

1° *Système veineux du cœur droit.* L'oreillette droite reçoit les deux veines caves qui, d'après les régions dont elles proviennent, ont reçu les noms de *veine cave supérieure* et *veine cave inférieure.*

La veine cave supérieure (fig. 87) naît à 5 ou 6 centi-

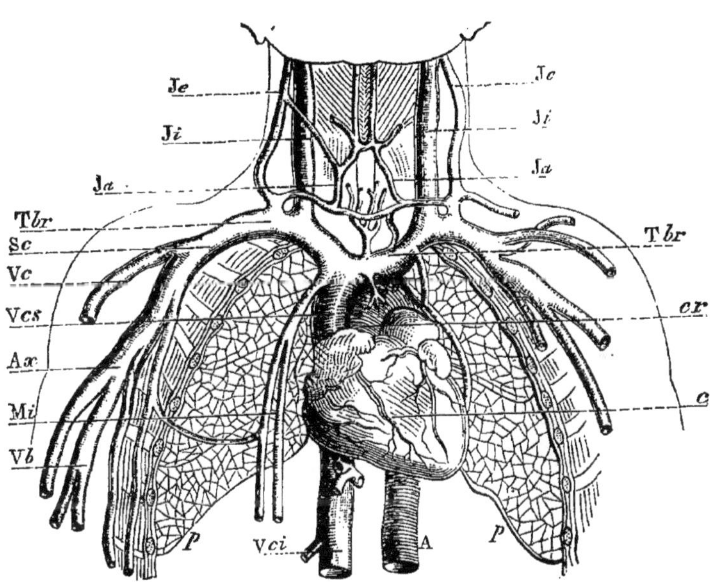


Fig. 87. — Veine cave supérieure et ses branches: *Je*, veine jugulaire externe; *Ji*, veine jugulaire interne; *Ja*, veine jugulaire antérieure; *Tbr*, tronc brachio-céphalique; *Sc*, veine sous-clavière; *Vcs*, veine cave supérieure; *Vc*, veine céphalique; *Ax*, veine axillaire et humérale; *Vb*, veine basilique; *c*, cœur et veines coronaires; *cr*, crosse de l'artère; *Vci*, veine cave inférieure: A, aorte descendante; *Mi*, mammaire interne; *p*, poumon.

mètres du cœur par la réunion des deux *troncs brachio-céphaliques gauche* et *droit* symétriques, provenant chacun de l'union d'une *veine sous clavière* qui vient du bras et de trois *veines jugulaires* qui viennent de la tête et du cou.

*La veine cave inférieure* traverse le diaphragme. Elle reçoit ensuite les *veines sus-hépatiques*, puis les deux grosses *veines rénales*, enfin les deux *iliaques primitives* provenant de chaque côté, chacune de l'union des deux veines *iliaque interne* et *iliaque externe* ou *crurale*.

Chaque organe reçoit donc une branche de l'aorte et donne naissance à une veine qui se jette dans le système des veines caves. A cette systématisation il existe deux exceptions principales : le système porte-hépatique que nous développerons plus loin et le système des veines azygos.

2° *Système veineux du cœur gauche.* L'oreillette gauche reçoit *quatre veines pulmonaires;* chaque poumon en donne une paire.

**Structure.** — De place en place les veines, surtout celles des membres, présentent des renflements comparables aux grains d'un chapelet. En incisant le vaisseau à ce niveau, on voit que ces renflements sont dûs à des accumulations de sang qui est retenu par des *valvules* disposées en face l'une de l'autre comme les valvules sigmoïdes (fig. 88). Ces valvules ont un rôle important dans le retour vers le cœur du sang qui a irrigué les parties déclives. L'impulsion donnée par le cœur est en effet excessivement amortie par le passage à travers les capillaires comme le montre la continuité presque complète du jet qui sort d'une veine coupée. S'il n'y avait pas de causes extérieures qui fassent remonter le sang, il s'accumulerait dans les extrémités inférieures pendant la station debout ou assise, malgré l'aspiration post-systolique qui se produit dans le cœur. Cette ascension est produite par les contractions musculaires. Pendant les mouvements du corps en effet, les vaisseaux se trouvent souvent comprimés entre deux muscles, ou entre un muscle et un os ou enfin entre un muscle et la peau. Le sang est alors chassé de la partie comprimée du vaisseau et comme les valvules l'empêchent de refluer, il remonte forcément vers le cœur.

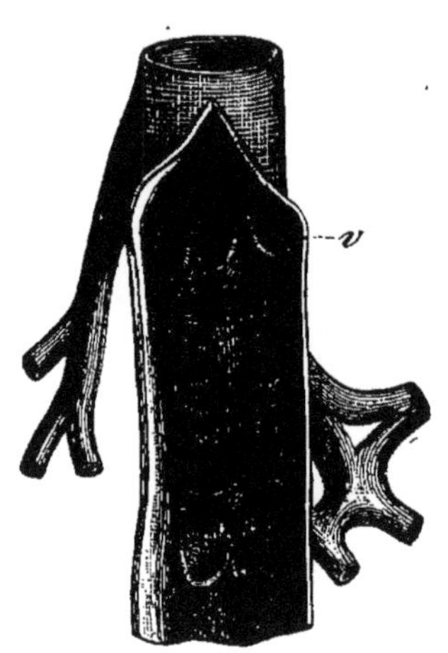

Fig. 88. — Veine fendue montrant les valvules *v*.

## F. *Circulations portes.*

En général chaque organe reçoit une artère qui est une branche de l'aorte et il renvoie directement son sang dans la veine cave par une veine. Il y a cependant quelques organes qui font exception. En première ligne il faut citer l'intestin, la rate et l'estomac avec le foie. L'intestin reçoit, en effet, des artères mésentériques, venues de l'aorte; les veines qui en partent ne se rendent pas directement dans la veine cave; elles se jettent d'abord dans le foie par l'intermédiaire de la veine porte (fig. 89.) C'est seulement après avoir traversé un deuxième réseau capillaire dans l'intérieur de cet organe que le sang rentre dans la circulation générale.

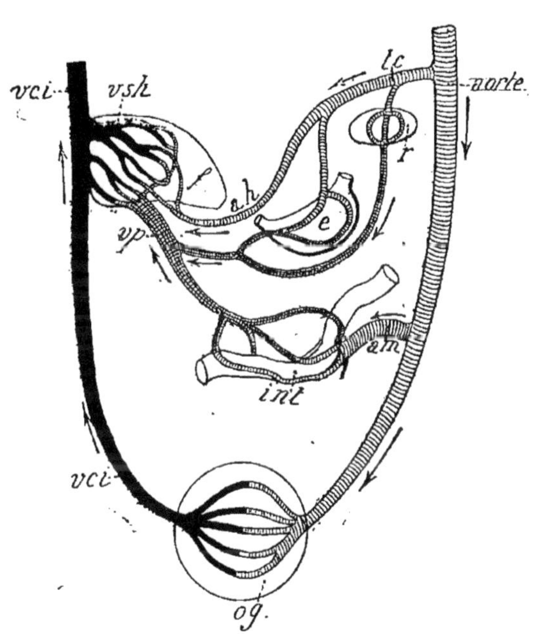

Fig. 89. — Système porte-hépatique: *f*, foie; *r*, rate; *e*, estomac; *int*, intestin; *og*, organe à circulation ordinaire; *tc*, tronc cœliaque; *ah*, artère hépatique; *am*, artère mésentérique; *vci*, veine cave inférieure; *vp*, veine porte; *vsh*, veines sus-hépatiques.

*On appelle système porte, tout système dans lequel le sang traverse ainsi deux réseaux capillaires successifs avant de rentrer dans le système veineux général.*

Ce système particulier tient au rôle de ces organes.

### ROLES DU FOIE

1° **Rôle biliaire.** — Nous avons vu, à propos du tube digestif, que le foie sécrétait la bile.

2° **Rôle glycogénique.** — Claude Bernard a montré que le sang veineux contient en général très peu de sucre, mais qu'il y en a beaucoup dans le sang des veines sus-hépatiques. Dans l'intervalle des digestions, le sang de la veine porte est très pauvre en glucose ; il est, au contraire, excessivement riche pendant la digestion. D'où l'explication suivante : la richesse en sucre pendant la digestion provient de l'absorption de la glucose. Ce grand excès de sucre que contient alors le sang passant dans le foie s'y déposerait en partie pour être ensuite repris dans l'intervalle des repas pendant que le tube digestif n'en donne plus tandis que tous les organes continuent à en réclamer.

Le foie constitue donc un grenier d'abondance dans lequel le sucre se dépose sous la forme d'amidon pendant le temps de prospérité sucrée tandis qu'il redonne de la glucose lorsqu'il y a insuffisance dans l'alimentation, par exemple dans le jeûne. Il régularise la quantité de sucre que contient le sang ; de là l'explication du système porte.

En résumé, le foie a deux rôles :

1° Production de la bile ;

2° Modification du sang par la régulation de sa contenance en sucre.

## G. Système lymphatique.

**Historique.** — En 1622, *Aselli* ouvrant un chien qui avait mangé une soupe grasse vit à la surface de l'intestin et du mésentère des vaisseaux blancs semblant se rendre au foie. Ils étaient gorgés d'un liquide blanc laiteux, le *chyle*, enlevé au contenu de l'intestin et renfermant des matières grasses. Il avait ainsi découvert les *vaisseaux chylifères* qui sont les lymphatiques de l'intestin. Par des dissections variées il s'aperçut que ces vaisseaux disparaissent après la digestion.

Ces vaisseaux blancs se réunissent en arrière de l'intestin dans une ampoule appelée la *citerne de Pecquet* (fig. 90), dilatation du *canal thoracique* qui remonte le long de la colonne vertébrale jusqu'au dessus du cœur où il se recourbe en avant et à gauche pour se jeter au confluent de la veine jugulaire et de la sous-clavière.

Plus tard, l'on a généralisé ce système en montrant que tous les organes ont des conduits semblables venant déboucher en des points variables du canal thoracique. S'ils n'ont pas été décrits plus tôt, c'est parce qu'ils contiennent un liquide transparent comme l'eau et que leur paroi mince est aussi transparente, il en résulte qu'ils sont invisibles tant qu'on ne les injecte pas avec des matières colorées. Si les chylifères ne sont pas visibles lorsque l'animal est à jeun de matières grasses, cela tient à ce qu'ils sont remplis du même liquide transparent ou *lymphe;* s'ils deviennent visibles pendant l'absorption de la graisse c'est uniquement grâce à l'adjonction de globules de graisse émulsionnée qui la rendent opaque.

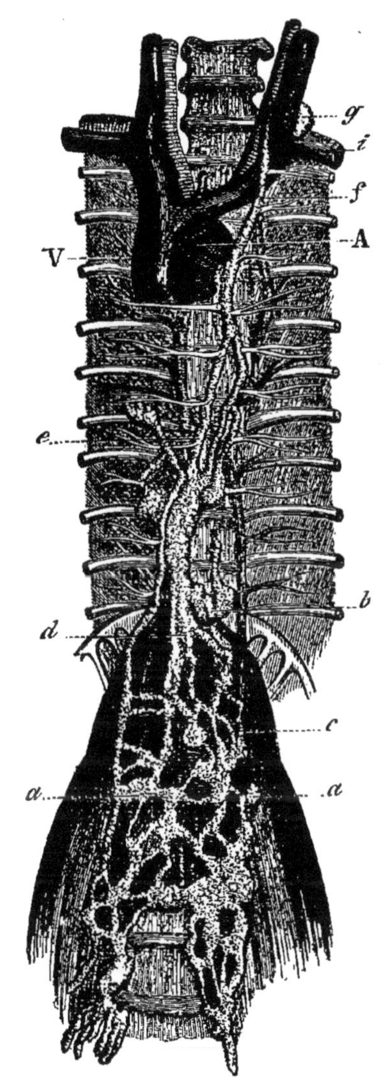


Fig. 90. — Vaisseaux chylifères et canal thoracique ; *a*, *a*, chylifères et ganglions lymphatiques ; *d*, citerne de Pecquet ; *b*, *f*, *g*. canal thoracique aboutissant en *g* à la veine sous-clavière *i* ; *e*, origine de la grande veine lymphatique ; A, crosse de l'aorte ; V, veine cave supérieure.

**Étude de la lymphe.** — La lymphe est un liquide comparable au plasma sanguin dépourvu de ses hématies mais contenant encore des globules blancs. Elle se coagule également donnant un caillot incolore. On y retrouve tous les principes contenus dans le plasma. Il y a seulement un peu plus d'urée mais un peu moins d'acide carbonique.

Les globules blancs sont parfois légèrement teintés de rose ; on croit qu'ils sont en train de se transformer en globules rouges. Dans l'intestin, au moment de la digestion, il s'y ajoute encore de petits globules de matière grasse.

**Terminaisons des lymphatiques.** — Les conduits lymphatiques se terminent de plusieurs manières.

Un premier mode se trouve dans les *villosités* de l'intestin sous la forme d'un canal terminé en doigt de gant dans le tissu conjonctif (fig. 91). Il y a encore de ces terminaisons dans la peau, les muscles, les os, en général dans tous les tissus.

En second lieu, beaucoup de lymphatiques viennent

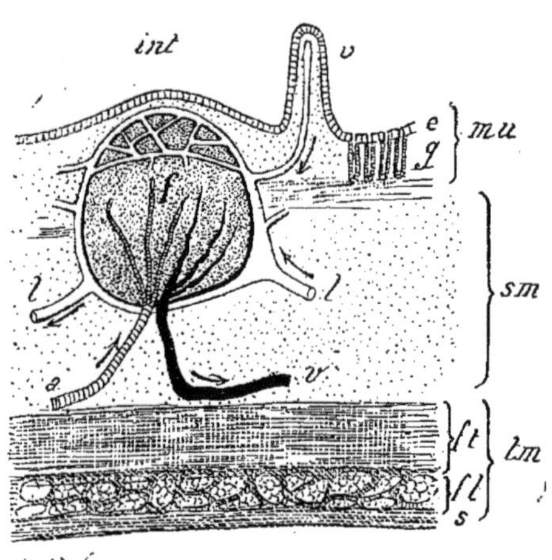


Fig. 91. — Structure de la paroi de l'intestin : *int*, cavité de l'intestin ; *v*, villosité ; *f*, follicule clos isolé ; *e*, épiderme ; *g*, glandes de Lieberkühn ; *l*, lymphatiques ; *a*, artériole ; *v*, veinule ; *mu*, muqueuse ; *sm*, tissu conjonctif sous-muqueux ; *tm*, tunique musculaire ; *ft*, fibres transv. ; *fl*, fibres longit. ; *s*, séreuse.

s'ouvrir *dans les cavités séreuses* d'où il résulte que la sérosité ou la *synovie* n'est autre chose qu'une variété de lymphe.

Enfin, Sappey admet une troisième espèce de terminaison. Il y aurait des *capillicules* d'un diamètre de 2 $\mu$ qui mettent en communication les artères avec les lymphatiques comme les capillaires ordinaires mettent les artères en communication avec les veines. Ces capillicules seraient tellement étroits que les globules sanguins ne pourraient pas y passer : c'est pourquoi la lymphe est transparente, elle est formée uniquement par du plasma sanguin.

Nous devons donc considérer le système lymphatique comme un système de drainage pratiqué au milieu des tissus, il aurait pour fonction de permettre au liquide sanguin d'aller plus loin entre les cellules que ne le font les capillaires ordinaires et nous serons obligés de compléter la figure que nous avons donnée de l'appareil circulatoire (fig. 70) en adjoignant au système veineux un canal collatéral, le *canal thoracique* (fig. 92).

**Vaisseaux lymphatiques**. — Les vaisseaux lymphatiques sont tout à fait comparables à des veines, sauf que les parois sont plus minces. Comme ces vaisseaux, ils présentent de place en place des renflements occupés par des valvules qui servent à donner la direction au cours du liquide. Elles sont formées par l'ensemble des trois tuniques se relevant à l'intérieur (fig. 93).

**Ganglions lymphatiques.** — De place en place les vaisseaux lymphatiques portent des corps de grandeur variable, appelés *ganglions*

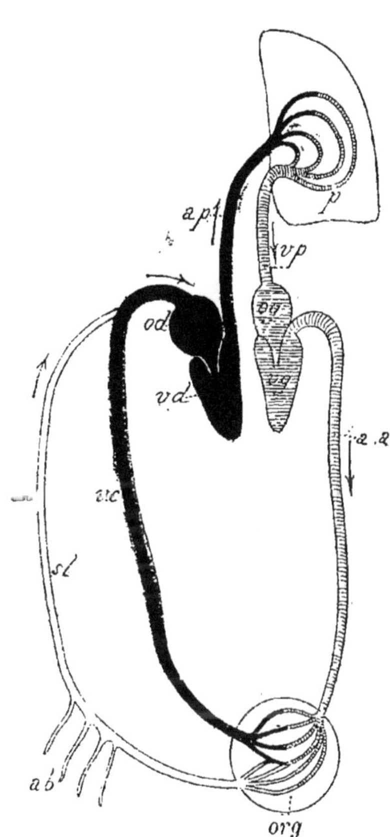


Fig. 92. — Schéma complet de l'appareil circulatoire : *og*, oreillette gauche ; *od*, oreillette droite ; *ap*, artère pulmonaire, *aa*, aorte ; *sl*, système lymphatique ; *p*, poumon ; *vg*, ventricule gauche ; *vd*, ventricule droit ; *vp*, veine pulmonaire ; *vc*, veine cave, *ab*, racines absorbantes ; *org*, organe.

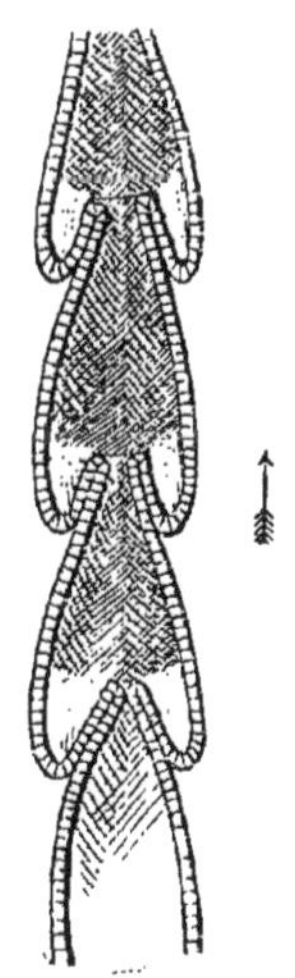

Fig. 93. — Vaisseau lymphatique.

pouvant atteindre plusieurs centimètres de diamètre (fig. 94). On les trouve surtout près des viscères, puis à la face interne des articulations.

Sur une coupe ils présentent une membrane fibreuse enveloppant du tissu conjonctif spongieux dont les vides qui communiquent entre eux sont remplis de lymphe (fig. 95).

**Follicules clos.** — A côté des ganglions il faut ranger

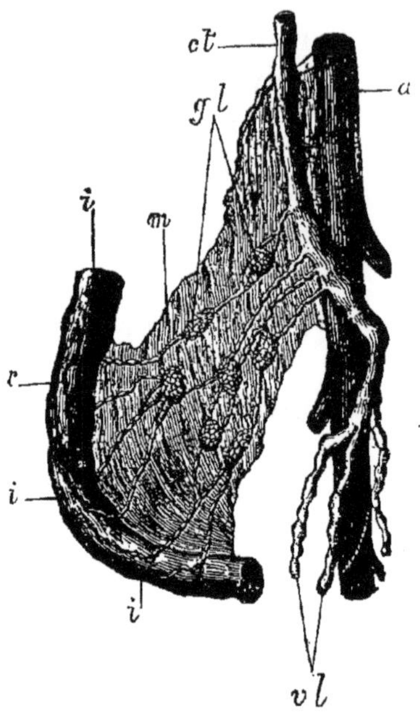


FIG. 94. — Vaisseaux chylifères : *i, i, i*, intestin grêle ; *r*, racines des vaisseaux chylifères ; *vl*, vaisseaux chylifères ; *ct*, canal thoracique ; *a*, aorte ; *m*, mésentère ; *gl*, ganglions mésentériques.

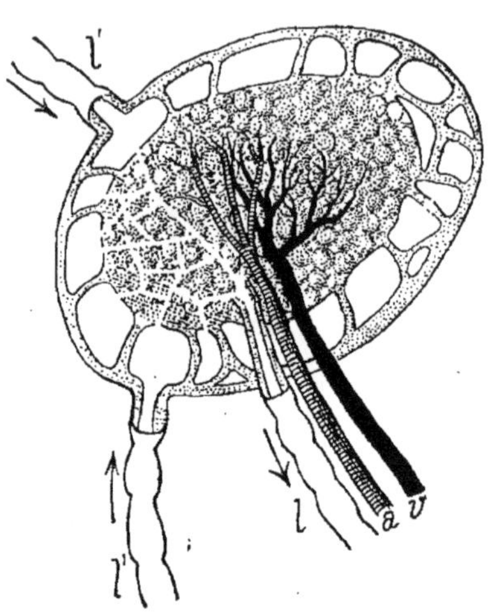


FIG. 95. — Schéma d'un ganglion lymphatique : *l'*, lymphatiques afférents ; *l*, lymphatique efférent ; *a*, artériole ; *v*, veinule.

les *follicules clos* qui se trouvent à la surface de l'intestin et ont à peu près la même structure (fig. 91).

## *H. Glandes vasculaires sanguines.*

L'on désigne sous ce nom des organes dont le rôle serait d'intervenir dans la constitution du sang comme les ganglions lymphatiques le font pour la lymphe soit en agissant sur les globules soit en élaborant les principes nutritifs absorbés à la surface de l'intestin.

Ils comprendraient : la rate, le corps thyroïde, le thymus, les capsules surrénales, etc.

### 1° *Rate.*

La rate est un organe rouge qui occupe l'hypocondre gauche, en arrière de l'estomac. Sa structure est comparable à celle d'un gros ganglion lymphatique dont les cavités au lieu de contenir de la lymphe seraient remplies de sang.

### 2° *Corps thyroïde.*

Le *corps thyroïde* se trouve en avant du larynx (fig. 96). C'est un organe généralement bilobé.

### 3° *Thymus.*

Le *thymus* situé au-dessous de la glande thyroïde est très développé chez les jeunes animaux ; il constitue le ris du veau. Il diminue ensuite et disparaît chez l'homme vers l'âge de dix ou douze ans.

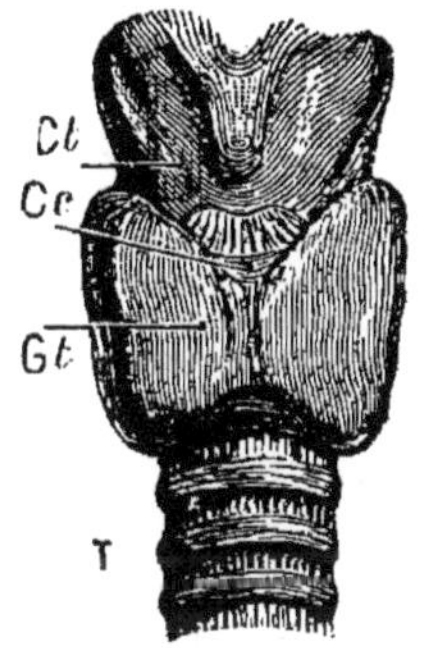


Fig. 96. — Face antérieure du larynx : *Ct*, cartilage thyroïde ; Cc, cartilage cricoïde ; T, trachée ; *Gt*, glande thyroïde.

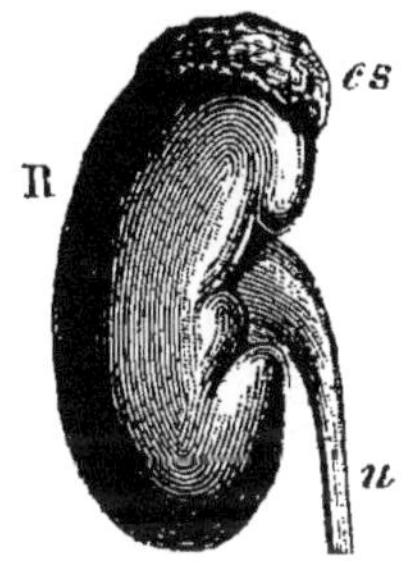


Fig. 97. — Rein et capsule surrénale : R, rein ; *cs*, capsule surrénale ; *u*, uretère.

### 4° *Capsules surrénales.*

Les *capsules surrénales* sont de petits organes placés au-dessus des reins (fig. 97).

## *I. Modifications dans la constitution du sang. Sa régénération.*

Le sang se modifie tout le long de son cours suivant l'organe qu'il traverse. Au niveau de la veine sous clavière il se mélange à la lymphe ; dans la paroi de l'intestin, il est modifié par l'absorption ; dans le foie par la fonction glycogénique ; dans le rein par la soustraction de l'urée, etc.

On désigne sous les noms de sang artériel et de sang veineux deux sangs de composition moyenne : le premier rouge-vif, riche en fibrine et en oxygène, le second brun, riche en albumine et en acide carbonique.

Le plasma provient du mélange de toutes les variétés de lymphe.

Les globules blancs se multiplient par division, les hématies proviendraient de la transformation des leucocytes.

## III. — CIRCULATION DANS LA SÉRIE ANIMALE

### *A. Disposition générale de l'appareil circulatoire*

D'après ce que nous avons vu nous devons nous attendre à trouver un appareil circulatoire chez tous les animaux dont le corps est un peu volumineux.

### *B. Sang.*

Tous les animaux possèdent un liquide nourricier; seulement au lieu d'être rouge, il est presque blanc chez la plupart des invertébrés. Les hématies ont disparu; il ne nage plus dans le plasma que des leucocytes. Cependant l'hémoglobine si importante pour le transport de l'oxygène ne manque pas absolument chez beaucoup de ces animaux. Il y en a un peu à l'état de dissolution dans le sérum.

### *C. Cœur.*

L'organe propulseur se montre chez les animaux invertébrés (mollusques, arthropodes, vers annelés) comme une portion dilatée et contractile du vaisseau sanguin qui court suivant l'axe du dos (fig. 144).

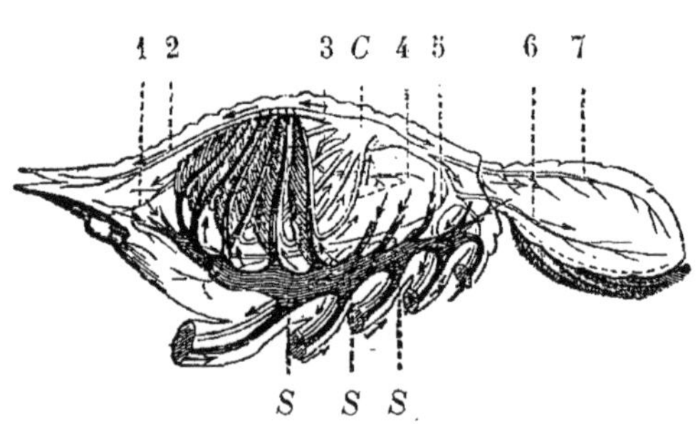

Fig. 144. — Circulation chez le crabe *maïa*. *C*, cœur; 1, artère de l'œil; 2, artère de l'antenne; 3, artère du foie; 4, les veines branchio-cardiaques qui ramènent le sang des branchies au cœur; 5, l'artère qui se rend à la face sternale du corps; 6, artère inférieure de l'abdomen; 7, artère abdominale supérieure; *S*, sinus veineux qui rassemble le sang revenant des organes et le renvoie aux branchies.

Au contraire, chez les vertébrés le cœur est ventral. L'étude comparée de l'appareil circulatoire est très intéressante parce qu'on le voit être très simple et parfaitement adapté à la vie aquatique chez les poissons. Chez les reptiles, il est beaucoup plus compliqué; il y a des canaux surajoutés au système des poissons ce qui permet la vie aérienne. Mais le résultat est imparfait, certains organes reçoivent du sang incomplètement artérialisé, tandis que les poumons sont traversés par du sang veineux mélangé d'un peu de sang artériel. Chez les oiseaux et les mammifères nous retrouvons une disposition très simple et parfaitement adaptée à la vie aérienne.

L'intérêt de cette étude est encore augmenté parce que chez l'embryon de l'homme ou de l'oiseau le système passe sans nécessité apparente successivement par les états des poissons puis des reptiles. A peine réalisés, il se fait des atrophies, qui simplifient le système, l'amenant à l'état définitif correspondant.

Dans la nature, la loi des moindres efforts est la règle, l'on est donc amené à se demander si les reptiles ne sont pas des poissons modifiés, les oiseaux et les mammifères des reptiles différenciés dans un sens ou dans l'autre. L'animal prendrait dans son développement embryonnaire, par hérédité, successivement et en les abrégeant, les formes des ancêtres (souvenir ancestral). Le développement de l'individu donnerait, en raccourci, l'histoire de la différenciation de l'espèce.

Nous retrouverons d'autres faits analogues : rein, squelette.

## IV. — RÉSUMÉ DE LA CIRCULATION

L'appareil circulatoire sert d'intermédiaire entre le milieu extérieur et les cellules des tissus.

Le sang, liquide nourricier, contenu dans un système circulaire de canaux clos marche toujours dans le même sens, continuellement poussé par le cœur.

Au niveau de l'intestin, il se charge des produits de la digestion ; dans le poumon, il prend de l'oxygène à l'air (sang artériel) qu'il abandonne aux tissus tandis qu'il leur enlève l'acide carbonique, l'urée, etc. (sang veineux) qu'il rejette par le poumon, le rein, etc.

Le transport de l'oxygène se fait grâce à la matière rouge, l'hémoglobine qui colore des corpuscules en forme de disques appelés hématies ; les autres matières sont à l'état de dissolutions ou de combinaisons peu stables dans la partie liquide du sang appelée plasma.

Un cœur est formé de deux chambres superposées communiquant par un orifice muni de valvules : en haut se trouve l'oreillette, en bas le ventricule.

Pour activer la marche du sang, le canal circulaire possède deux cœurs qui travaillent dans le même sens : l'un avant, l'autre après le passage du sang à travers les poumons. Le parcours du cœur droit au cœur gauche, qui se fait à travers le poumon, forme la petite circulation et celui qui passe par les organes constitue la grande circulation.

Les vaisseaux appelés artères, conduisent le sang à partir des ventricules. On les reconnaît à leurs parois résistantes; quand on les sectionne, elles restent béantes, tandis que les veines qui ramènent le sang dans les oreillettes sont flasques. Ces deux catégories de vaisseaux communiquent entre elles par les capillaires que contiennent les organes. Chaque vaisseau prend, outre son nom d'espèce, celui de l'organe où il va ou dont il vient ; exception est faite pour les veines caves qui vont à l'oreillette droite et l'artère aorte qui part du ventricule gauche.

Le foie, outre la production de la bile a encore pour rôle de régulariser la quantité de sucre contenue dans le sang. Pour cela, le sang qui revient de l'intestin traverse le foie avant de rentrer dans le système veineux général, ce qui constitue une circulation porte. Très riche en glucose pendant la digestion, il laisse déposer son excédent sous la forme de glycogène dans cet organe, pour le reprendre à l'état de glucose quand il en manque dans l'alimentation.

Le système lymphatique recueille le plasma (lymphe) dépourvu de globules rouges qui a filtré dans les tissus et va le rejeter dans la veine cave près du cœur.

## C. *Respiration.*

### I. — GÉNÉRALITÉS

La respiration comprend *l'ensemble des échanges gazeux qui se produisent entre tout être vivant et le milieu extérieur.*

Les animaux et les végétaux exigent du gaz oxygène pour entretenir les phénomènes vitaux. Les êtres vivants ont donc besoin d'un aliment gazeux tout autant que d'aliments solides et liquides.

Ils produisent aussi un déchet gazeux : l'acide carbonique, qui doit constamment être éliminé sous peine de désordres graves et quelquefois mortels.

**Respiration cutanée.** — Chez les animaux aériens les échanges gazeux peuvent se faire directement à travers la peau. C'est en effet ce qui a lieu, mais faiblement d'ordinaire.

**Respiration pulmonaire.** — Chez les animaux supérieurs aériens, il s'est formé un appareil spécial constitué par une dépression de la surface du corps qui a pénétré dans la profondeur, formant une grande poche remplie d'air : le *poumon* (fig. 99). Le canal qui met sa cavité en communication avec l'extérieur s'appelle la *trachée-artère*. Il s'est constitué ainsi une grande surface épithéliale baignée par l'air. Comme elle est protégée contre les agents extérieurs, l'épiderme peut y être très mince, tellement, que son existence a été longtemps contestée; les échanges gazeux y sont par suite très faciles. La circulation se fait en outre activement à la surface de cette poche; le sang noir y traverse un réseau serré de capillaires; à sa sortie il est devenu rouge, il va alors nourrir les tissus.

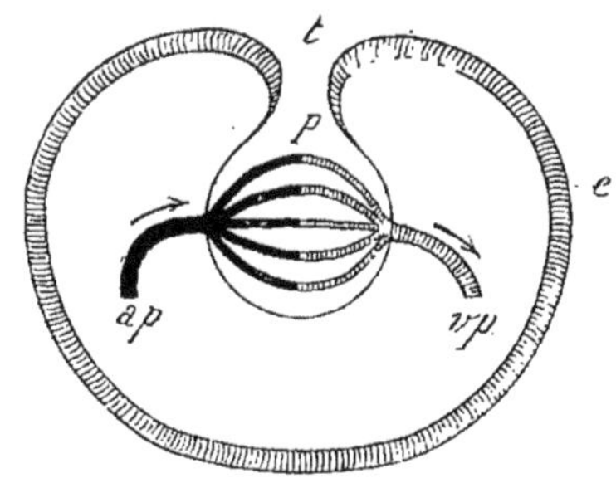

FIG. 99. — Schéma de l'appareil pulmonaire: *t*, trachée; *p*, poumon; *e*, épiderme; *ap*, artère pulmonaire; *vp*, veine pulmonaire. Les ramifications des vaisseaux ne sont pas situées dans le plan de la figure, elles tapissent le fond de la cavité pulmonaire.

**Historique.**— L'historique de la respiration va de pair avec celui de la combustion, parce que ces phénomènes sont en étroite relation.

En 1777, Lavoisier établit la théorie de la respiration en énonçant les lois suivantes :

*La respiration n'a d'action que sur la portion d'air qui est pure (oxygène), elle la transforme en air crayeux (acide carbonique).*

*La partie méphitique (azote) est un milieu passif.*

*En enlevant l'air crayeux (acide carbonique) par un alcali et en lui redonnant le gaz respirable (oxygène) l'on rend l'air respirable de nouveau.*

## II. — ÉTUDE PARTICULIÈRE DE L'APPAREIL RESPIRATOIRE DE L'HOMME.

### A. Description.

L'appareil respiratoire s'ouvre à l'extérieur par le *nez*. Le conduit aérien descend ensuite et croise au niveau de l'arrière-bouche obliquement d'arrière en avant le tube digestif qui court en arrière et en bas, venant de la bouche. Le canal aérien se continue en avant de la gorge; appliqué contre l'œsophage il constitue le *larynx* puis la *trachée-artère* (fig. 100). Celle-ci, arrivée un peu au-dessus du cœur, se bifurque donnant naissance aux deux *bronches primaires* qui se rendent aux poumons correspondants. Elles pénètrent dans ces organes et se ramifient dichotomiquement un grand nombre de fois (fig. 100). Ces rameaux, nommés *bronchioles*, se terminent par les *alvéoles*, petites ampoules qui ont environ $\frac{1}{4}$ de millimètre de diamètre. Leur paroi présente des soulèvements qui limitent des anfractuosités appelées *vésicules pulmonaires* (fig. 102). Il en résulte une grande multiplication de la surface qui n'est pas inférieure à 200 mq. Chaque poumon a la forme d'une pyramide triangulaire dont la base courbe s'appuie sur le diaphragme tandis que le sommet se trouve sous l'épaule. Ils sont fixés par les bronches et les vaisseaux sanguins qui y pénètrent au niveau du hile. La *plèvre*, membrane séreuse, les recouvre.

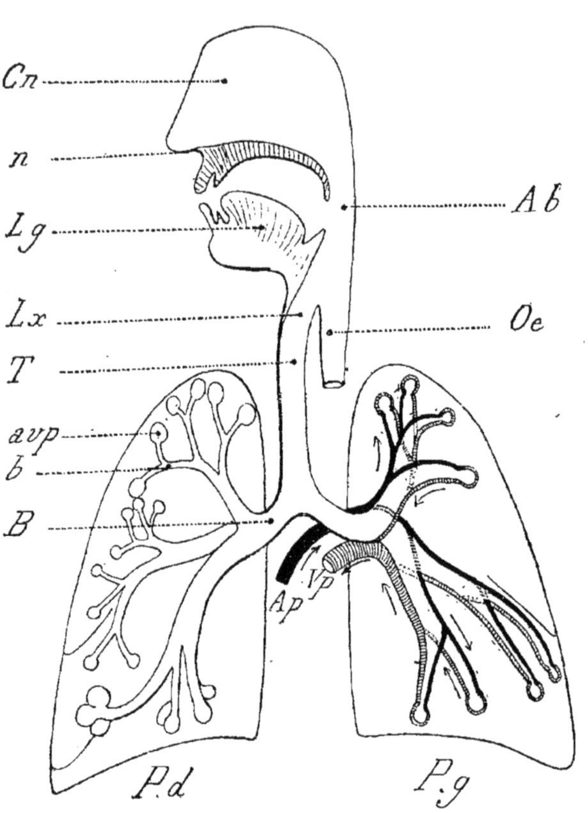


Fig. 100. — Disposition de l'appareil respiratoire. — Dans le poumon droit l'on n'a représenté que les conduits aériens, dans le poumon gauche se trouve indiquée la disposition générale de la circulation pulmonaire. — *n*, narine ; *Cn*, cavité nasale ; *Lg*, langue ; *Ab*, arrière-bouche ; *Lx*, larynx ; *T*, trachée-artère ; *Oe*, œsophage ; *B*, bronche primaire ; *Pd*, poumon droit ; *Pg*, poumon gauche ; *b*, bronchioles ; *avp*, alvéoles pulmonaires ; *Ap*, artère pulmonaire ; *Vp*, veine pulmonaire.

**Structure de l'arbre aérien.** — Il est indispensable pour que le renouvellement de l'air se fasse, que les canaux aériens soient maintenus béants. Leur tunique externe contient à cet effet des cerceaux cartilagineux.

**Circulation pulmonaire.** — L'*artère pulmonaire* issue

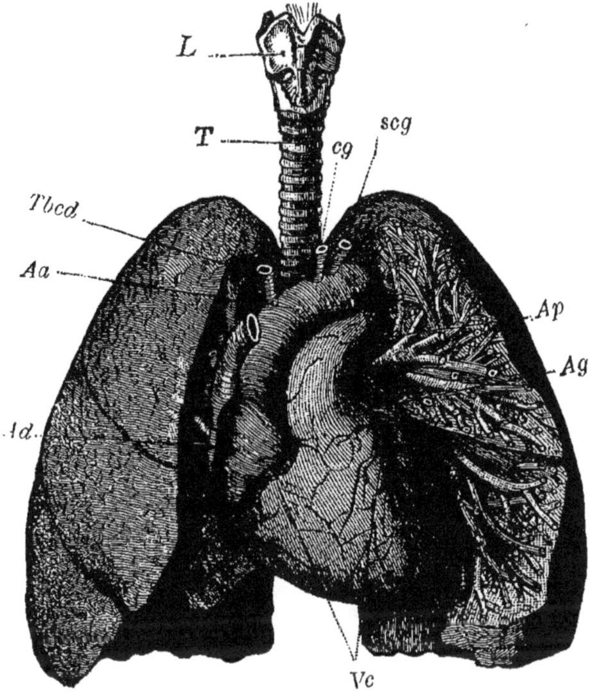


FIG. 101. — Face antérieure du cœur et des poumons : *L*, larynx ; *T*, trachée-artère ; *Ag*, auricule gauche ; *Ad*, auricule droite ; *Ap*, artère pulmonaire ; *Aa*, artère aorte ; *Tbcd*, tronc brachio-céphalique droit ; *scg*, artère sous-clavière gauche ; *cg*, a tère carotide gauche ; Vc, artères et veines coronaires.

du ventricule droit, amène du sang noir dans le poumon ;

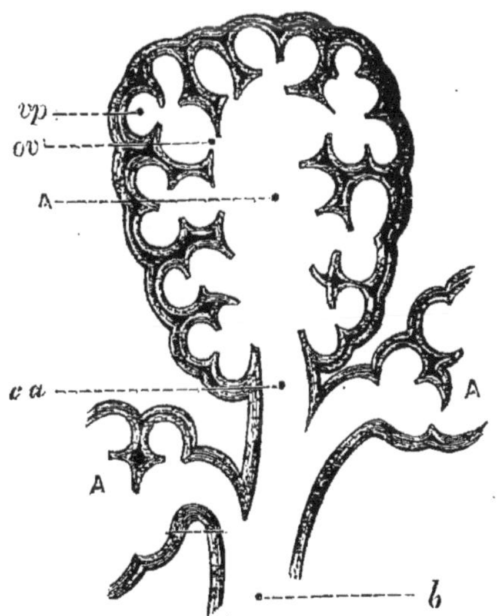


FIG. 102. — Coupe d'un lobule du poumon formé de 3 alvéoles : A, alvéoles ; *b*, bronchiole ; *ca*, canal alvéolaire ; *vp*, vésicule pulmonaire ; *ov*, orifice des vésicules dans l'alvéole.

elle donne des rameaux parallèlement aux bronches, se

répandant en capillaires à la surface des vésicules. Ces capillaires, se réunissent ensuite en sens inverse, donnant

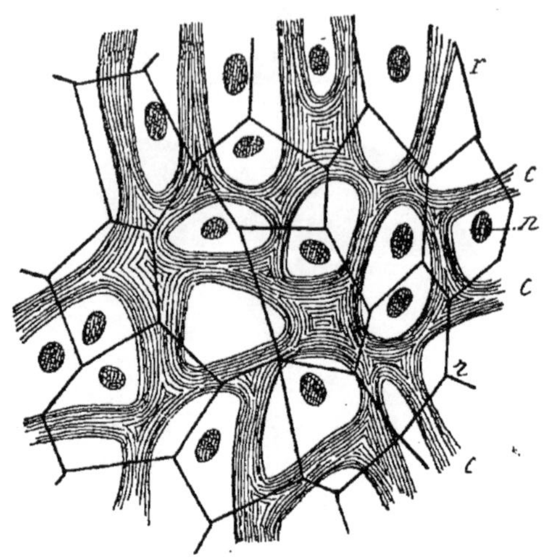


Fig. 103. — Portion de la surface d'une vésicule avec les capillaires pulmonaires : *c*, capillaires ; *r*, cellules de revêtement ; *n*, noyaux de ces cellules refoulés dans les espaces dépourvus de vaisseaux.

naissance aux *veines pulmonaires* qui ramènent dans l'oreillette gauche le sang devenu rouge. Pendant le trajet à travers la paroi des vésicules le sang entre en contact avec l'air par une surface qui n'est pas moindre de 150 mq.

## B. Renouvellement de l'air.

Le contact du sang modifie la composition de l'air que contient le poumon. Pour le renouveler, cet organe présente des alternatives de dilatation et de réplétion qui produisent les phénomènes d'inspiration et d'expiration. Dans ces phénomènes, le poumon est passif, étant formé d'un tissu mou. C'est la paroi du thorax qui s'amplifie, le poumon suit ce mouvement, grâce au vide qui existe dans la séreuse pleurale.

**Inspiration**. — La paroi du thorax est en effet constituée par une cage osseuse comprenant la colonne vertébrale en arrière et les côtes, arcs osseux qui se réunissent en avant au sternum (fig. 104 et 105). La paroi est complétée par les muscles *intercostaux* qui relient le bord des côtes voisines. A sa partie inférieure, la cavité thoracique est limitée par un muscle en forme de dôme convexe vers le haut: le *diaphragme* (fig. 105). Quand les fibres du diaphragme se contractent, il se raccourcit, la flèche du dôme diminue. Les cavités pleurales sont alors agrandies, le vide tend à s'y faire, mais cela n'arrive pas parce que le poumon est élastique et que sa cavité communique avec l'air extérieur. Le poumon se gonflera donc, il remplira l'espace qui s'est ajouté à la cavité thoracique, produisant un appel d'air dans son intérieur. L'expérience suivante rend compte de ce fait. On prend une cloche munie d'une tubulure à sa partie supérieure (fig. 106). Elle est fermée à l'aide d'un bouchon traversé par un tube qui porte un ballon élastique dont la cavité est ainsi en communication avec l'atmosphère extérieure. La partie inférieure de la cloche est fermée avec une lame de caoutchouc que l'on peut abaisser ou relever. En même temps l'on voit alors le ballon se gonfler ou se dégonfler.

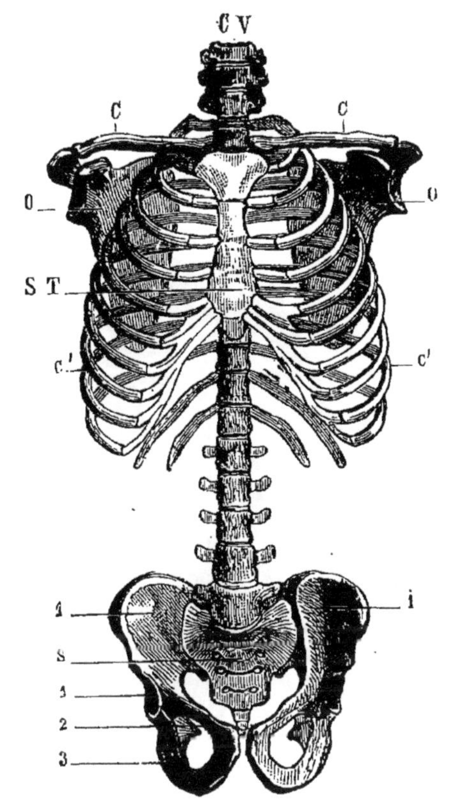

Fig. 104.— Squelette du tronc: CV, colonne vertébrale; C, clavicule; O, omoplate; ST, sternum; c', côtes 1, os iliaque (iléon); S, sacrum; 2, pubis; 3, ischion.

Dans la réalité les phénomènes ne sont pas aussi simples parce que l'insertion du diaphragme est mobile sauf en arrière. Il est fixé au pourtour de la base du thorax, sur le bord des côtes; or ces arcs ne sont pas fixes. Quand le diaphragme se contracte, la résistance qu'éprouve son sommet partiellement maintenu par les viscères abdominaux, produit un soulèvement des côtes.

**Expiration.** — L'expiration est généralement passive; les tissus qui ont été violentés pendant la dilatation reviennent dès que les muscles cessent d'agir.

Tout d'abord, il intervient l'*élasticité* du poumon, qui tend à reprendre sa forme, puis celle des cartilages costaux. La forme naturelle du poumon est, en effet, d'être tout à fait contracté. On le voit chez les animaux dont on ouvre la poitrine pendant la vie. Le poumon s'affaisse alors et ne renferme plus que très-peu d'air.

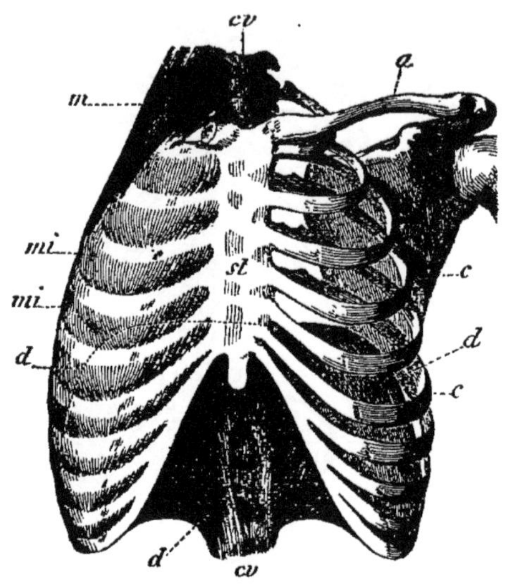


Fig. 105. — Cavité thoracique : *cv*, colonne vertébrale ; *c,c*, côtes ; *st*, sternum ; *m*, muscles élévateurs des côtes ; *mi*, muscles intercostaux ; *d*, diaphragme ; *a*, clavicule.

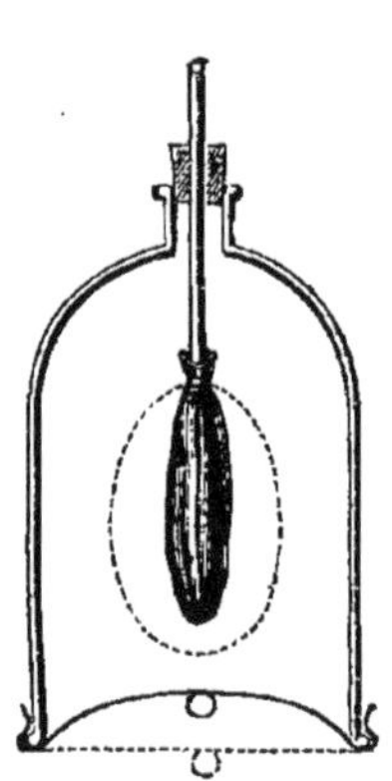

Fig. 106. — Action du vide pleural.

**Résultats produits par les mouvements respiratoires.** — Ces phénomènes d'inspiration et d'expiration se succèdent régulièrement. Chez l'adulte ils se produisent en général, de 16 à 20 fois par minute ; en moyenne nous introduisons à chaque fois $\frac{1}{2}$ litre d'air et nous restituons à peu près le même volume de gaz.

**Modifications subies par l'air.** — L'air à sa sortie se trouve modifié dans sa composition.

1° *Assimilation d'oxygène.* — Il a perdu de l'oxygène ;

2° *L'air a gagné de l'acide carbonique.* — On le montre en soufflant par un tube dans de l'eau de chaux ; il se produit un trouble dû à la formation de carbonate de chaux ;

3° L'*air devient chaud ;*

4° *Il devient humide.*

**Cause de la modification de l'air.** — C'est le sang veineux qui a pris l'oxygène, perdu l'acide carbonique, une partie de l'eau et de la chaleur.

La voie normale de la respiration n'est pas la bouche mais le nez parceque l'air s'y trouve en contact avec une grande surface très compliquée et humide, où il prend de l'eau et de la chaleur et laisse une partie de ses poussières.

Lavoisier admit que l'acide carbonique expiré provient de l'oxygène inspiré qui brûle le carbone des aliments pour donner la chaleur au corps.

### C. Point où se fait la combustion.

Nous avons vu que le sang veineux contient beaucoup moins d'oxygène que le sang artériel tandis qu'il est plus riche que lui en acide carbonique. Comme le sang devient artériel dans le poumon et veineux dans les tissus, nous concluons que le poumon est simplement un appareil de purification. La combustion se fait dans les tissus.

La respiration se compose donc de trois phénomènes successifs : *combustion dans les cellules, transport des gaz par le sang et purification du sang au niveau du poumon.*

### E. Respiration des différents gaz.

Quand l'on mélange des gaz à l'air, ils se comportent selon leur nature de 4 manières différentes.

1° Un seul gaz peut être utilisé par les phénomènes de vie, c'est l'*oxygène;*

2° Certains gaz sont *inoffensifs*. Tels sont : l'azote et l'hydrogène.

3° D'autres sont *anesthésiques*. Exemple : Le protoxyde d'azote, l'éther, le chloroforme, etc.

4° Certains gaz sont franchement *vénéneux*, tels sont : l'acide carbonique, l'oxyde de carbone, les composés du cyanogène, l'hydrogène arsénié, l'acide sulfhydrique, etc.

Ils agissent sur les cellules nerveuses, troublant la marche des appareils respiratoire et circulatoire, ou les échanges nutritifs des cellules.

**Influence de la pression.** — Ce qui domine la respiration de tous les mélanges de gaz possibles, c'est l'influence de la pression de chaque gaz ou de la part qu'il a dans la pression du mélange.

### *F. Action du système nerveux.*

Le système nerveux règle les mouvements respiratoires. Les centres qui semblent les commander se trouvent dans le bulbe.

## III. — MODIFICATIONS DE L'APPAREIL RESPIRATOIRE

Chez tous les vertébrés aériens, la respiration se fait à quelques détails près comme chez l'homme.

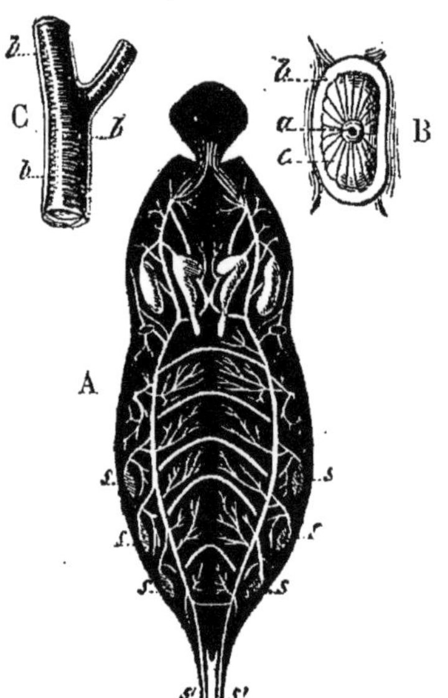


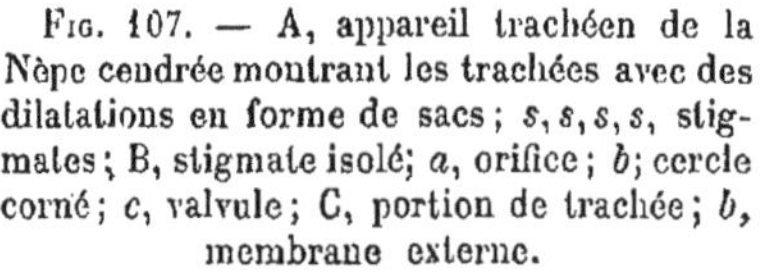
Fig. 107. — A, appareil trachéen de la Nèpe cendrée montrant les trachées avec des dilatations en forme de sacs ; *s*, *s*, *s*, *s*, stigmates ; B, stigmate isolé; *a*, orifice ; *b*; cercle corné ; *c*, valvule ; C, portion de trachée ; *b*, membrane externe.

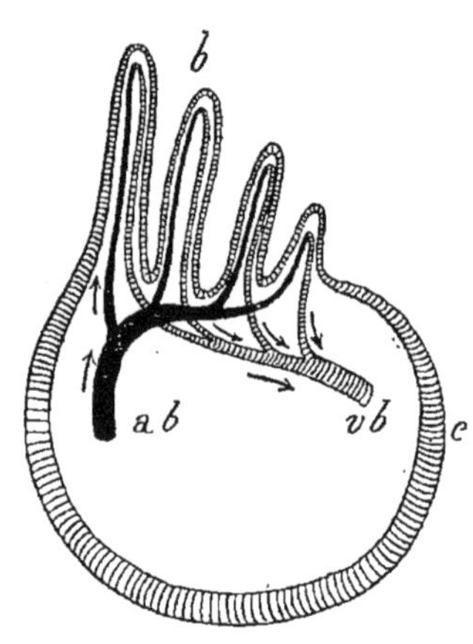


Fig. 108. — Schéma d'un appareil branchial: *e*, épiderme; *b*, prolongements branchiaux ; *ab*, artère branchiale; *vb*, veine branchiale.

Des différences se montrent chez les invertébrés aériens. Ils n'ont pas de poumons véritables et cependant ils respirent. L'on s'en assure en les enfermant dans un espace clos : l'atmosphère s'appauvrit en oxygène et s'enrichit en acide carbonique. La différence provient de ce que la circulation se faisant d'une manière imparfaite, le sang ne transporterait pas une quantité suffisante de gaz. Alors l'air va directement jusque dans les tissus (fig. 107). Sur les côtés des anneaux du corps on trouve des orifices appelés *stigmates*, d'où partent des canaux abondamment ramifiés dans tout le corps et appelés *trachées*.

*Branchies.* — Chez les animaux aquatiques l'appareil respiratoire appelé *branchie* se présente sous la forme de prolongements du corps qui plongent dans l'eau extérieure (fig. 108). Ils contiennent un riche

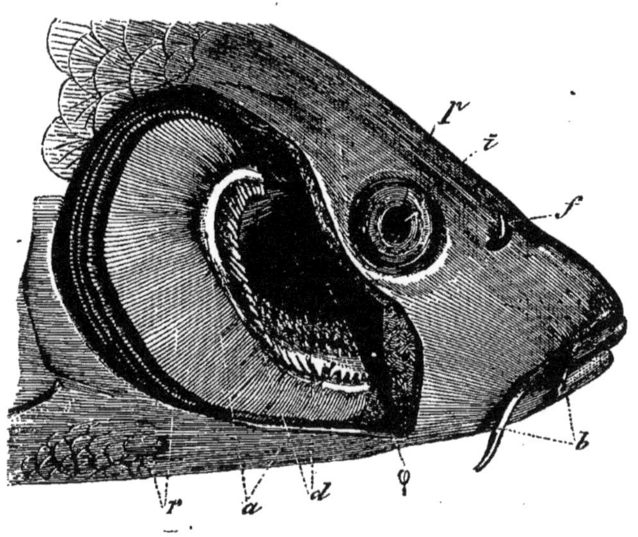


Fig. 109. — Appareil branchial de la carpe; l'opercule est enlevé; φ arrière-bouche; *a*, arcs branchiaux; *d*, dents que portent les arcs; *r*, rayons branchiaux; *b*, barbes; *f*, fossette olfactive.

réseau sanguin. Le sang entre d'un côté à l'état noir; il en sort quand il est redevenu artériel aux dépens des gaz dissous dans l'eau. Le renouvellement de l'eau dans laquelle baignent les branchies est assuré d'une manière variable (fig. 109).

## IV. — RÉSUMÉ DE LA RESPIRATION

La respiration comprend l'ensemble des échanges gazeux qui se produisent entre tout être vivant et le milieu extérieur.

Tous les êtres vivants ont besoin d'absorber de l'oxygène et ils produisent de l'acide carbonique qui doit être rejeté.

Chez l'homme et beaucoup d'animaux, un appareil spécial préside à ces échanges. Il est constitué par un canal qui s'ouvre aux narines. Après avoir croisé d'arrière en avant le tube digestif au niveau de l'arrière-bouche, il prend le nom de trachée-artère. Celle-ci arrivée au-dessus du cœur se bifurque donnant les deux bronches primaires qui se ramifient chacune dans le poumon correspondant. Les plus petits rameaux sont renflés à leur extrémité constituant les alvéoles pulmonaires dont la paroi est tapissée de capillaires sanguins. Le sang y entre à l'état veineux par l'artère pulmonaire et il en sort par les veines pulmonaires, artérialisé grâce à la grande surface de contact avec l'air. L'air devenu impur est renouvelé par les contractions du diaphragme; le poumon suit passivement les variations de volume du thorax.

Le sang transporte l'oxygène à l'état de combinaison peu stable formée avec l'hémoglobine jusqu'aux cellules qui l'absorbent; celles-ci dégagent ensuite de l'acide carbonique, que le sang reprend surtout dans son plasma. C'est ce phénomène d'oxydation lente des cellules qui dégage la chaleur des animaux.

L'oxygène est le seul gaz qui puisse être employé pour la respiration des tissus. Les autres sont ou inertes, ou anesthésiques sous certaines doses ou vénéneux.

## D. *Chaleur animale.*

### I. — CALORIFICATION

**Historique.** — Dès la plus haute antiquité l'on avait remarqué que le corps de l'homme et celui des animaux supérieurs donnent à la main une sensation de chaleur plus grande que les objets inertes.

Ce fut Lavoisier qui indiqua l'origine matérielle et chimique de la chaleur animale. Il montra que l'air crayeux est un composé de carbone et d'oxygène; sa production est accompagnée d'un dégagement de chaleur. L'on peut donc écrire l'égalité suivante :

$$\text{Carbone}\left(\begin{matrix}\text{énergie}\\ \text{potentielle}\end{matrix}\right) + \text{oxygène} = \begin{matrix}\text{acide}\\ \text{carbonique}\end{matrix} + \begin{matrix}\text{énergie}\\ \text{actuelle}\end{matrix}\ \text{(chaleur.)}$$

Ce phénomène se produit dans un fourneau allumé, dans une lampe qui brûle. Il semble aussi se produire dans le corps des animaux. D'un côté il entre des aliments et de l'oxygène, de l'autre il sort de l'acide carbonique et de la chaleur, les animaux en abandonnant en effet tout le temps au milieu extérieur. Nous devons admettre qu'il y a entre ces deux termes relation de cause à effet; notre corps pourrait être assimilé à une lampe qui brûlerait les aliments.

Dès 1780, Lavoisier énonça les trois lois suivantes :

1° *L'air fournit l'oxygène, le sang donne le combustible, les aliments restituent au sang ce qu'il perd par la combustion;*

2° *Le mouvement et le travail produisent une élévation de température, parce qu'ils amènent une production plus grande d'acide carbonique;*

3° *La transpiration règle la quantité de chaleur perdue.*

Restaient à déterminer deux points : la région où se produit la combustion et la nature exacte de cette réaction.

**Détermination du point où se produit la combustion.** — *Première méthode.* Nous avons indiqué à propos de la circulation et de la respiration comment l'on avait prouvé par la détermination du point d'apparition de l'acide carbonique que la combustion se produit dans les tissus, et non dans le poumon ou dans le sang.

*Deuxième méthode.* C'est la méthode thermométrique. *Le siège de la combustion sera indiqué par l'endroit où la chaleur devient sensible.*

Pour étudier la température du corps, l'on employa d'abord des thermomètres. On trouve ainsi une température d'environ 37°,5 pour l'homme.

En se servant d'appareils thermo-électriques Claude-Bernard dressa la carte de la température du corps en suivant la marche du sang.

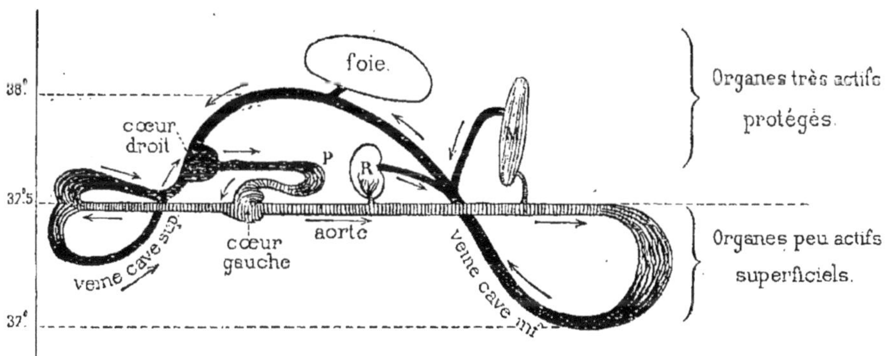


Fig. 110. — Carte de la température du sang dans les diverses régions du corps : P, poumon ; R, rein ; M, muscle.

Si l'on part du ventricule gauche, on trouve dans l'aorte et dans ses branches une température constante de 37°5. A la périphérie la température varie de deux manières. Si l'on a affaire à des organes actifs (rein, foie, cœur, muscles en contraction) la température s'élève par le passage dans les capillaires, car dans les veines correspondantes la température peut atteindre 38° et plus. Au contraire, le sang se refroidit en traversant la peau et les organes peu actifs superficiels qui rayonnent considérablement (muqueuses, os, cartilages, tendons, muscles au repos). Il peut s'abaisser jusqu'à 37° et même au-dessous. Puis à mesure qu'il se rapproche de l'intérieur du corps sa température s'élève de nouveau par suite de son passage dans des tissus mieux protégés contre le rayonnement, et aussi par suite de son mélange avec du sang plus chaud qui s'en écoule. Revenu dans l'oreillette droite, le sang a une fraction de degré en plus que 37°5 ; dans le poumon il se refroidit un peu par suite du contact de l'air, et revient enfin à la température de 37°5 dans l'oreillette gauche.

**Examen des sources de chaleur.** — Les sources principales de chaleur sont donc au nombre de quatre : les muscles, les glandes, le système nerveux et la combinaison de l'oxygène avec l'hémoglobine, qui se produit dans le poumon.

**Relation entre la chaleur et le travail.** — La chaleur et le travail sont deux formes différentes d'un même principe : l'*énergie ;* on peut les transformer proportionnellement l'une dans l'autre, ce que l'on exprime en disant qu'il y a un *équivalent mécanique de la chaleur.*

Ainsi la destruction du travail produit de la chaleur. Ex. : Le frottement de deux corps est souvent accompagné d'un échauffement suffisant pour les porter au rouge ; on ne peut tenir à la main une balle de fusil qui vient de rebondir sur un mur.

Inversement la chaleur se transforme en travail dans les machines à vapeur, etc.

Si le corps s'échauffe pendant le travail musculaire, cela tient à ce que, machine imparfaite, il n'emploie pas tout le supplément d'énergie mis en liberté par les combustions internes pour produire du travail effectif. Ce n'est qu'une fraction qui devient travail ; le reste apparaît sous la forme de chaleur, tout comme dans une machine à vapeur l'énergie de la combustion du foyer n'est pas employée entièrement en travail extérieur ; une partie rayonne au dehors.

**Généralisation : animaux à sang froid.** — Si, au lieu d'un animal couvert de poils ou de plumes on examine un animal comme un serpent, une grenouille, un poisson, l'on constate que, semblables aux corps inertes, ils sont d'ordinaire sensiblement en équilibre de température avec le milieu extérieur et donnent à la main une sensation de froid. De là leur nom d'*animaux à sang froid.* Cependant ils respirent et produisent de la chaleur ; mais c'est généralement en petite quantité. D'ordinaire l'on ne s'en aperçoit pas. Dans certaines circonstances cette chaleur peut devenir très apparente. Ainsi un boa qui couvait ses œufs au Jardin des Plantes dans une atmosphère dont la température était de + 22° avait au-dessous de lui une température de + 41°5.

## II. — RÉGULATION DE LA TEMPÉRATURE

Au point de vue de la calorification *dans les circonstances ordinaires,* on peut distinguer deux grands groupes d'animaux : ceux qui ont une température *invariable* et ceux dont la température *varie* comme les nouveaux-nés, les hibernants et les animaux dits à sang froid.

Parmi ces derniers, les premiers meurent, les seconds s'engourdissent seulement, quand leur température descend à +20°; quant aux derniers, ils s'engourdissent aussi, mais à un niveau plus ou moins bas de l'échelle thermométrique selon l'espèce.

### *Dispositions qui luttent contre les variations de température.*

La température du corps résulte de l'équilibre qui s'établit entre la production de chaleur et la perte de calorique qu'il subit par suite du rayonnement, de l'évaporation et de l'échauffement des ingesta.

#### *I. — Protection passive.*

1° La plupart des animaux à sang chaud vivent dans *l'air*, corps mauvais conducteur, tandis que les animaux à sang froid sont en grand nombre aquatiques ;

2° D'ordinaire les animaux à sang chaud offrent une moindre surface *relative* par suite de leur plus grande taille.

3° A la surface de leur peau il existe une couche *cornée* qui les isole du milieu extérieur et rayonne très peu. Au contraire les seconds ont le corps nu (vers, batraciens), ou recouvert par une cuirasse qui rayonne très bien (reptiles, insectes).

4° La peau des animaux à sang chaud est recouverte de plus par des *poils*, des *cheveux,* du *duvet* ou des *plumes*, etc., qui diminuent le refroidissement tant par leur mauvaise conductibilité que par celle de l'air emprisonné.

5° Parfois encore, pour mieux défendre contre le refroidissement, la peau est doublée d'une couche de lard, le *pannicule adipeux*, formé aux dépens du tissu cellulaire sous-cutané. Elle est surtout développée chez les animaux glabres: porcs, ou chez les mammifères marins: baleines, ou chez ceux qui vivent dans les pays froids : ours blancs.

Il y a balancement dans le développement des organes protecteurs.

### *II. — Lutte active, action du système nerveux.*

A. **Lutte contre le refroidissement.** — Par suite de cette protection passive, les animaux à sang chaud sont capables, grâce au perfectionnement qu'a atteint leur système nerveux, de lutter contre le refroidissement. Il leur est possible de maintenir la température interne du corps à un degré à peu près constant :

*a.* Il se produit d'abord des phénomènes *conscients.* Lorsqu'il fait froid, l'animal diminue autant que possible la surface qui rayonne : il se roule en boule, ramène les membres contre le corps.

*b.* Les phénomènes *inconscients* sont de deux ordres différents :

1° Il se produit une *diminution du rayonnement.* La circulation superficielle languit, il y passe aussi peu de sang chaud que possible; la pâleur de la peau en résulte.

2° L'on remarque encore une *stimulation de l'activité nutritive.* La respiration est accélérée, plus d'oxygène est consommé et l'appétit est augmenté.

Les muscles sont très souvent le siège d'une exagération *nutritive volontaire* quoique inconsciente. L'homme se livre à des exercices musculaires plus ou moins violents qui sont accompagnés d'une grande production de chaleur.

**Différences entre les animaux à sang froid et à sang chaud.** — La différence entre les animaux à sang chaud et les animaux à sang froid tient d'abord à ce que les premiers vivent généralement *dans des conditions telles que le milieu extérieur ait une action limitée sur l'organisme;* en outre, leur corps est entouré *de moyens de défense passifs* qui entravent le refroidissement. Enfin ils ont un *système nerveux suffisamment perfectionné* pour pouvoir lutter contre les variations de la température extérieure : ils produisent ou ils perdent plus ou moins de chaleur, selon les conditions, d'après les commandements du système nerveux.

Les animaux à sang froid n'en diffèrent que par un faible développement de ces armes, et les mauvaises conditions où ils se trouvent.

B. **Lutte contre l'excès de chaleur.** — Notre organisme lutte de plusieurs manières contre l'élévation de la température.

*a.* Il y a d'abord des phénomènes *conscients*. Pendant les grandes chaleurs, les êtres animés se reposent volontiers.

*b.* Les phénomènes *inconscients* comprennent :

1° Une plus grande *émission de vapeur d'eau* dont la vaporisation enlève de la chaleur au corps. Cette évaporation se fait par le poumon et par la peau ;

2° Une *accélération des mouvements respiratoires* sans qu'il y ait fixation plus considérable d'oxygène ; l'air introduit ne fait alors que rafraîchir le sang par son contact ;

3° Une *augmentation de la circulation superficielle*, ce qui produit un plus grand rayonnement.

**Vaporisation cutanée.** — Chez les animaux à pelage mince et surtout chez l'homme, l'émission de vapeur d'eau se fait principalement par la vaporisation de la sueur répandue à la surface de la peau.

Lorsque l'air est humide, cette vaporisation se fait difficilement; elle peut même être supprimée, c'est pourquoi nous supportons plus difficilement la chaleur humide que la chaleur sèche.

## III. — APPENDICES DE LA PEAU

### A. Poils et cheveux.

Les poils et cheveux sont des végétations de l'épiderme implantées au fond du *follicule pileux*, cavité en forme de bouteille creusée dans l'épaisseur de la peau. Les poils sont constitués par des portions d'épiderme qui ont végété plus vite que les parties voisines. Ses cellules au lieu de se séparer restent intimement accolées.

Pour donner une base de fixation plus solide, la partie inférieure de la racine appelée le *bulbe pileux*, s'est enfoncée dans le derme dont elle coiffe un prolongement en forme de bouton nommé la *papille* (fig. 111).

La partie du poil qui fait saillie au-dessus de la surface de la peau est appelée la *tige*, elle est presque morte et sèche ; c'est la *racine* qui est surtout vivante et particulièrement le *bulbe*. On y trouve des cellules en voie d'accroissement qui soulèvent la partie morte et font croître le poil.

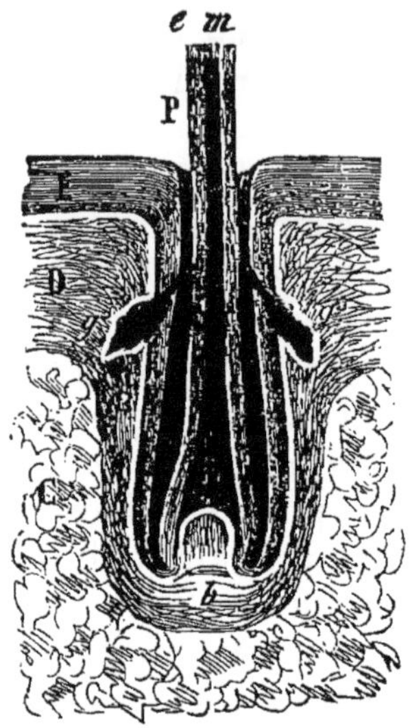


Fig. 111. — P, poil ; *b*, papille ; E, épiderme ; D, derme ; *g*, *g'*, glandes sébacées ; C, tissu cellulaire sous-cutané ; *c*, substance corticale du poil ; *m*, substance médullaire.

**Glandes sébacées.** — Dans les follicules pileux débouchent en général une ou plusieurs glandes *sébacées* qui produisent une matière grasse destinée à humecter le poil, le rendant souple.

## C. *Ongles.*

Les ongles peuvent être considérés comme formés par des séries de poils parallèles, soudés les uns contre les

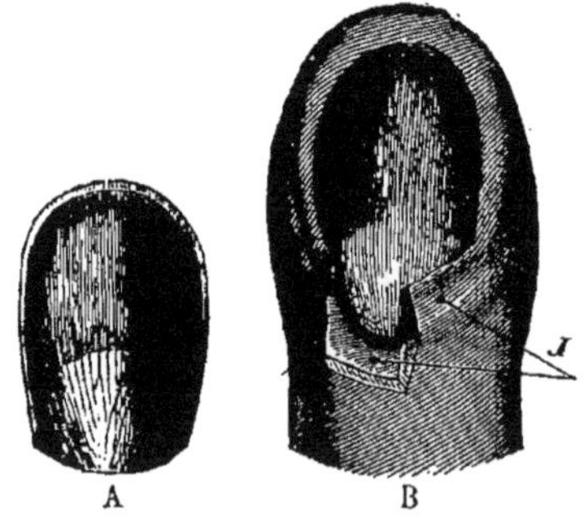


Fig. 112. — A, ongle extrait ; B, ongle en place ; *x*, repli de la peau qui recouvre sa matrice.

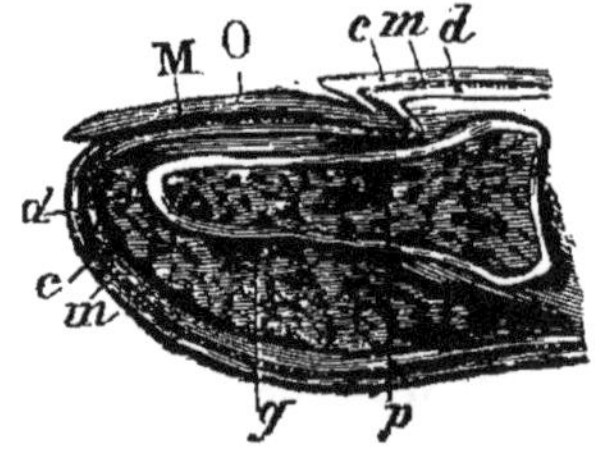


Fig. 113. — Coupe de la petite phalange d'un doigt : O, ongle ; *p*, phalangette ; *c*, couche cornée de l'épiderme ; *m*, couche de Malpighi ; M, lit de l'ongle ; *d*, derme ; *g*, tissu gras.

autres, et naissant tous sous le repli de la peau qui recouvre la base de l'organe (fig. 112 et 113).

C'est par cette région, en effet, que l'ongle s'accroît ; la portion plus ancienne reste adhérente sur une certaine longueur à la face dorsale du doigt qui a été appelée pour cela le *lit de l'ongle ;* mais son extrémité est libre.

## IV. — RÉSUMÉ DE LA CHALEUR ANIMALE

La chaleur des animaux est produite par des phénomènes d'oxydation (respiration) et d'hydratation qui se passent dans les tissus.

Les phénomènes d'oxydation sont surtout énergiques dans les muscles et spécialement quand ils se contractent. Comme autres sources de chaleur il faut signaler les glandes, le système nerveux et les poumons.

Certaines glandes agissent non seulement par le fait de la sécrétion mais encore par suite des réactions que produisent les liquides sur les aliments dans le tube digestif. Dans les poumons il y a un petit dégagement de chaleur qui accompagne la formation du composé oxyhémoglobine.

Ces sources de chaleur combattent le rayonnement qui se fait à travers la peau ; elles réchauffent les aliments, maintenant la température interne de notre corps à un degré constant (37°,5) grâce à la régulation qu'exerce le système nerveux.

Le corps des mammifères est protégé passivement contre le froid par les poils qui le recouvrent, la couche cornée de l'épiderme et la couche de graisse qui se trouve dans le tissu cellulaire sous-cutané. Les animaux à sang froid diffèrent des animaux à sang chaud par le moindre développement de ces moyens de protection ainsi que par l'insuffisance du système nerveux ; leurs oxydations sont presque toujours peu intenses. Il en résulte qu'ils sont à la merci du milieu extérieur.

Une faible partie de l'énergie dégagée par la combustion qui se produit dans les muscles est en outre transformée en travail extérieur.

Notre organisme lutte contre l'élévation de température interne par une plus grande activité de la circulation cutanée ainsi que par la vaporisation pulmonaire et cutanée.

# E. *Excrétion.*

## I. — GÉNÉRALITÉS

Dans les tissus il se produit des phénomènes d'oxydation autres que ceux qui donnent de l'acide carbonique. Nous l'avons conclu de ce fait que dans la respiration le volume d'oxygène assimilé est plus grand que celui de l'acide carbonique qui est éliminé. Ces phénomènes compliqués par des faits d'hydratation donnent naissance à des composés qui ne sont pas gazeux ; pour les rejeter, il a fallu un appareil éliminateur différent du poumon. Il est constitué par les reins, les glandes sudoripares et le foie.

## II. — ÉTUDE PARTICULIÈRE DE LA FONCTION D'EXCRÉTION CHEZ L'HOMME

### *A. Reins.*

Les reins sont au nombre de deux. Ils sont situés dans l'abdomen, fixés contre sa paroi postérieure, des deux côtés de la colonne vertébrale (fig. 114). Le rein droit est un peu plus bas que celui du côté gauche. Ces organes ont la forme de haricots, et la grosseur du poing. Ils sont maintenus en place par les vaisseaux qui y pénètrent et par le péritoine.

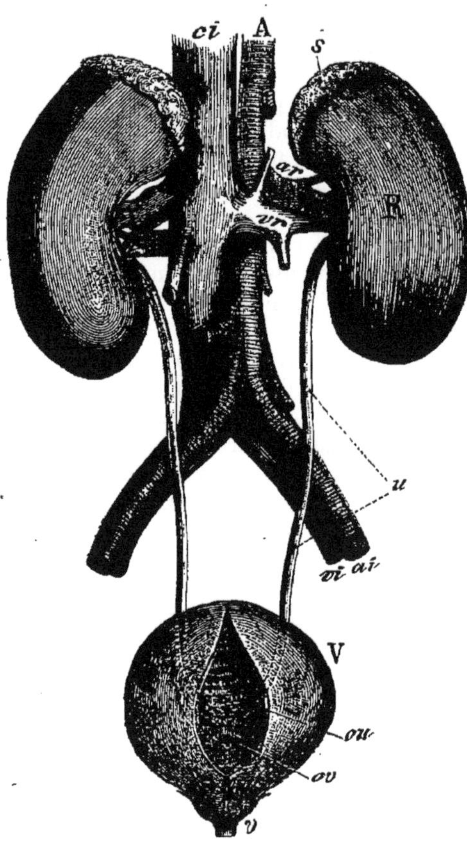


Fig. 114. — Ensemble de l'appareil urinaire : R, rein ; *s*, capsule surrénale ; *u*, uretère ; V, vessie ; A, aorte ; *ci*, veine cave inférieure ; *ar*, artère rénale ; *vr*, veine rénale ; *ai*, artère iliaque primitive ; *vi*, veine iliaque primitive ; *ou*, orifice de l'uretère dans la vessie ; *ov*, orifice de l'urèthre dans la vessie ; V, urèthre.

Chaque rein reçoit une artère très volumineuse venue de l'aorte et appelée *artère rénale* ; chacun émet une ou plusieurs *veines rénales* qui se réunissent avant de se jeter dans la veine cave inférieure. Ces vaisseaux pénètrent au *hile* de l'organe. Il sort, en outre, du rein, au même point mais un peu en arrière des vaisseaux, un canal appelé *uretère* qui emmène le liquide produit. Les deux uretères, canaux excréteurs, se jettent à la partie inférieure de la cavité abdominale dans un réservoir appelé la *vessie*, destinée à l'accumulation du liquide, la sécrétion étant continue comme la respiration et la nutrition.

**Structure du rein.** — Sur une coupe longitudinale et médiane de l'organe, passant par l'uretère, l'on voit que ce canal se dilate en pénétrant dans le rein, formant un réservoir de forme grossièrement conique appelé le *bassinet* (fig. 115). A son extrémité élargie, sa cavité se termine par une douzaine de tubes divergents appelés les *calices*. Leur fond est occupé par les *papilles rénales*, éminences coniques arrondies, formées par les sommets de portions différenciées de la paroi du rein appelées les *pyramides de Malpighi*.

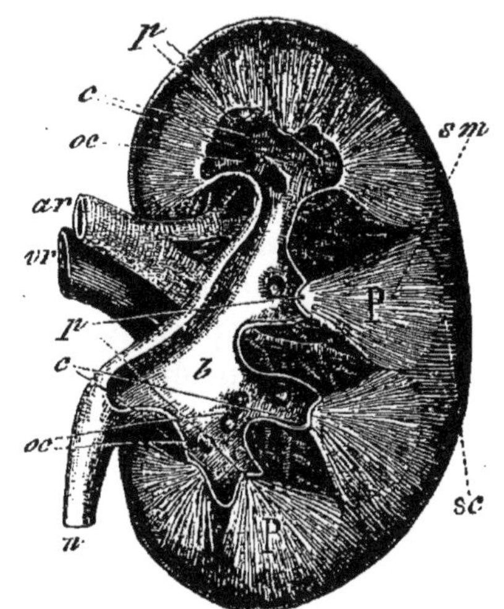


Fig. 115. — Coupe verticale du rein : *ar*, artère rénale ; *vr*, veine rénale ; *u*, uretère ; *b*, bassinet ; P. pyramides ; *c*, calices ; *oc*, sommets des pyramides entourés de leurs calices ; *p*, orifices des tubes urinifères ; *sm*, substance médullaire ; *sc*, substance corticale.

Le tissu du rein présente en ces points une apparence striée produite par des canaux appelés *tubes urinifères*, qui déversent l'urine d'une manière continue dans le bassinet.

**Urine.** — La composition de l'urine est telle, que l'on peut la définir une dissolution des sels du sang avec concentration particulière de l'urée. L'on comprendra toutes les particularités de la sécrétion en admettant qu'elle est un produit de filtration du sang avec électivité.

A l'état normal, l'homme sécrète en général 1 $\frac{1}{2}$ litre à 2 litres par vingt-quatre heures. Son volume varie en raison directe de la quantité des boissons et en raison inverse de l'abondance des liquides excrétés par d'autres voies (sueur, diarrhée, vaporisation pulmonaire).

Sa composition moyenne est :

| | |
|---|---|
| Eau | 960 |
| Chlorure de sodium | 8 |
| Sulfates de potasse soude et chaux | 3 |
| Phosphates | 3 |
| Urée | 20 |
| Urates | 1 |
| Hippurates | 1 |
| Créatine | 1,4 |
| Résidu (mat. colorantes, etc.) | 2,6 |

**Mécanisme de la sécrétion.** — On doit admettre que l'urine est le résultat d'une filtration du sang avec électivité.

Les particularités de la sécrétion s'accordent bien avec cette hypothèse; en outre on peut montrer que l'urée préexiste dans le sang; le passage de ce liquide à travers les reins l'appauvrit en composés uriques.

**Combustion des matières azotées.** — Chez tous les animaux la quantité de principes azotés contenus dans l'urine est en rapport avec la richesse de l'alimentation en albuminoïdes. On en a conclu :

1° Que quand un animal absorbe plus d'albuminoïdes qu'il n'est nécessaire pour maintenir l'intégrité des organes, l'excédent est détruit (combustion de luxe) et ne sert pas généralement à construire de nouveaux tissus;

2° Que les composés uriques sont les formes d'oxydation, d'excrétion des albuminoïdes avec l'acide carbonique et l'eau qui se forment en même temps.

## *B. Glandes sudoripares.*

Nous avons vu que ce sont des glandes en *tubes* dont l'extrémité sécrétrice forme un peloton logé dans le tissu cellulaire sous-cutané (fig. 116) ; il est souvent entouré d'un petit amas de graisse. A l'union du canal excréteur avec la portion sécrétrice se trouve une dilatation en forme d'ampoule.

**Sueur.** — Le produit de leur sécrétion, appelé *sueur,* est formé surtout par de l'eau contenant en dissolution quelques sels du sang (chlorure de sodium, urée) et des acides gras (acides urique, propionique, formique, sudorique, etc.). Le rôle de la sueur n'est donc pas seulement de refroidir le corps par son évaporation quand la température menace de s'élever au-dessus du degré optimum, mais elle sert aussi un peu à débarrasser l'organisme des déchets. C'est une succursale du rein.

**Sécrétion.** — Les glandes sudoripares ont à l'ordinaire une sécrétion ralentie de telle sorte que le liquide n'apparaît pas à l'extérieur. Il se perd, bu par la couche cornée à la surface de laquelle il s'évapore d'une manière insensible.

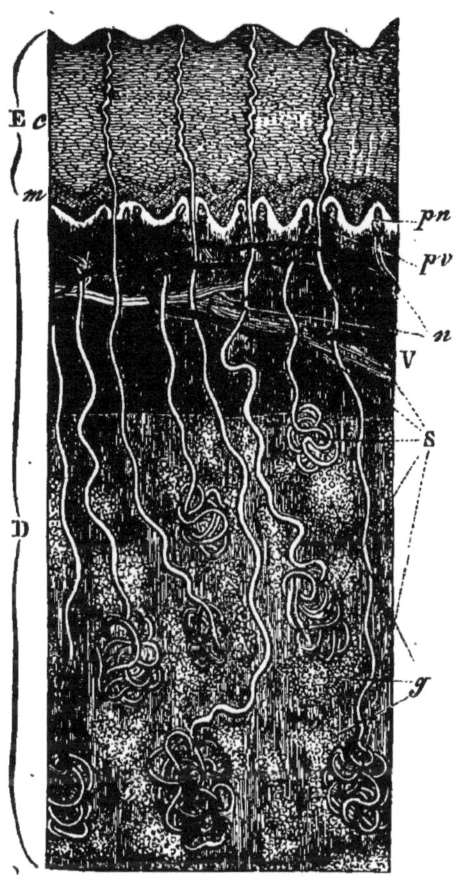


Fig. 116. — Coupe à travers la peau. — E, épiderme; *c*, couche cornée; *m*, couche muqueuse; D, derme; *pn*, corpuscule tactile dans une papille nerveuse; *pv*, anse vasculaire dans une papille; *n*, nerfs; V, vaisseau sanguin; S, glande sudoripare; *g*, graisse.

Mais quand la sécrétion est activée, la sueur arrive jusqu'à la surface de la peau, formant une gouttelette à l'orifice du canal excréteur.

## C. Foie.

Nous avons vu que la bile contient des principes d'excrétion : urée, cholestérine, pigments.

### III. — FONCTION D'EXCRÉTION DANS LA SÉRIE ANIMALE

#### A. *Organes urinaires.*

Les reins se retrouvent avec leur structure chez tous les animaux vertébrés. Seulement ils ont une forme plus allongée, remplissant les gouttières vertébrales.

### IV. — RÉSUMÉ DE LA SÉCRÉTION URINAIRE

L'urine, liquide excrémentitiel, est formée par une dissolution des sels du sang avec concentration de l'urée. Les matériaux utiles : glucose, albumine n'y passent pas d'ordinaire. Ce liquide est sécrété par les reins, glandes fixées des deux côtés de la colonne vertébrale. Il ne s'y produit qu'une espèce de filtration du liquide. Celui-ci s'écoule par les deux uretères symétriques dans la vessie où il s'accumule.

L'urée représente la forme d'élimination des albuminoïdes.

---

# CHAPITRE II

## FONCTIONS DE RELATION

Les fonctions de relation servent à nous mettre en rapport avec le monde extérieur.

Les appareils qui remplissent ces fonctions comprennent : le système nerveux avec les organes des sens et l'appareil de la phonation.

### A. *Système nerveux.*

#### I. GÉNÉRALITÉS

*Le système nerveux a pour fonctions de nous mettre en rapport avec le milieu extérieur et de régler le fonctionnement harmonique des organes.* C'est lui qui donne aux animaux supérieurs leur forte individualité en reliant intimement toutes leurs parties.

### A. Constitution du système nerveux.

**Organes nerveux.** — Le système nerveux comprend trois espèces d'organes : les *appareils terminaux*, les *filets nerveux* et les *centres*.

Comme exemple des premiers citons les terminaisons nerveuses de l'un des organes des sens : bâtonnets rétiniens de l'œil. Les filets nerveux sont des cordons blancs étendus à travers le corps, reliant les divers organes, souvent par l'intermédiaire d'appareils terminaux, à des masses grises ou blanches appelées les centres.

Ces organes nerveux sont reliés fonctionnellement de la manière suivante. La propriété caractéristique des terminaisons sensorielles est d'être facilement influencées par les divers agents qui nous entourent, ce qui produit des *impressions*. Elles communiquent alors un ébranlement aux filets nerveux qui en partent. Ceux-ci le transmettent aux centres correspondants. Irrités à leur tour, ces derniers communiquent d'ordinaire une stimulation appropriée à certains organes actifs : muscles et glandes, par l'intermédiaire des filets nerveux qui les desservent. Il en résulte que l'impression se termine par la réaction d'un organe actif.

Les nerfs sont donc simplement des conducteurs. Ceux qui se rendent aux organes actifs transmettent des stimulations motrices, de là leur nom de *nerfs moteurs* ou *centrifuges* parceque les ébranlements y cheminent en s'éloignant des centres. Au contraire eux qui réunissent les organes des sens aux centres sont appelés *nerfs sensitifs* ou *centripètes* parce que les ébranlements les parcourent de la périphérie vers les centres. A la périphérie, les nerfs centrifuges présentent dans les muscles une deuxième catégorie d'organes terminaux, ce sont les *organes moteurs* qui servent d'intermédiaires entre les nerfs et les muscles.

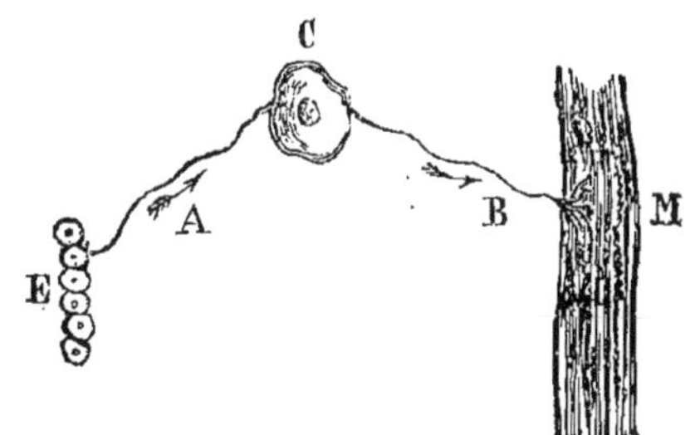


Fig. 117. — Schéma d'un réflexe nerveux : C, cellule nerveuse, centre ; E, éléments sensoriels ; A, nerf sensitif ; B, nerf moteur ; M, muscle.

**Actes réflexes.** — Dans cette conception simplifiée du système nerveux, l'on voit que les centres peuvent être considérés comme réfléchissant vers la périphérie les ébranlements sensitifs qui les atteignent. C'est pourquoi l'on appelle cet acte nerveux simple un *acte réflexe*. Les phénomènes qui semblent les plus compliqués dans le système nerveux sont: soit des réflexes simples, soit des combinaisons de réflexes.

Quelquefois des phénomènes de nature obscure se produisent avant la réflexion de l'influx vers la périphérie. L'ébranlement nerveux prend les qualités d'une *sensation* qui est perçue par notre sens intime. Puis par comparaison avec des ébranlements antérieurs, il se produit un choix dans la voie de retour à suivre. Il en résulte un *jugement* donnant naissance à la *volonté* et à l'ordre de mouvement. Ces phénomènes compliqués ont leur siège dans une région limitée des centres que l'on appelle les hémisphères cérébraux. C'est là que l'influx nerveux se transforme en *sensation*.

Cette conception du système nerveux se vérifie par l'expérience.

**Vérifications.** — 1° Si l'on sectionne le nerf du membre d'un animal, celui-ci pousse des cris et se débat au moment de l'opération. Le nerf est donc sensible. Cependant cette sensibilité ne lui appartient pas en propre ; elle lui est seulement communiquée par suite de sa continuité avec les centres car après la section l'on constate que le fragment périphérique du nerf est devenu insensible. Comme la peau a perdu sa sensibilité, l'on en conclut que c'était le nerf qui lui donnait cette qualité. Les muscles de la région périphérique correspondante sont également frappés de paralysie, le fragment de nerf qui leur est encore attenant ne suffit donc pas seul pour produire les stimulations.

Au contraire, au-dessus du point de section, rien n'est changé.

Les deux ordres de phénomènes, sensitifs et moteurs, appartiennent à des filets différents, généralement mélangés en un seul faisceau, mais chaque filet a sa fonction spéciale. Il est sensitif ou moteur; ce qui le montre c'est que souvent par suite de lésions nerveuses un membre peut être frappé de paralysie tout en restant sensible, ou inversement. En remontant le long du nerf, l'on peut saisir la séparation des deux ordres de fibres en nerfs spéciaux. Enfin il y a des nerfs qui ne contiennent que des fibres sensitives (nerf optique), tandis que d'autres sont uniquement moteurs; on peut les couper sans que l'animal s'en aperçoive (nerf moteur oculaire commun, etc).

2° Si l'on sectionne avec précaution le système nerveux de telle manière que le nerf sensitif soit encore rejoint au nerf moteur par un *fragment de centre*, on constate que l'impression est suivie de réaction, c'est donc par le centre que se produit la transmission de l'ébranlement du nerf sensitif sur le nerf moteur.

**Comparaisons.** — On peut donc comparer le système nerveux au réseau téléphonique d'une grande ville. Les organes terminaux seraient représentés par les appareils d'appel et les récepteurs, les cordons nerveux correspondraient aux câbles transmetteurs et les centres seraient figurés par le bureau central chargé d'établir les communications convenables entre les différents cordons. Cette comparaison nous rend compte de l'importance du rôle des centres, étant donné le nombre si considérable de filets qui s'y rendent.

## B. Disposition des centres nerveux chez l'homme.

Les centres nerveux sont formés principalement de deux parties : la moëlle épinière et l'encéphale.

*a.* **Moelle épinière**. — La moelle épinière est logée dans le *canal spinal* formé par la superposition des trous vertébraux. Elle n'occupe que $\frac{1}{5}$ environ du calibre du canal (fig. 118). Le reste de l'espace loge divers organes.

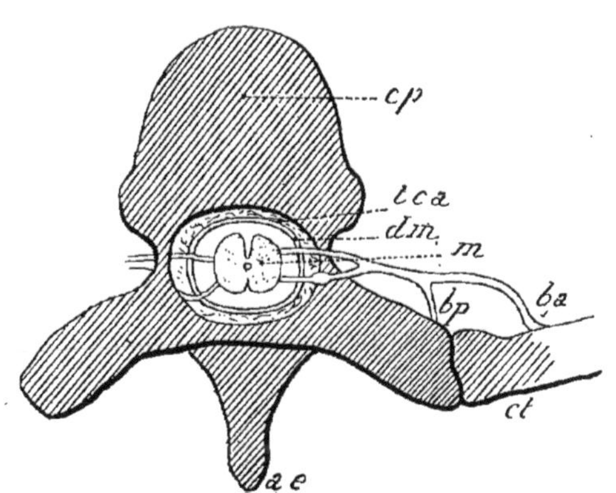

Fig. 118. — Coupe à travers une vertèbre dorsale : *cp*, corps de la vertèbre ; *tca*, tissu cellulo-adipeux ; *dm*, duremère ; *m*, moëlle ; *ba*, branche antérieure du nerf ; *bp*, branche postérieure du nerf ; *ct*, côte ; *ae*, apophyse épineuse.

A la périphérie, unissant les vertèbres consécutives, l'on trouve des *ligaments* très résistants qui empêchent leur chevauchement.

A la surface de la moëlle, directement appliquées, se trouvent trois membranes superposées, les *méninges spinales*. Du *tissu cellulo-graisseux* comble l'espace qui subsiste entre les méninges et les ligaments, il amortit les chocs.

*Topographie de la moelle.* — La moelle se présente sous la forme d'un cordon blanc, un peu aplati d'avant en arrière, divisé en deux moitiés symétriques par deux sillons longitudinaux médians. Sur les côtés, mais très peu marqués, se trouvent les *sillons collatéraux antérieur* et *postérieur* qui divisent chaque moitié de la moelle en trois cordons qui, d'après leur position, ont reçu les noms de *cordons antérieur*, *latéral* et *postérieur*.

**Méninges spinales.** — La membrane externe, la plus résistante des trois, porte le nom de *dure-mère*. Elle recouvre l'*arachnoïde* beaucoup plus mince, au-dessous de laquelle se trouve la *pie-mère* intimement adhérente à la moëlle à laquelle elle donne sa consistance, car elle est assez épaisse et résistante. Riche en vaisseaux, elle est nourricière pour le tissu nerveux.

II. **Encéphale**. — L'encéphale semble être une portion renflée de la moelle. Il est logé dans le crâne, dilatation du canal spinal, qu'il remplit presqu'entièrement. Il n'y a d'interposé que les méninges cérébrales qui prolongent les méninges spinales ainsi que des couches liquides.

*Topographie de l'encéphale.* — A la base du crâne les cordons de la moelle sont entrecroisés, renflés, constituant le *bulbe rachidien* ; plus haut ils sont écartés, gonflés sur leur face postérieure, donnant l'apparence de corps nouveaux, qui sont de bas en haut :

1° Le *cervelet*. Cet organe est relié de chaque côté aux cordons de la moelle par deux pédoncules : l'un *supérieur*, l'autre *inférieur*.

Sur la ligne médiane, un espace appelé *quatrième ventricule* le sépare des cordons antérieurs et latéraux de la moelle qui *semblent* continuer tout droit leur marche en avant. Les deux extrémités latérales du cervelet, sont réunies en avant par les *pédoncules moyens* qui passent en sautoir au devant de toute la moelle, formant le *pont de Varole* ou *protubérance annulaire*.

2° Quatre renflements, groupés en deux paires, d'où leur nom de *tubercules quadrijumeaux* (fig. 119 et 120). Il reste entre eux et la région antérieure un petit espace libre appelé *aqueduc de Sylvius* qui fait suite au quatrième ventricule.

3° Les *couches optiques*, qui ne sont pas absolument accolées sur la ligne médiane (fig. 121) ; il reste entre elles une fente constituant le *troisième ventricule*. Celui-ci communique en arrière et en bas avec l'aqueduc de Sylvius.

4° En avant des couches optiques se trouve une nouvelle paire de corps qui les bordent, ce sont les *corps striés*.

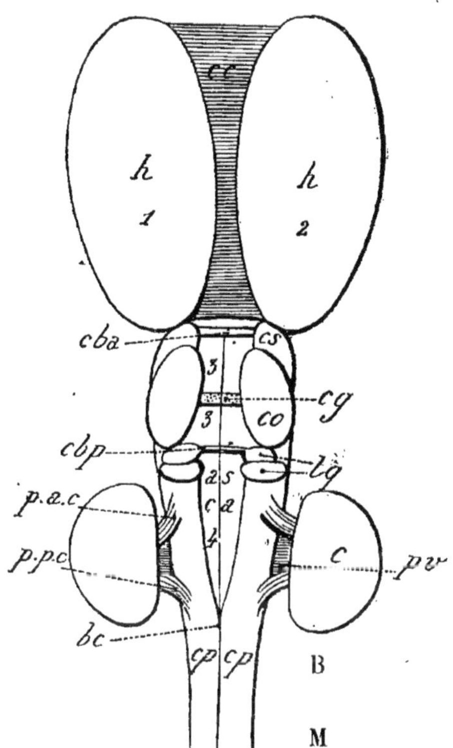


Fig. 119. — Constitution de l'encéphale (vue par en haut les hémisphères étant rabattus en avant): M, moelle; B, bulbe; *cp*, cordons postérieurs; *ca*, cordons antérieurs découverts par l'écartement des cordons postérieurs; *bc*, bec du calamus; *c*, cervelet; *p. a. c.*, pédoncules antérieurs du cervelet; *pv*, pont de varole ou pédoncule moyen; *p. p. c*, pédoncules postérieurs du cervelet; *tq*, tubercules quadrijumeaux; *cbp*, commissure blanche postérieure; *co*, couches optiques; *cg*, commissure grise; *cs*, corps striés; *cba*, commissure blanche antérieure; *h*, hémisphères; *as*, aqueduc de Sylvius; *cc*, corps calleux; 1, 2, 3, 4, ventricules du même nom.

5° Enfin viennent les *hémisphères cérébraux* qui sont très développés. Ces deux organes symétriques sont réunis par le *corps calleux*, large pont de substance blanche qui règne sur presque toute leur longueur.

Au dessus du pont de Varole les cordons blancs portent le nom de *pédoncules cérébraux*.

Pour avoir la figure exacte, il faut faire subir trois modifications au dessin que nous avons représenté (fig. 119) :

1° Infléchir en avant la moëlle au niveau des tubercules quadrijumaux, ce qui constitue la *flexion crânienne* (fig. 120).

2° Rabattre les hémisphères cérébraux en arrière par dessus tous les autres corps, débordant même le cervelet;

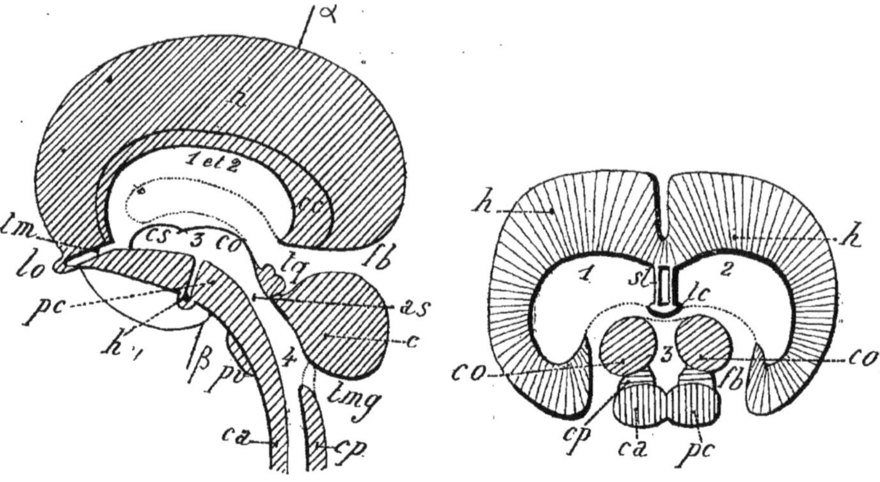


FIG. 120. — Coupe médiane antéro-postérieure de l'encéphale.

FIG. 121. — Coupe transversale de l'encéphale suivant α et β.

*h*, hémisphères ; *cs*, corps striés ; *co*, couches optiques ; *tq*, tubercules quadrijumeaux ; *c*, cervelet ; *ca*, cordons antérieurs ; *cp*, cordons postérieurs ; *hy*, hypophyse ; *sl*, septum lucidum ; *tc*, trigone cérébral ; *cc*, corps calleux ; 1, 2, 3, 4, ventricules du même nom ; *as*, aqueduc de Sylvius ; *tm*, trous de Monro ; *tmg*, trou de Magendie ; *fb*, fente cérébrale de Bichat ; *pv*, pont de Varole ; les traits pointillés indiquent les parties qui s'atrophient ; *cp*, pédoncules cérébraux.

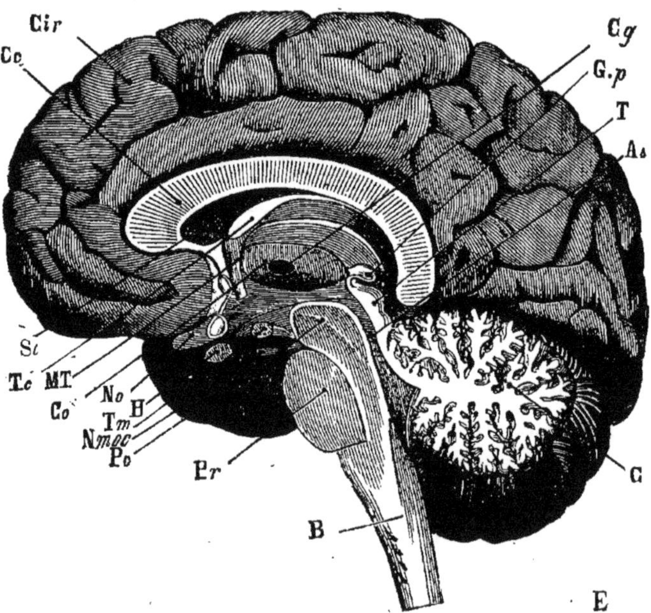


FIG. 122. — Section verticale et médiane de l'encéphale : *Cir*, circonvolutions des hémisphères ; Cc, corps calleux ; T*c*, trigone ou voûte à trois piliers ; S*l*, cloison transparente ou septumlucidum ; C*o*, couches optiques et corps striés ; C*g*, commissure grise ; G*p*, glande pinéale ; T, tubercules quadrijumeaux ; P*c*, pédondules cérébraux ; *Pr*, Protubérance annulaire ; B, bulbe rachidien ; T*m*, tubercules mamillaires ; C, cervelet montrant l'arbre de vie ; N*o*, nerf optique ; MT, trous de Monro ; H, hypophyse ou corps pituitaire ; N*moc*, nerf moteur oculaire commun ; A*s*, aqueduc de Sylvius.

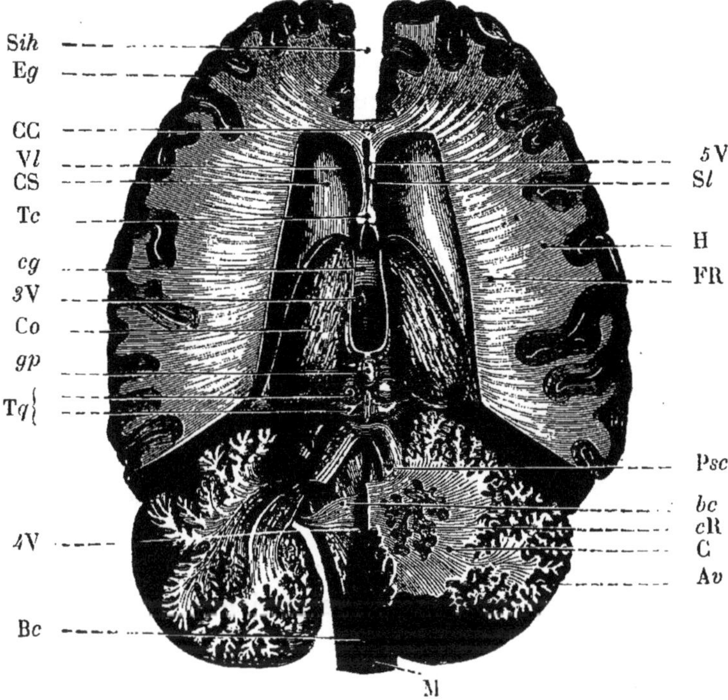


Fig. 123. — Coupe horizontale faite à travers l'encéphale enlevant le corps calleux : Sih, scissure interhémisphérique ; Eg, écorce grise ; Vl, ventricule latéral ; CS, corps strié ; Tc, piliers antérieurs du trigone ; cg, commissure grise ; Co, couche optique ; gp, glande pinéale ; Tq, tubercules quadrijumeaux ; Bc, bec du calamus ; 5V, 5e ventricule ; Sl. septum lucidum ; H, hémisphère ; 3V, 3e ventricule ; FR, fibres rayonnantes issues du corps calleux ; CC, extrémité antérieure du corps calleux ; Psc, pédoncules supérieurs du cervelet ; Bc, bec du calamus bc, barbes du calamus : cR, corps rhomboïdal ; C, cervelet ; Av, arbre de vie ; 4V, 4e ventricule ; M, moëlle.

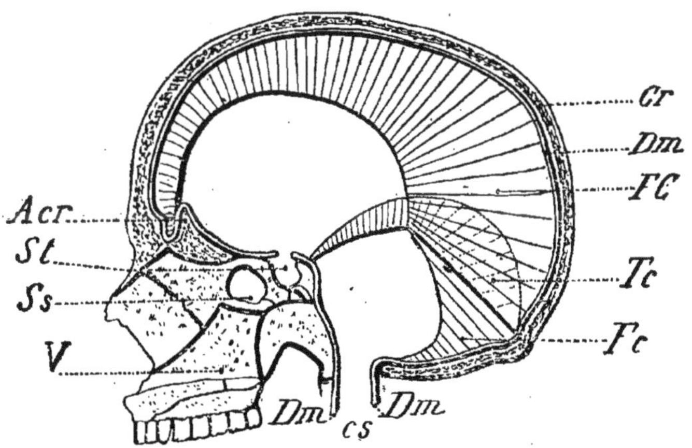


Fig. 124. — Dure-mère cérébrale et ses prolongements : *Cr*, crâne ; *Dm*, dure-mère ; *FC*, Faux du cerveau ; *Tc*, tente du cervelet ; *Fc*, faux du cervelet ; *cs*, canal spinal ; *Acr*, apophyse crista-galli ; *St*, selle turcique ; *Ss*, sinus sphénoïdal ; *V*, vomer.

3° Rapprocher tous ces corps les uns des autres.

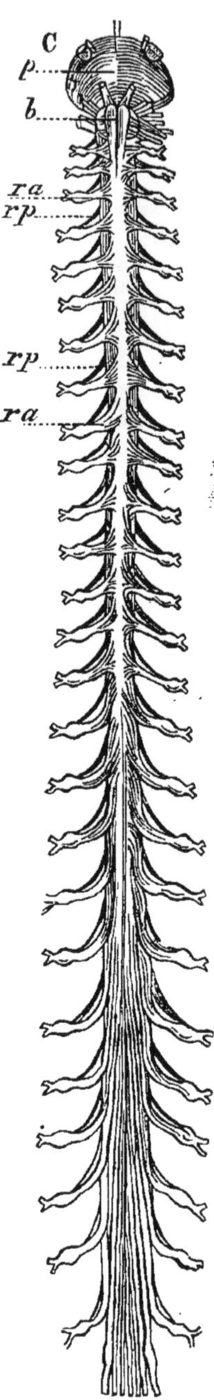


Fig. 125. — Face antérieure de la moëlle : *p*, protubérance ; *b*, bulbe rachidien ; *ra*, racine antérieure ; *rp*, racine postérieure.

Par suite de leur mouvement, les hémisphères emprisonnent au-dessous d'eux un espace limité inférieurement par les corps qui forment la base du cerveau. Cette cavité est divisée en deux compartiments, situés chacun sous l'un des hémisphères ; on les a appelés *premier et deuxième ventricules* ou *ventricules latéraux* ; ils communiquent, entre eux, par l'intermédiaire du troisième ventricule (fig. 121).

**Méninges cérébrales.** — Les méninges spinales se continuent à la surface du cerveau.

La *pie-mère* cérébrale est très-mince, vasculaire, nourricière pour le tissu nerveux, à la surface duquel elle est exactement appliquée, pénétrant dans toutes les anfractuosités.

La dure-mère, réunie en un grand nombre de points aux os du crâne, donne divers prolongements de manière à mieux soutenir les corps nerveux. L'un d'entre eux verticalement tendu d'avant en arrière empêche les deux hémisphères de s'entrechoquer pendant les mouvements de latéralité de la tête. Il a la forme d'un croissant de lune et porte le nom de *faux du cerveau* (fig. 124). La dure-mère envoie encore un deuxième repli dans la fente de Bichat, à sa partie postérieure, on le nomme la *tente du cervelet.* En arrière, la dure-mère donne encore sur la ligne médiane, entre les deux hémisphères cérébelleux, un petit repli appelé la *faux du cervelet.* L'arachnoïde revêt non seulement la face interne de la dure-mère, proprement dite, mais encore tous ses prolongements.

## C. Disposition générale des nerfs chez l'homme.

*a.* **Nerfs rachidiens.** — La moelle donne naissance sur toute sa longueur à des *nerfs rachidiens symétriques* (fig. 125). Régulièrement disposés, une paire par chaque espace intervertébral, ces nerfs s'échappent du canal spinal par les *trous de conjugaison* ménagés à l'union des vertèbres consécutives (fig. 126). Chacun d'entre eux naît par deux racines insérées dans les sillons collatéraux antérieur et postérieur. La *racine postérieure* contient uniquement des *fibres sensitives*, tandis que la racine antérieure est *motrice*. C'est donc en ce point que se fait la séparation annoncée des deux espèces de filets; plus loin, les nerfs rachidiens sont *mixtes*, mais à la périphérie les filets moteurs se séparent de nouveau des filets sensitifs.

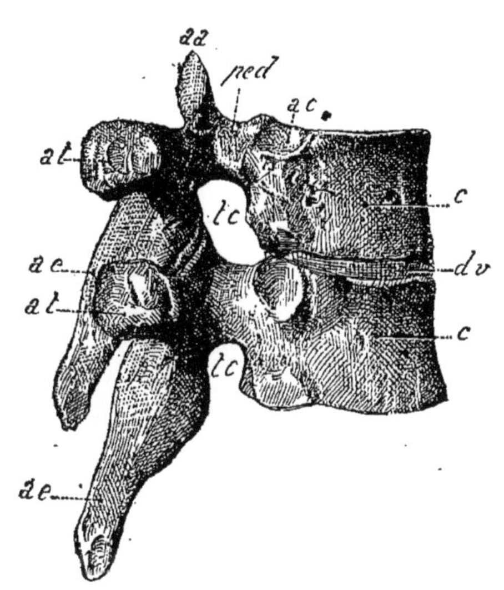

Fig. 126. — Face latérale de 2 vertèbres dorsales: *c*, corps; *at*, apophyse transverse; *ae*, apophyse épineuse; *aa*, apophyse articulaire; *ped*, pédicule; *ac*, surface articulaire vertébro-costale; *tc*, trou de conjugaison; *dv*, disque intervertébral.

*b.* **Nerfs crâniens.** — Douze paires de nerfs partent de l'encéphale. Ils s'échappent tous en avant et en bas, sortant du crâne par les nombreux trous que l'on trouve sur la base de cette boîte osseuse. On les désigne souvent par le numéro d'ordre de leur paire en allant d'avant en arrière (fig. 230) ou par les noms suivants:

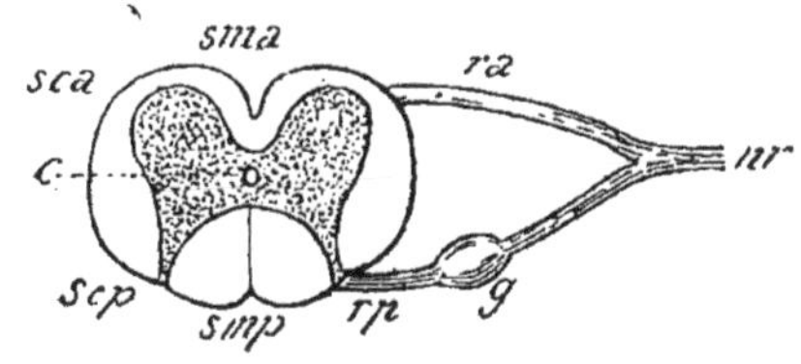

Fig. 127. — Coupe transversale de la moelle débarrassée de ses enveloppes: *sma*, sillon médian antérieur; *smp*, sillon médian postérieur; *sca*, sillon collatéral antérieur; *scp*, sillon collatéral postérieur; *c*, canal de l'épendyme; *nr*, nerf rachidien; *ra*, racine antérieure; *rp*, racine postérieure; *g*, ganglion.

1° *Olfactif*; 2° *Optique*; 3° *Moteur oculaire commun*; 4° *Pathétique*; 5° *Trijumeau*; 6° *Moteur oculaire externe*; 7° *Facial*; 8° *Acoustique*; 9° *Glosso-pharyngien*; 10° *Pneumogastrique*; 11° *Spinal*; 12° *Grand hypoglosse*.

## *D. Histologie du système nerveux.*

### I. — *Éléments du tissu nerveux.*

Le tissu nerveux comprend deux espèces d'éléments : les *fibres* et les *cellules nerveuses*.

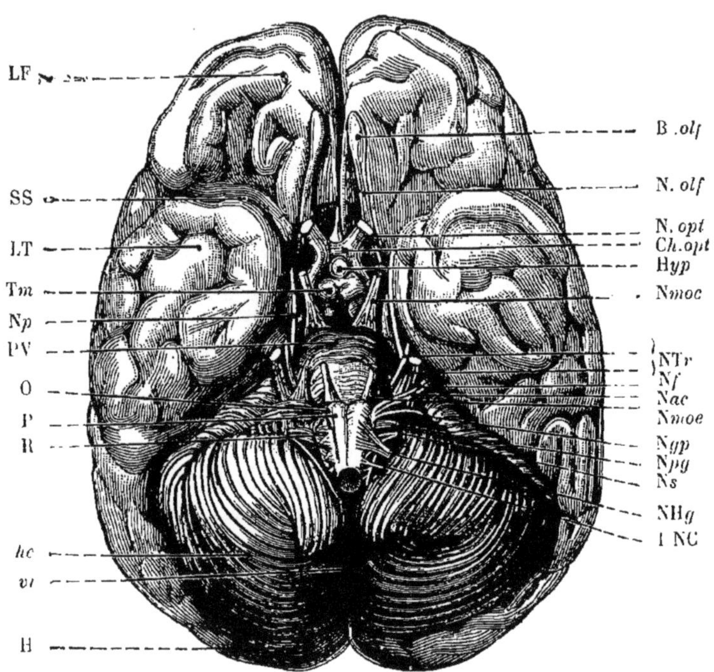


Fig. 128. — Face inférieure de l'encéphale : LF, lobe frontal ; B. *olf*, bulbe olfactif ; N. *olf*, nerf olfactif ; N. *opt*, nerf optique ; *Ch. opt*, chiasma des nerfs optiques ; *Hyp*, hypophyse ; SS, scissure de Sylvius ; LT, lobe temporal ; T*m*, tubercules mamillaires ; N*moc*, nerf moteur oculaire commun ; N*p*, nerf pathétique ; PV, pont de Varole ; NT*r*, nerf trijumeau ; N*f*, nerf facial ; N*ac*, nerf acoustique ; N*moe*, nerf moteur oculaire externe ; N*gp*, nerf glosso-pharyngien ; N*pg*, nerf pneumo-gastrique ; N*s*, nerf spinal ; NH*g*, nerf grand hypoglosse ; 1 NC, 1er nerf cervical ; R, racines des nerfs glosso-pharyngien, pneumo-gastrique et spinal ; O, olive ; P, pyramide antérieure ; H, hémisphère cérébral ; *hc*, hémisphère du cervelet ; *vi*, vermis inférieur.

*a.* **Fibres nerveuses.** — Les fibres se trouvent spécialement dans les nerfs, cordons blancs, qui en contiennent un grand nombre, réunies par du tissu conjonctif. Au premier aspect, chacune des petites fibres semble se composer de trois couches superposées (fig. 130).

1° Au centre, un *cylindre-axe*, transparent comme une tige de cristal, dans lequel on peut distinguer une décomposition en petites fibrilles parallèles ;

2° Il est entouré par un manchon d'une substance blanche éclatante, constituée par une graisse particulière appelée la *myéline* ;

3° Plus superficiellement se trouve une membrane mince, élastique, la *gaîne de Schwann.*

Nous avons vu que l'on devait considérer tous les corps vivants comme des assemblages de cellules. Les fibres nerveuses, malgré leur apparence particulière n'échappent pas à cette loi. De place en place, elles présentent des étranglements annulaires qui décomposent la fibre

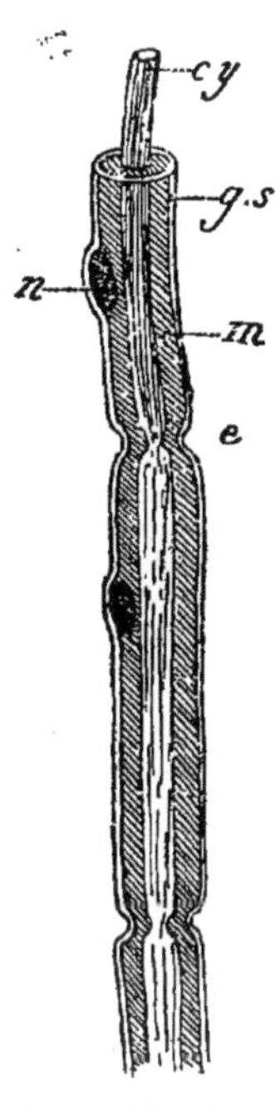


Fig. 130. — Constitution des fibres nerveuses : *cy*, cylindre axe ; *m*, myéline ; *gs*, gaîne de Schwann ; *e*, étranglement ; *n*, noyau du segment interannulaire avec amas protoplasmique.

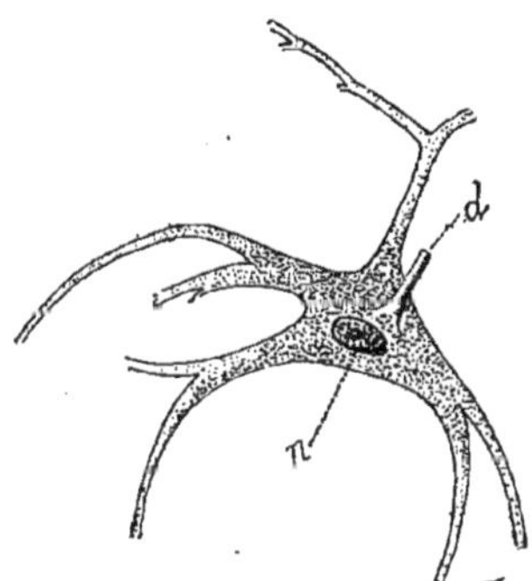


Fig. 129. — Cellule nerveuse des cornes antérieures de la moelle épinière de l'homme : *n*, noyau ; *d*, prolongement de Deiters.

en segments. Chacun d'entre eux contient un noyau revêtu d'une mince couche protoplasmique situé à la face interne de la gaîne de Schwann.

*b.* **Cellules nerveuses.** — Les cellules nerveuses sont remarquables parce qu'elles n'ont pas de membrane, leur noyau est gros ; leur protoplasma granuleux de couleur grise présente des prolongements en nombre variable, qui s'unissent à ceux des cellules voisines, sauf l'un d'entre eux caractérisé parce qu'il ne se ramifie pas et semble partir du noyau. Il est formé par un grand nombre de fibrilles parallèles qui se continuent avec celles du cylindre-axe des fibres nerveuses voisines. Celui-ci serait donc formé par un prolongement, longuement étiré des cellules nerveuses auxquelles se rend le nerf, tandis que les autres éléments de la fibre proviendraient de la modification d'un cordon cellulaire lui formant revêtement.

*c.* **Assemblage des éléments nerveux.** — Les éléments de même espèce sont groupés en îlots.

Les fibres forment la *substance blanche* colorée par la myéline.

Les cellules constituent la *substance grise* qui doit sa couleur aux granules de pigment qu'elles contiennent.

Les cellules constituent les éléments des centres ; aussi ne les trouve-t-on que dans les ganglions, la moelle et l'encéphale.

Les nerfs, au contraire, ne renferment que de la substance blanche. On trouve encore de cette substance dans les centres ; elle est constituée par les fibres qui vont aux cellules centrales.

Dans la moelle, nous distinguerons un axe gris et une écorce blanche ; dans les hémisphères cérébraux et cérébelleux, au contraire, nous trouverons une écorce grise et un centre blanc.

## II. — *Propriétés des éléments nerveux.*

Les éléments nerveux sont caractérisés par la facilité avec laquelle on peut y faire naître un mouvement moléculaire qui se transmet ensuite jusqu'au bout de l'élément. Il en résulte leurs deux propriétés caractéristiques : l'*excitabilité* et la *conductibilité*.

La conductibilité, c'est-à-dire la propagation des ébranlements, est représentée, pour les cellules, par le pouvoir *excito-réflexe*. Elles sont, en effet, capables de transmettre aux filets moteurs qui en émanent un influx après qu'un ébranlement sensitif leur est arrivé ; ce phénomène constitue l'*irritabilité*.

**Propriétés des fibres.** — *α Excitabilité.* — Quel que soit le nerf sur lequel on opère, on *peut l'impressionner dans toute son étendue par les mêmes agents.* En pinçant le nerf qui se rend aux muscles d'un membre, celui-ci s'agitera ; en opérant de même sur le nerf optique, le sujet croira voir un éclair passer devant ses yeux. Si l'on comprime un nerf de la peau, l'on provoquera de la douleur. Ex. : Nerf cubital au niveau du coude.

*β Conductibilité.* — A l'état normal, par suite de dispositions anatomiques, les fibres ne sont excitées que par l'activité des éléments qui les terminent, elles n'ont que le rôle de *conduction*. En effet, par la section d'un nerf on peut paralyser à distance l'organe auquel il se rend ou bien l'anesthésier si c'est un organe sensitif.

*Particularités de la conduction des fibres.* — On peut les résumer dans les propositions suivantes :

1° *Quelque soit le procédé (normal ou artificiel) employé pour exciter un filet nerveux, la réaction qui en résulte dépend uniquement et absolument, dans les conditions ordinaires, de la nature de l'appareil auquel il se rend.*

2° *Il y a indépendance des fibrilles du nerf.*

En effet, il suffit de dissocier un faisceau et d'exciter une portion des fibres pour obtenir des effets partiels.

3° Quand un nerf sensitif est ébranlé en un point quelconque de son parcours, *l'impression est toujours rapportée à la périphérie* d'où *elle vient habituellement* (illusions des amputés qui croient encore souffrir de leur membre absent).

4° *Vitesse de l'influx.* — La vitesse de l'influx nerveux, quoique considérable, peut être mesurée.

Chez les animaux à sang chaud, il parcourt 35 m. par seconde ; chez la grenouille, 25 m. seulement.

On a assimilé l'influx nerveux à un *mouvement physique vibratoire* qui se transmettrait par le cylindre-axe.

Il semble plus probable que l'influx nerveux consiste dans la propagation d'une *réaction chimique* le long de la substance nerveuse. On pourrait comparer les phénomènes qui se passent dans un nerf excité à ceux qui se produisent dans la combustion d'une trainée de poudre L'inflammation d'une tranche devient cause d'excitation pour la tranche voisine.

## II. — ÉTUDE PARTICULIÈRE DES DIFFÉRENTS ORGANES NERVEUX DE L'HOMME

### A. Nerfs.

**Structure des nerfs.** — Les cordons nerveux sont constitués par des fibres unies au moyen de tissu conjonctif.

**Physiologie des nerfs.** — Les nerfs, comme nous l'avons vu, sont uniquement des conducteurs. Sauf les nerfs crâniens de sensibilité spéciale (nerfs optiques, acoustiques, olfactifs), et quelques nerfs moteurs de la même région; ils sont tous mixtes, c'est-à-dire qu'ils renferment à la fois des filets sensitifs et des filets moteurs jusqu'à la séparation des deux racines. Les ébranlements sensitifs remontent par la racine postérieure, tandis que les influx moteurs courent par la racine antérieure.

Deux méthodes permettent d'étudier les fonctions des nerfs: la *section* et l'*excitation*.

Si l'on sectionne d'un côté du corps la racine postérieure des nerfs rachidiens successifs, à chaque section l'animal pousse des cris et se débat, puis la région que desservait le nerf est frappée d'anesthésie. Les mouvements y sont maintenus tant que l'on n'a pas coupé les racines antérieures correspondantes. La section de ces dernières n'impressionne pas l'animal, bien que les muscles desservis par elles se contractent au moment de la section. Ce dernier phénomène est dû à l'excitation causée par l'instrument.

Si l'on excite le bout périphérique d'une racine postérieure, l'on n'obtient pas de réaction; mais si l'on agit sur le bout central, l'animal pousse des cris de douleur et se débat, contractant les muscles dont les nerfs ont été respectés. Si l'on irrite le bout périphérique d'une racine antérieure, les muscles correspondants se contractent sans que l'animal témoigne de douleur, tandis que si l'on excite avec précaution le bout central de la même racine l'on n'obtient pas de réaction.

## *B. Moelle épinière.*

**Structure.** — Pendant longtemps, on a cru que la moelle épinière était simplement un nerf plus gros que les autres, parce qu'elle semble provenir de la réunion des troncs nerveux du corps; elle les aurait reliés au cerveau. Cette conception est inexacte. La moelle a des propriétés bien plus importantes que celles d'un conducteur. Elle est encore le *centre excito-réflexe* des principaux *mouvements involontaires*.

Cette deuxième propriété capitale lui est donnée par la substance grise qu'elle contient, formant une colonne dont la section a grossièrement la forme d'un H (fig. 127 et 131). Celle-ci se trouve revêtue par de la substance blanche. Les branches de cette colonne de substance grise, appelées les *cornes*, concourent à délimiter intérieurement les *cordons antérieurs, latéraux* et *postérieurs* que nous avons distingués à la surface de la substance blanche de chaque moitié de la moelle par l'examen des sillons longitudinaux.

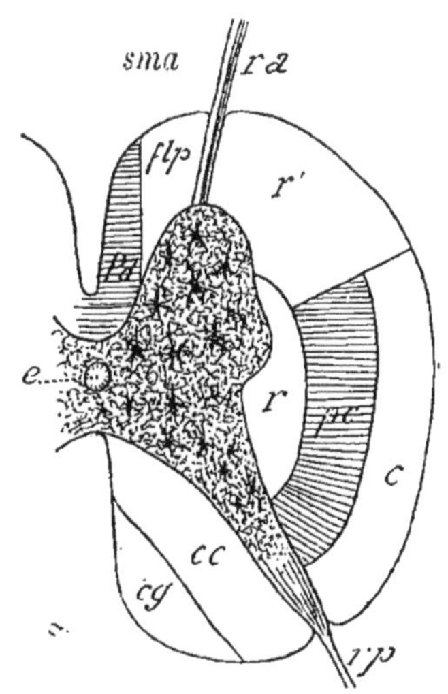


Fig. 131. — Topographie des cordons de la moelle ; *sma*, sillon médian antérieur ; *pd*, cordon pyramidal direct ; *flp*, faisceau longitudinal postérieur ; *r* et *r'*, fibres radiculaires ; *pc*, cordon pyramidal croisé ; *c*, faisceau du cervelet ; *cc*, cordons cunéiformes ; *cg*, cordon de Goll ; *e*, canal de l'épendyme ; *ra*, racine antérieure ; *rp*, racine postérieure.

*a*. **Substance blanche.** — La substance blanche est formée par des filets nerveux sans gaîne de Schwann, dont la direction est irrégulièrement longitudinale, reliant des horizons différents de l'axe gris. En avant, dans la commissure blanche, il y a des filets obliques qui mettent en rapport les deux moitiés de la moelle. Il y a encore des filets horizontaux au niveau des racines antérieures et postérieures des nerfs rachidiens qui en sont formées.

Les directions des fibres se déterminent en gros par l'observation au microscope.

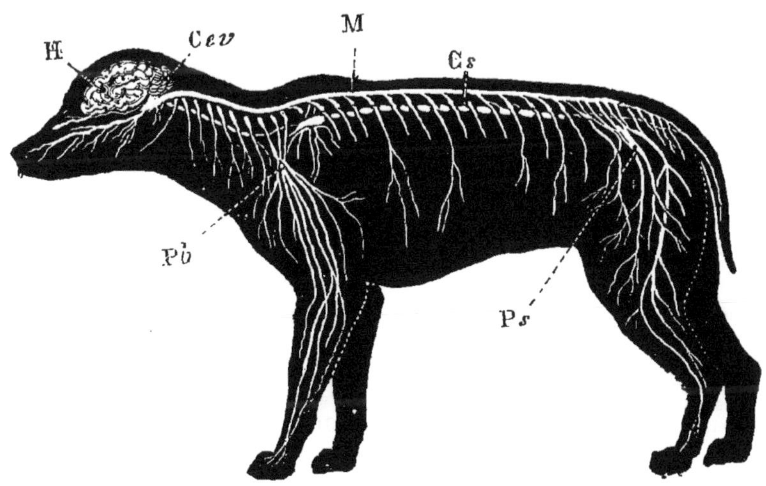


Fig. 132. — Système nerveux d'un chien : H, hémisphère ; *Cev*, cervelet ; M, moelle épinière *Pb*, plexus brachial ; P*s*, plexus sacré ; C*s*, cordon sympathique.

Les *cordons antéro-latéraux* sont *moteurs* tandis que les *cordons postérieurs* sont *sensitifs*.

Cette spécialisation des conducteurs nous explique qu'à

la suite d'apoplexies ou de lésions de la moelle, il puisse y avoir perte de la motilité sans altération de la sensibilité et réciproquement.

On établit le rôle moteur des cordons antérieurs par les *expériences* suivantes :

1° Leur section unilatérale enlève à l'animal sur lequel on l'a pratiquée, la motilité volontaire de ce côté au-dessous de la section.

2° L'irritation des cordons antéro-latéraux produit des mouvements de certains muscles situés plus bas, sans que l'animal témoigne de douleur lorsque l'excitation est bien localisée.

La conduction de la sensibilité par les cordons postérieurs est établie à l'aide des faits suivants :

1° Leur excitation provoque des cris douloureux et l'animal se débat ;

2° Leur section est suivie d'un *affaiblissement* de la sensibilité de la région située au-dessous, du côté opposé. Il n'y a pas anesthésie complète.

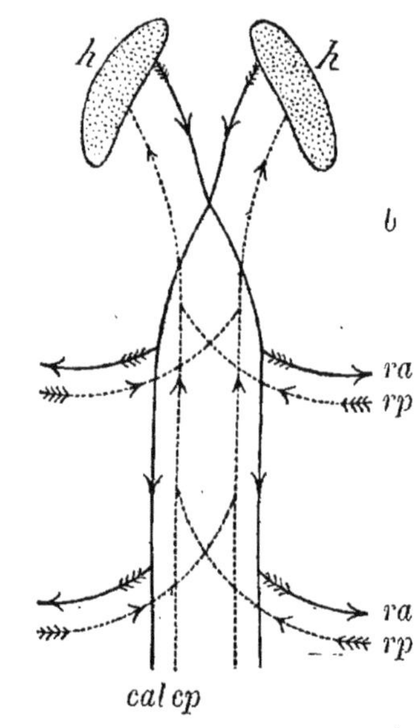


Fig. 133. — Trajet des voies d'innervation conscientes : les lignes pleines indiquent les voies centrifuges ; les lignes pointillées des voies centripètes ; *h*, hémisphères cérébraux ; *b*, bulbe ; *cal*, cordons antéro-latéraux ; *cp*, cordons postérieurs ; *ra*, racine antérieure d'un nerf rachidien ; *rp*, racine postérieure.

**Entrecroisement des cordons de la moelle.** — Les opérations répétées sur toute la longueur de la moelle montrent que les fibres blanches des cordons antéro-latéraux, qui sont d'un côté du plan médian du corps, y restent. Mais au niveau du bulbe il y a entrecroisement des faisceaux de gauche à droite et réciproquement (fig. 133).

Les cordons postérieurs descendent d'abord tout droit ; ils changent cependant de côté dans la commissure postérieure, au moment où leurs fibres se rendent dans les racines postérieures des nerfs rachidiens (fig. 133).

*b.* **Axe gris.** — L'axe gris est formé par du tissu conjonctif riche en vaisseaux sanguins, formant un squelette qui supporte des cellules nerveuses anastomosées en tous sens (fig. 131), et des filets nerveux qui semblent pour la plupart se terminer dans ces cellules.

1° **Pouvoir conducteur.** — L'axe gris conduit en partie les influx sensitifs au cerveau; il constitue une deuxième voie qui s'ouvre devant eux pour monter aux centres cérébraux. Les ébranlements y cheminent d'une manière irrégulière ; ils n'ont pas de route particulièrement frayée, car des séries d'hémisections faites en tous sens à des niveaux différents n'empêchent pas l'influx de monter. La conduction se fait au hasard de *cellule à cellule* par les anastomoses.

2° **Pouvoir excito-réflexe.** — L'axe gris possède encore le pouvoir *excito-réflexe.* Il produit des réactions sur certains filets moteurs, lorsque l'on impressionne les filets sensitifs correspondants.

Les mouvements ainsi obtenus, quoique indépendants de la volonté, sont parfaitement coordonnés en vue du but à atteindre, ce qui a beaucoup étonné et avait fait admettre l'existence d'une *conscience obscure de la moelle.* Les lois de l'*association des centres réflexes* suffisent à expliquer ces faits.

La moelle d'une grenouille étant sectionnée au-dessous du train antérieur, l'animal ne peut plus remuer spontanément, volontairement, les membres postérieurs ; on en conclut que la volonté a son siège dans la partie supérieure de l'axe nerveux, et que la transmission des commandements volontaires ne se fait plus. Par exemple, la grenouille se traînera sur le sol en se servant uniquement du train antérieur, tandis que les pattes postérieures pendront inertes.

Si l'on vient à pincer une patte postérieure, celle-ci se retire, et cependant l'animal n'a rien ressenti puisqu'il ne crie pas et ne bouge pas les pattes de devant. La moelle est donc un centre pour les réflexes.

**Mécanisme des réflexes.** — On doit admettre que ces coordinations proviennent de ce que, par les prolongements anastomosés des cellules, l'influx nerveux, au lieu d'aller au hasard, chemine plus facilement dans certaines directions, ressortant par des filets moteurs parfaitement déterminés à la suite d'une impression donnée. La coordination consisterait simplement dans la création de lignes de moindre résistance au sein des anastomoses nerveuses.

Ces coordinations peuvent être innées ; elles constituent alors l'*instinct*. D'autres, au contraire, proviennent de la répétition : ce sont les coordinations acquises par l'*habitude*. On tend de plus en plus à réduire le nombre des coordinations innées. Beaucoup de mouvements qualifiés d'instinctifs sont *acquis* par l'imitation ou à la suite d'expériences personnelles. L'acte de téter est l'un de ceux qui sont vraiment instinctifs. L'utilité de ces coordinations involontaires est grande. Il en résulte une plus *grande rapidité* des mouvements, qui provient sans doute de ce que l'influx sensitif, au lieu d'avoir à monter jusqu'au cerveau pour redescendre ensuite, repart immédiatement par les filets moteurs convenables (fig. 134).

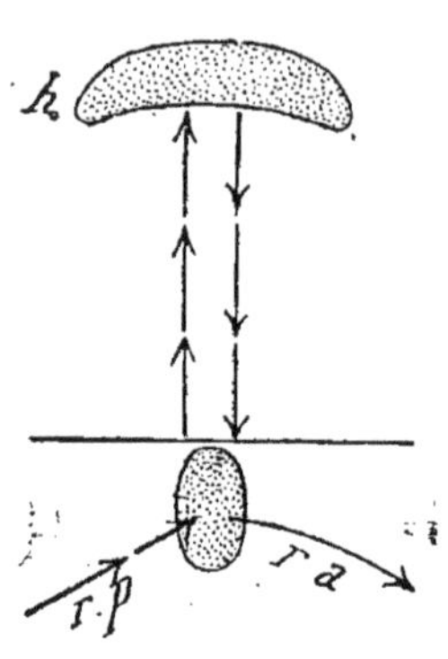


Fig. 134. — Formation des réflexes médullaires : *h*, hémisphères ; *ra*, racine antérieure ; *rp*, racine postérieure. Le parcours au-dessus du trait horizontal est supprimé.

En outre, il en découle une *exécution plus précise* des actes : elle devient mécanique, fatale. Des phénomènes accessoires ou étrangers ne peuvent pas intervenir, troublant les réactions. Ainsi l'on court sans hésitation et sans faire de faux-pas sur une poutrelle déposée à terre, tandis que l'on est parfaitement incapable, à moins d'une éducation particulière, de répéter le même exercice lorsqu'elle se trouve soutenue à quelques mètres au-dessus du sol. C'est qu'alors, au lieu de marcher automatiquement, nous croyons préférable de nous laisser guider par l'activité consciente, et celle-ci, distraite par la pensée du danger, produira presque fatalement un faux-pas. Les somnambules marchent avec assurance sur les toits, tandis qu'ils se laissent tomber, effrayés, si l'on vient à les réveiller au milieu de leur course.

Grâce à ce mécanisme, l'*attention consciente est déchargée* d'un grand nombre de fonctions, elle peut se consacrer à des phénomènes plus compliqués.

## C. Bulbe.

A mesure que l'on s'élève le long de la moelle, les centres distingués dans l'axe gris sont de plus en plus importants par l'action qu'ils exercent sur les organes végétatifs.

Ceux qui sont situés au niveau du bulbe ont un rôle capital. Des lésions même très limitées de cette partie provoquent des désordres graves. Il suffit de piquer avec une épingle le plancher du 4e ventricule, à deux millimètres au-dessus du bec du calamus, pour que l'animal tombe foudroyé. Chez le lapin, cette région si importante n'a que 1 à 2 millimètres de diamètre ; on l'appelle le *nœud vital*. Si l'on pique un peu plus haut, l'animal est pris de polyurie ; plus haut encore, la piqûre provoque le diabète.

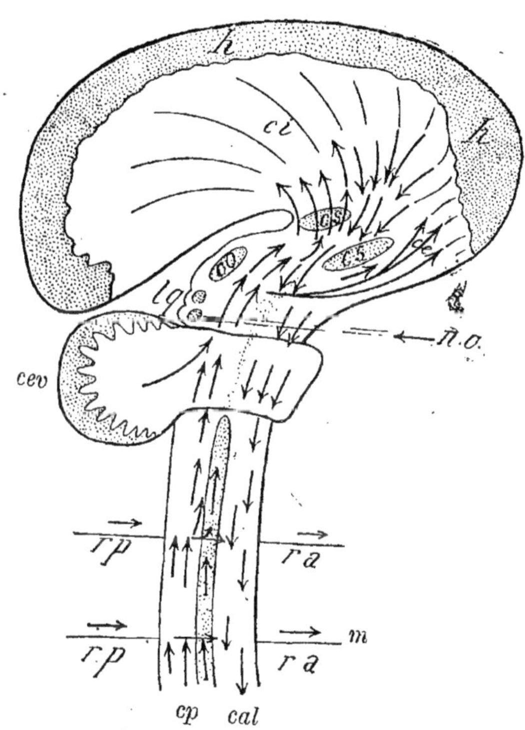


Fig. 135. — Parcours des influx nerveux. La substance grise est marquée par du pointillé, la substance blanche par des flèches orientées suivant la direction de l'influx : *m*, moelle ; *cal*, cordon antéro-latéral ; *cp*, cordon postérieur ; *rp*, racine postérieure d'un nerf rachidien ; *ra*, sa racine antérieure ; *cev*, cervelet ; *tq*, tubercules quadrijumeaux ; *no*, nerf optique ; *co*, couche optique ; *cs*, corps strié ; *ci*, capsule interne ; *ce*, capsule externe ; *h*, hémisphère.

Nous avons vu qu'il se produit dans cette région un *entrecroisement des cordons antéro-latéraux* de la moelle de droite à gauche et réciproquement. Il en résulte que toute irritation portant plus haut amène des réactions du côté opposé du corps. De même après une lésion des pédoncules cérébraux, la paralysie consécutive porte sur le côté symétrique.

## *E. Cervelet.*

Le cervelet, qui forme le toit du 4e ventricule, est divisé en trois lobes : deux hémisphères latéraux et une masse

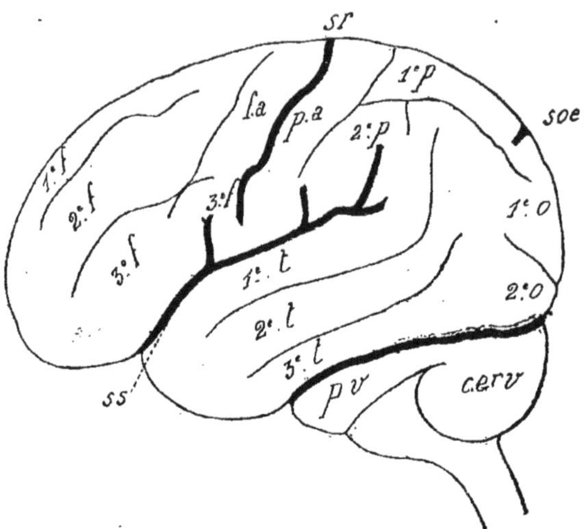


Fig. 136. — Topographie du cerveau humain, face gauche : *ss*, scissure de Sylvius ; *sr*, scissure de Rolando ; *soe*, scissure occipitale externe ; *pv*, pont de Varole ; *cerv*, cervelet ; 1 *f*, 2 *f*, 3 *f*, circonvolutions frontales ; *fa*, frontale ascendante ; 1 *p*, 2 *p*, circonvolutions pariétales ; *pa*, pariétale ascendante ; 1 *o*, 2*o*, circonvolutions occipitales ; 1 *t*, 2 *t*, 3 *t*, circonvolutions temporales.

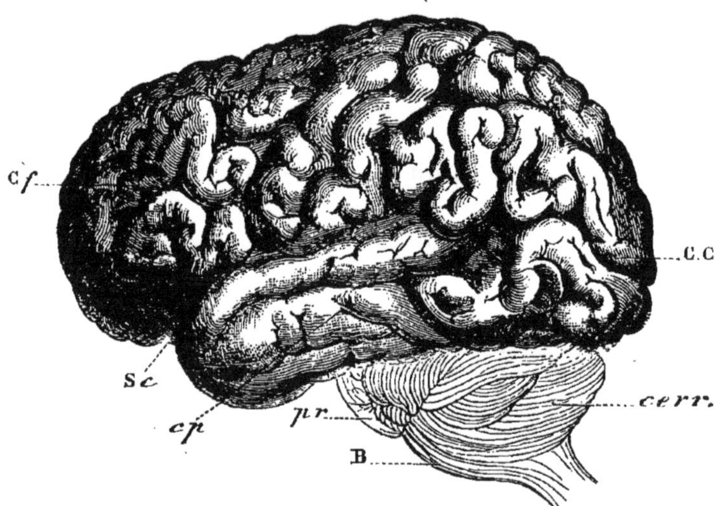


Fig. 137. — Hémisphère cérébral et circonvolutions : *Cf*, circonvolutions frontales ; C. C, circonvolutions occipitales ; *cp*, circonvolutions temporales ; Sc, scissure de Sylvius ; *pr*, protubérance ; *cerr*, cervelet ; B, bulbe.

médiane appelée *vermis*, parce qu'elle présente une série de sillons transversaux ressemblant à ceux qui délimitent les anneaux d'un ver. La surface du cervelet est plissée, présentant des soulèvements en forme d'arcs, partant tous en rayonnant des deux extrémités latérales des hémisphères cérébelleux (fig. 137).

Cet organe est formé par une écorce grise, qui recouvre du tissu blanc dessinant sur les coupes une figure compliquée analogue à celle des branches d'un arbre (fig. 123). Delà, le nom d'*arbre de vie* qui lui a été donné.

L'ablation du cervelet enlève la coordination des mouvements. Quoique l'animal voie, entende et soit encore sensible au toucher, il ne peut plus ni marcher, ni nager, ni voler. Il se débat désordonnément quand un ennemi s'approche de lui ou lorsqu'on le menace.

Probablement, il donne naissance aux *sensations de notre position dans l'espace* en appréciant les impressions variables produites par les otolithes dans les canaux semi-circulaires annexés à l'oreille (voir fig. 161) ; il serait le siège d'un sixième sens, celui de *l'équilibration.*

## *I. Hémisphères cérébraux.*

**Topographie des hémisphères**. — La surface des hémisphères de l'homme est excessivement accidentée, sauf celle qui en avant regarde vers le bas où ils sont plus lisses. Les parties saillantes, d'après leur forme, portent les noms de *circonvolutions,* de *plis* ou de *crochets ;* les creux d'après leur importance sont appelés : *sillons* ou *scissures.*

Ces dernières, plus accentuées, groupent les circonvolutions dans des départements appelés *lobes.* A la surface de chaque hémisphère on distingue ainsi 5 lobes principaux. Quatre d'entre eux occupent surtout les faces supérieure et externe des hémisphères. Ce sont : en avant le *lobe frontal*, en arrière duquel se trouve le *lobe pariétal;* en bas et en arrière vient le *lobe occipital*, latéralement on distingue le *lobe temporal.* Le cinquième lobe ou *lobe limbique* occupe la majeure partie des faces interne et inférieure des hémisphères du cerveau. Le lobe frontal est séparé du lobe temporal par la *scissure de Sylvius* et du lobe pariétal par la *scissure de Rolando* (fig. 136 et 137).

La *scissure perpendiculaire* ou *occipitale externe* marque de chaque côté la limite entre les lobes pariétal et occipital correspondants.

**Structure.** — Les hémisphères cérébraux sont formés par une croûte de substance grise de 2 à 4 millimètres d'épaisseur, recouvrant un amas de substance blanche (fig. 123).

**Les fonctions psychiques ont leur siège dans les hémisphères cérébraux.** — On admet que les fonctions psychiques : sensibilité consciente, jugement, intelligence et volonté sont accompagnés de l'ébranlement des centres contenus dans les hémisphères, par suite de l'ensemble des faits suivants :

1° *Relation de position.* — Les hémisphères cérébraux sont interposés entre les filets de la sensibilité consciente (capsule externe, région postérieure de la capsule interne, n. olfactifs) et les filets moteurs volontaires ;

2° *Phénomènes qui suivent l'ablation des hémisphères.* — Chez les mammifères adultes l'opération ne réussit pour ainsi dire jamais. Mais chez certains animaux, l'ablation des hémisphères peut se faire sans entraîner forcément la mort (poissons, reptiles, oiseaux).

Une fois l'opération faite, l'animal est généralement plongé dans une profonde torpeur ; il ne bouge pas tant qu'il n'y est pas forcé. Les *phénomènes de volonté ne se produisent donc plus.* Il n'y a cependant pas incapacité de l'appareil musculaire, parce que les mouvements involontaires se produisent encore et ils sont aussi bien réglés qu'auparavant. En effet, la grenouille plongée dans l'eau nagera, le pigeon jeté en l'air volera et la poule poussée en avant courera sans faux mouvements. Mais l'animal se déplace d'une manière caractéristique. Il va en ligne droite, comme s'il était mu par un ressort. S'il rencontre un obstacle qu'il ne puisse contourner *facilement*, il s'y cogne et tombe à terre puis se rendort. L'expérience du choc ne lui profite pas, remis sur ses pattes il viendra encore se heurter contre l'obstacle si on le dirige de son côté. *Il n'a donc plus de mémoire ni des expériences actuelles, ni de son éducation antérieure*, car il ne bouge pas si on le menace et il ne craint plus ses ennemis naturels. *Il ne possède sans doute plus de perceptions, quoique les impressions se produisent encore* dans les organes sensoriels. En effet ceux-ci ne sont pas dégénérés ; l'œil subit encore les modifications caractéristiques quand il est frappé par une vive lumière. L'animal ne semble plus ressentir les atteintes de la faim : il ne cherche pas sa nourriture, il ne la prend même pas quand on la lui offre. Il faut la lui introduire dans la bouche ; alors il avale fort bien tout ce que l'on veut, et la digestion se fait normalement. En résumé les mouvements volontaires ont disparu. Il manque sans doute également les associations d'idées, la mémoire et la simple sensibilité consciente.

3° *Correspondance entre les troubles des fonctions psychiques et les lésions matérielles des hémisphères.* — Quand il y a trouble dans les fonctions intellectuelles, si une lésion organique est perceptible, on la trouve dans les hémisphères cérébraux.

4° *Développement parallèle ordinairement observé entre les hémisphères et les facultés intellectuelles.* — On constate d'ordinaire un plus grand développement des hémisphères chez les hommes de génie.

**Le développement de l'intelligence doit être en rapport avec celui de la substance grise des hémisphères.** — L'on ne trouve pas toujours parallélisme dans le développement des facultés intellectuelles et de la substance des hémisphères prise en bloc.

C'est que la *qualité* de la substance importe plus que la quantité. La substance grise doit être plus importante que la substance blanche. L'intelligence consiste dans la possibilité d'établir des liaisons, des comparaisons ; phénomènes évidemment sous la dépendance des cellules.

Le développement de la substance grise pourra donner le vrai caractère de l'intelligence. C'est en effet ce que l'on constate d'ordinaire.

**Localisations cérébrales.** — On peut déterminer dans la moelle des centres commandant tels mouvements involontaires déterminés. Existe-t-il aussi dans le cerveau des départements ayant sous leur dépendance le fonctionnement de telle ou telle région bien localisée.

**Phrénologie.** — Gall avait cru reconnaître que l'aspect extérieur de la tête était différent lorsque l'individu était particulièrement bien doué sous certains rapports. Examinant les crânes d'hommes renommés il lui avait semblé trouver à leur surface des proéminences caractéristiques. Ce fut la base de la phrénologie (1805). Il distingua d'abord 27 facultés qui correspondaient au développement d'autant de bosses en des régions déterminées du crâne. Cette tentative devait être malheureuse; elle ne reposait sur aucune base sérieuse. Il n'y a, en effet, aucun rapport étroit entre la forme extérieure et la forme intérieure de la boîte crânienne. Aussi ces recherches provoquèrent-elles une réaction.

**Localisations actuelles.** — Depuis lors on est revenu à admettre des localisations cérébrales, mais qui ne se trahiraient pas à l'extérieur. Les raisons sur lesquelles on s'appuie sont d'ordre clinique et expérimental. On a appliqué ici les deux méthodes d'étude indiquées déjà à propos des nerfs périphériques et de la moelle, à savoir : l'ablation et l'excitation

D'une part, on a constaté que des paralysies ou des anesthésies locales correspondent à des lésions limitées de la surface des hémisphères. D'autre part, on a trouvé qu'en irritant avec l'électricité telle ou telle région du cerveau on obtenait telle ou telle espèce de mouvements.

### *Résultats obtenus par la destruction de régions limitées de l'écorce cérébrale.*

**Localisations cliniques.** — La première en date a été établie par l'examen de la maladie appelée *aphémie* ou moins bien *aphasie (motrice)*. Broca l'a étudiée particulièrement (1860).

L'usage de la parole est alors seul troublé ; l'intelligence n'est pas attaquée et il n'y a pas de désordres sensoriels ou musculaires. Quand ces malades veulent parler, ils prononcent un son pour un autre ; en général, ils profèrent toujours la même syllabe et cependant ils peuvent se faire comprendre par des gestes ou par l'écriture.

Bouillaud (1825) avait signalé que cette maladie était accompagnée d'un ramollissement du lobe frontal. *Broca* spécifia la position du point malade. Ayant eu l'occasion d'examiner un homme qui répétait toujours la syllabe « tan », quand il voulait parler, ce chirurgien trouva, à l'autopsie, un point de ramollissement chronique dans la *troisième circonvolution frontale gauche ;* la substance cérébrale était remplacée par une poche remplie de liquide. Ce qui manquait au sujet, c'est la mémoire des dispositions que doit prendre le larynx pour prononcer les divers mots : la *mémoire motrice d'articulation (aphasie motrice).*

## Système nerveux de la vie nutritive.

**Nerfs viscéraux, cordons sympathiques.** — Les rameaux nerveux allant aux différents viscères semblent provenir presque tous des deux *cordons sympathiques*, qui sont situés chacun d'un côté de la colonne vertébrale (fig. 138). Ces nerfs sont remarquables parce qu'ils présentent, de place en place, des renflements appelés *ganglions*. D'une manière générale, il y en a un de chaque côté par espace intervertébral; mais dans la région du cou, on n'en trouve que trois (*ganglions cervicaux*) pour les sept vertèbres correspondantes. A la base du crâne, les deux chaînes sont reliées par des anastomoses transversales; il en est de même à la partie inférieure, au-devant du sacrum.

De chaque ganglion partent des filaments nerveux. Les uns s'en vont en arrière rejoindre la moelle épinière. Ils s'accolent en dehors du trou de conjugaison aux nerfs rachidiens correspondants; on les appelle les *rameaux communicants*. Le système sympathique n'est donc pas indépendant du système cérébro-spinal. Les autres filets nerveux, issus des ganglions, se dirigent au contraire en avant, dans le tissu conjonctif qui se trouve contre la colonne vertébrale et entre les feuillets voisins des diverses séreuses, où ils se ramifient et s'anastomosent en s'adjoignant des filets issus des nerfs *pneumo-gastriques*, formant des réseaux appelés *plexus*. Ceux-ci portent de nombreux *ganglions* et se terminent par des rameaux qui pénètrent dans les différents viscères, où l'on observe encore des masses ganglionnaires (ganglions du cœur).

**Rôle des nerfs sympathiques.** — En 1800, Bichat, dans son livre *Recherches sur la vie et la mort,* distingue les phénomènes vitaux en deux groupes: les phénomènes *végétatifs,* c'est-à-dire ceux de la *nutrition* et ceux de la *vie animale* ou de *relation* qui semblent appartenir spécialement aux animaux.

Il distribue les organes dans deux groupes, selon qu'ils concourent à l'exécution des uns ou des autres.

Bichat différencie également les systèmes nerveux qui se rendent à ces deux groupes d'organes. Ceux de la vie végétative reçoivent des rameaux sympathiques, et ceux de la vie animale des nerfs du système cérébro-spinal.

Le sympathique est donc le nerf de la nutrition.

En 1851, Claude Bernard opérant la section unilatérale du sympathique cervical chez un lapin, s'aperçut que les petites artères, de l'oreille du côté correspondant ordinairement invisibles à l'œil nu, s'étaient largement dilatées ; les capillaires le sont également d'une manière passive, sans doute, laissant passer des torrents de sang si rapidement que rendu dans les veines il n'est pas devenu noir. Dans ces vaisseaux, l'on ressent alors encore les pulsations du cœur, tant la communication avec le système artériel est largement ouverte.

Il arrive donc, maintenant, plus de sang dans l'oreille, les phénomènes nutritifs sont donc aussi plus intenses, la théorie de Bichat semble vérifiée.

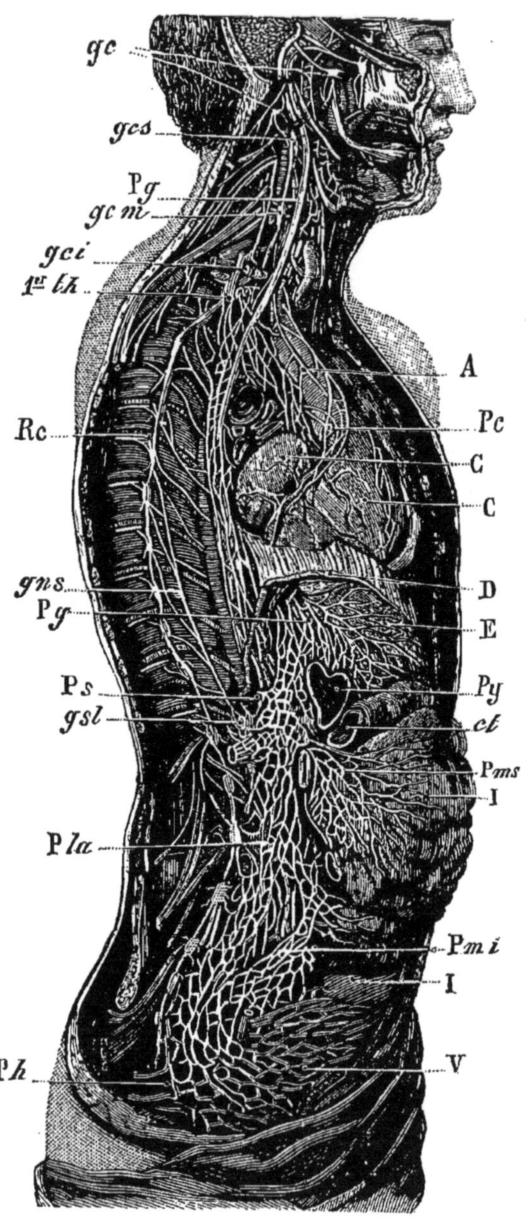


Fig. 138. — Système sympathique vu latéralement : A, aorte; C, cœur; D, diaphragme; E, estomac; I, intestin; *gcs*, ganglion cervical supérieur; *gcm*, ganglion cervical moyen; *gci*, ganglion cervical inférieur ; 1er *th*, 1er ganglion thoracique; P*g*, pneumo-gastrique; R*c*, rameau communicant; P*c*, plexus cardiaque; *gns*, grand nerf splanchnique; *gsl*, ganglion semi-lunaire; P*s*, plexus solaire; P*ms*, plexus mésentérique supérieur; P*mi*, plexus mésentérique inférieur; P*la*, plexus lombo-aortique; P*h*, plexus hypogastrique ; *gc*, ganglions crâniens; P*y*, pylore; *ct*, colon transverse; V, vessie.

**Fonction vaso-motrice du cordon sympathique, nerfs vaso-constricteurs.** — Mais une distinction apparut de suite. Le nerf sympathique, au lieu d'agir directement sur la nutrition, n'intervient qu'indirectement par l'intermédiaire des vaisseaux. Il commande les contractions ou les relâchements des fibres musculaires de la tunique des artères, c'est un nerf *vaso-moteur*.

La section du cordon sympathique a été suivie d'une dilatation vasculaire, alors le nerf est paralysé ; la stimulation naturelle ordinaire produit donc une constriction des vaisseaux, il doit en être de même pour les stimulations artificielles. Cl. Bernard et Brown-Séquard ont vérifié simultanément ce fait. En irritant le bout périphérique du nerf sectionné, les artères dilatées se rétrécissent peu à peu jusqu'à se transformer en cordons fibreux. Le sang ne les traverse plus, l'oreille devient pâle et se refroidit. Dès que la stimulation cesse, les phénomènes inverses se reproduisent de nouveau. Le cordon sympathique est donc un nerf *vaso-constricteur*, puisque son entrée en activité amène une constriction des vaisseaux.

**Régulation de l'activité de la circulation dans les divers organes.** — Ces expériences de Claude-Bernard prouvent en outre que l'appareil circulatoire n'est pas un simple appareil hydraulique. Le cœur ne règle pas à lui seul l'activité de la circulation dans les organes. Le système sympathique domine le tout, il lui suffit de faire resserrer les artérioles d'un organe pour faire augmenter la pression moyenne du sang, d'où résulte une plus grande activité de la circulation générale, quoiqu'il y ait simultanément anémie et refroidissement d'un organe particulier. Les organes collatéraux seront encore bien plus favorisés, s'il se produit en même temps un relâchement dans la tunique musculaire de leurs artères.

**Nerfs moteurs viscéraux.** — Nous avons vu que l'intestin présente des contractions péristaltiques incessamment renouvelées. L'excitation des nerfs pneumo-gastriques accélère ces contractions.

**Nerfs excito-sécrétoires.** — Chez un lapin dont l'artère de la glande sous-maxillaire est ligaturée, l'excitation de la corde du tympan provoque une sécrétion salivaire, quoique les effets vaso-dilatateurs ne puissent plus se produire et ne se produisent plus.

**Centres des réflexes viscéraux.** — On avait d'abord

cru que les ganglions du cordon sympathique servaient spécialement de centres réflexes pour les phénomènes de la vie nutritive. Il n'en est rien cependant, puisqu'on retrouve les diverses catégories de fibres de la vie végétative le long de la chaîne, dans les rameaux communicants, puis dans les racines antérieures des nerfs rachidiens et les faisceaux antéro-latéraux de la substance blanche médullaire, se terminant dans l'axe gris de la moelle où se trouvent des noyaux spécialisés.

**Nerfs sensitifs viscéraux.** — Les centres stimulateurs des nerfs de la vie nutritive n'entrent d'ordinaire en activité, tout comme ceux des nerfs de la vie animale, que sous l'influence d'une irritation centripète transmise par des filets spéciaux. Ces fibres sensitives n'ont été reconnues que tardivement, parce que leur activité ne donne généralement pas lieu à des phénomènes de conscience. Quand on excite en effet le bout central d'un filet sympathique l'animal ne crie jamais, sauf quand l'irritation est prolongée. Si elle provoque souvent une réaction apparente l'on ne s'en aperçoit d'ordinaire que par l'examen spécial des viscères. Les nerfs viscéraux contiennent donc souvent des fibres centripètes dont l'excitation reste généralement inconsciente, provoquant cependant des phénomènes réflexes que l'on décrivait autrefois sous le nom de *sympathies*. Ces réflexes interviennent d'une manière continue dans le fonctionnement des appareils digestif, circulatoire, respiratoire, etc.

**Différentes espèces de réflexes.** — Par suite de la proximité des centres des réflexes de la vie végétative et de la vie animale, ces deux systèmes peuvent réagir l'un sur l'autre.

Nous pourrons donc distinguer quatre espèces de réflexes :

1° Le nerf sensitif et le nerf moteur sont rachidiens ou crâniens, c'est ce qui se présente dans les réflexes ordinaires ;

2° Le nerf sensitif est rachidien ou crânien, le nerf moteur est sympathique. Ex. : diarrhée qui suit le froid aux pieds ou la peur, la pâleur amenée par la douleur ;

3° Le nerf sensitif est sympathique, le nerf moteur est rachidien ou crânien. Ex. : convulsions causées par la présence d'helminthes dans l'intestin ;

4° Les nerfs sensitifs et moteurs sont sympathiques. Ex. : sécrétion des glandes du tube digestif, pâleur causée par les mauvaises digestions. Ce sont ces deux dernières espèces de réflexes qui constituaient les *sympathies*.

## III. Anatomie comparée du système nerveux.

La disposition des parties fondamentales du système nerveux n'est pas la même chez tous les animaux. Les formes que l'on trouve peuvent être rapportées à quatre types principaux. Comme ces différences dans la disposition du système nerveux sont accompagnées de modifications importantes du reste de l'organisation, Cuvier s'en est servi pour distinguer ses quatre groupes primaires ou embranchements du monde animal : *vertébrés, articulés* (y compris les *annelés*), *mollusques* et *rayonnés*. Nous verrons qu'une étude plus approfondie a amené à subdiviser les trois derniers groupes.

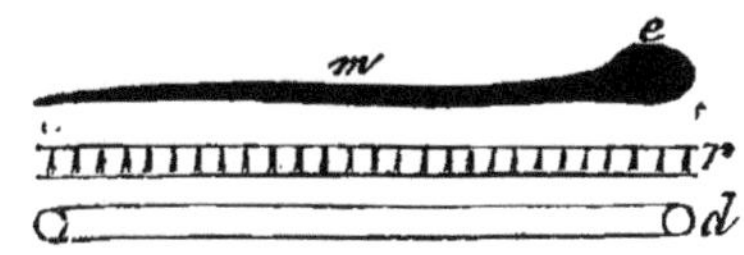

Fig. 139. — Disposition relative des centres nerveux et du tube digestif chez les animaux vertébrés ; *m*, moelle épinière : *e*, encéphale ; *r*, corde dorsale ; *d*, tube digestif.

### A. Vertébrés.

Chez tous les animaux vertébrés le plan fondamental du système nerveux est le même : axe cérébro-spinal situé du côté dorsal par rapport au tube digestif (fig. 139).

### C. Annelés.

Chez les *annelés* (fig. 141), on retrouve une *masse cérébrale* dorsale située dans la tête, résultant de la fusion plus ou moins intime de deux ganglions symétriques, réunis par des filets nerveux aux organes des sens (antennes, tactiles, yeux, otocystes) qui sont portés par cette région du corps. La moelle épinière manque du côté dorsal ; mais, par contre, le long de la ligne médiane ventrale on trouve, appliqué contre la face interne de la paroi musculo-cutanée, un *cordon nerveux* qui s'étend d'un bout à l'autre du corps. Il présente au niveau de chaque anneau un *renflement ganglionnaire* plus ou moins séparable en deux masses symétriques par rapport au plan médian et qui donnent

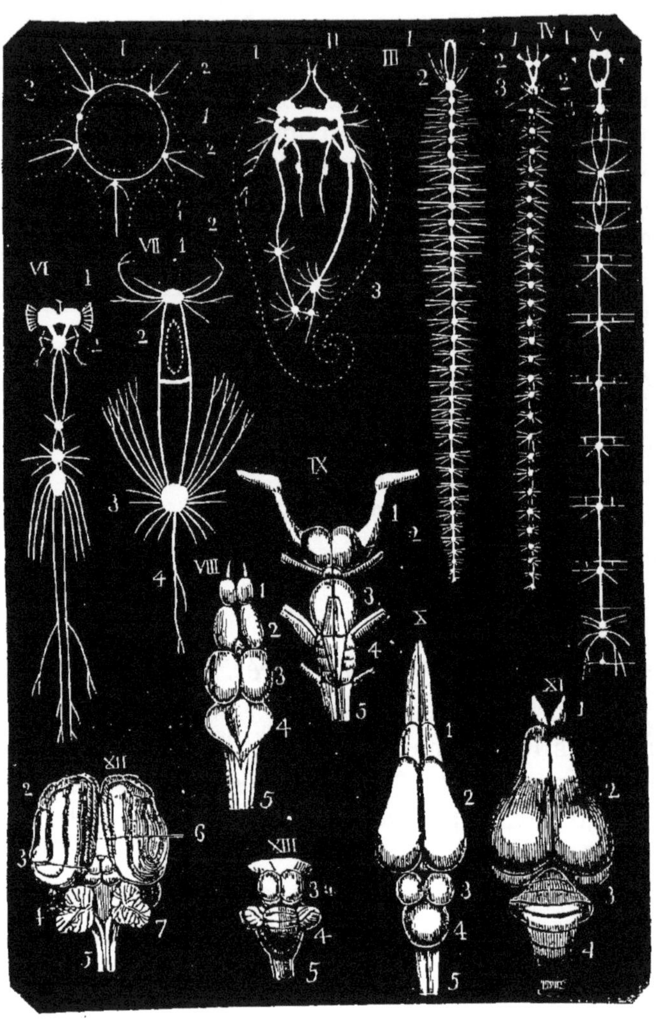

Fig. 140. — Formes du système nerveux dans la série animale : I, système nerveux de l'astérie (échinoderme) : 1, zône inter-ambulacraire ; 2, les rayons ; 3, anneau nerveux œsophagien ; 4, bouche. — II. système nerveux d'un gastéropode : 1, ganglion cérébroïde et anneau œsophagien ; 2 et 3, ganglions de la chaine viscérale. — III, système nerveux du ver de terre ou d'un myriapode (scolopendre) : 1, ganglion cérébroïde ; 2 et 3, collier œsophagien et chaine ventrale. — IV, système nerveux d'un annelé. — V, système nerveux d'une chenille. — VI, système nerveux d'un insecte parfait (hanneton). — VII, système nerveux d'un crabe. — VIII, encéphale de l'anguille : 1, lobes olfactifs ; 2, hémisphères cérébraux ; 3, lobes optiques ; 4, cervelet ; 5, moelle épinière. — IX, encéphale de la raie (face inférieure). — X, encéphale de la tortue. — XI, encéphale d'un oiseau (casoar) : 1, lobes olfactifs ; 2, hémisphères cérébraux ; 3, cervelet et isthme de l'encéphale ; 4, moelle, — XII, encéphale du chat : 2, hémisphères ; 3, tubercules quadrijumeaux ; 4, cervelet ; 5, moelle épinière ; 6, corps calleux ; 7, moelle allongée. — XIII, portion de l'isthme de l'encéphale et cervelet du lapin.

naissance aux nerfs desservant la peau et les muscles du segment correspondant.

Le premier ganglion de la chaîne, appelé *ganglion sous-œsophagien* à cause de sa situation, est relié au cerveau par deux filaments, qui passent de part et d'autre du tube digestif constituant le *collier œsophagien*.

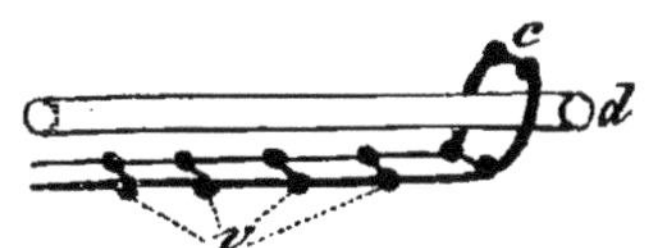


FIG. 141. — Disposition relative du système nerveux et du tube digestif chez les animaux annelés et articulés : *d*, tube digestif ; *c*, cerveau ; *v*, chaîne nerveuse.

## *D. Articulés.*

Chez ces animaux, le système nerveux a la même disposition fondamentale que chez les vers (fig. 141).

## *E. Mollusques.*

Prenons comme exemple un gastéropode : l'escargot. Au-dessus de l'œsophage (fig. 142) on retrouve une masse nerveuse, séparée assez nettement en deux ganglions symétriques reliés chacun par de nombreux nerfs aux organes des sens du côté correspondant (grand tentacule avec l'œil et l'organe olfactif, petit tentacule, lèvres).

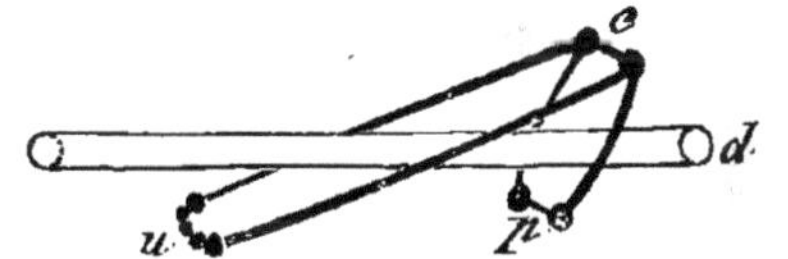


FIG. 142. — Disposition relative du système nerveux et du tube digestif chez les mollusques : *d*, tube digestif ; *c*, cerveau ; *p*, ganglions pédieux du 1er collier ; *u*, ganglions de la chaîne asymétrique.

Ces ganglions représentent donc le *cerveau* de l'animal. Il en part également, de chaque côté vers le bas, deux cordons principaux *(connectifs)* qui, embrassant le tube digestif, lui constituent *deux colliers* par leur union avec les cordons symétriques. L'antérieur porte sur la ligne médiane, ventrale, une paire de ganglions généralement très-rapprochés l'un de l'autre. Comme ils innervent la région du corps qui fait fonction de *pied*, on les appelle *ganglions pédieux ;* leur situation les fait aussi nommer *ganglions sous-œsophagiens*. Le collier postérieur accollé au précédent

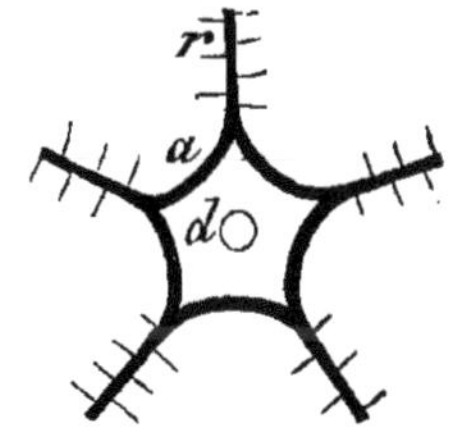


FIG. 143. — Disposition schématique du système nerveux d'un échinoderme : *a*, collier œsophagien ; *d*, coupe du tube digestif ; *r*, tronc nerveux radiaire courant suivant la zone ambulacraire correspondante.

porte cinq ganglions difficiles à distinguer tant ils sont rapprochés les uns des autres, constituant la *chaîne viscérale* parce qu'ils innervent différents viscères (cœur, appareil respiratoire, etc.).

### G. Echinodermes.

Autour de l'œsophage des étoiles de mer et des oursins se trouve un *collier nerveux* de forme *pentagonale* dont les sommets correspondent chacun au milieu d'une zône ambulacraire (fig. 143). En ces points il donne insertion à quelques nerfs se répandant dans la région avoisinante et à un cordon qui court suivant la ligne médiane du rayon correspondant.

### H. Cœlentérés.

Chez les cœlentérés (hydre, actinie, méduse) on croyait autrefois que le système nerveux manquait; cependant ces animaux possèdent une sensibilité évidente. Des recherches microscopiques ont montré que les cœlentérés contiennent des éléments nerveux ; mais au lieu d'être rassemblés en masses, ils sont *disséminés,* formant des plexus au-dessous de la peau, en rapport d'un côté avec les organes actifs (muscles), et de l'autre avec la surface extérieure.

### I. Protozoaires.

Chez les protozoaires (infusoires, etc.), le *tissu nerveux manque même*. Cependant la sensibilité ne fait pas défaut à ces animaux.

## IV. Résumé du système nerveux.

Le système nerveux a pour fonctions de mettre l'organisme en rapport avec le milieu extérieur et de régler le fonctionnement harmonique des organes.

Il se compose de trois espèces d'appareils : les organes terminaux, les filets nerveux et les centres (moelle épinière et encéphale).

Les nerfs, cordons blancs formés par un grand nombre de filets accolés, sont simplement des conducteurs. Certains d'entre eux (filets sensitifs) transmettent aux centres, sous la forme d'un ébranlement nerveux, les impressions enregistrées par les organes sensoriels ; tandis que d'autres (filets moteurs) ramènent aux organes actifs les stimulations convenables émanées des centres comme conséquence des impressions. La plupart des nerfs du corps contiennent simultanément ces deux espèces de filets.

La moelle épinière et l'encéphale qui lui fait suite, enveloppés par les trois méninges superposées, sont logés : la première dans le canal spinal (colonne vertébrale) et le second dans le crâne.

La moelle épinière est divisée en deux moitiés symétriques par rapport au plan médian du corps. Il en est de même de l'encéphale qui comprend à sa partie supérieure les deux hémisphères recouvrant d'arrière en avant : le cervelet impair, les tubercules quadrijumeaux, les couches optiques et les corps striés.

La moelle épinière laisse échapper régulièrement une paire de nerfs symétriques par espace inter-vertébral. L'encéphale porte douze paires de nerfs crâniens.

Les centres sont constitués essentiellement par des cellules nerveuses anastomosées (substance grise) reliées à des fibres (substance blanche) qui leur forment un revêtement sauf dans le cervelet et les hémisphères où la disposition est inverse.

Dans la substance blanche de la moelle on distingue des cordons antéro-latéraux qui sont moteurs et des cordons postérieurs sensitifs.

L'axe gris de la moelle sert de centre réflexe pour tous les mouvements involontaires quelque compliqués qu'ils soient. On y a déterminé de petits départements qui commandent les différentes fonctions.

Les hémisphères sont le siège des phénomènes de sensibilité consciente et de volonté. On y a décrit des régions dont l'intégrité est nécessaire à l'interprétation des impressions et à la bonne exécution des réactions volontaires de telle ou telle région limitée du corps (localisations cérébrales).

La plus célèbre est la troisième circonvolution frontale gauche dans laquelle siège la mémoire motrice verbale (mémoire des mouvements que doit exécuter le larynx pour l'expression des mots) ; elle a été déterminée par Broca (aphasie).

Les phénomènes de nutrition sont sous la dépendance du système nerveux involontaire. Les centres qui les gouvernent se trouvent dans l'axe gris de la moelle. Ils agissent soit par des modifications dans la circulation (filets vaso-moteurs, C. Bernard), soit en stimulant directement les phénomènes qui se produisent dans les tissus (actions trophiques).

Chez les vertébrés la disposition du système nerveux est sensiblement la même que chez l'homme.

Chez les annelés, il comprend une masse cérébrale réunie à une chaîne ganglionnaire ventrale par un collier qui embrasse l'œsophage.

Le système nerveux des articulés ne diffère d'ordinaire de celui des annelés que par une concentration plus ou moins profonde des ganglions contenus dans la chaîne ventrale.

Chez les mollusques on trouve deux colliers nerveux disposés autour du tube digestif, partant tous les deux du cerveau qui est dorsal. Sur la ligne médiane ventrale chaque collier porte encore d'autres ganglions.

Chez les échinodermes il y a, autour de l'œsophage, un collier nerveux donnant un tronc radiaire dans chaque zone ambulacraire.

Chez les cœlentérés les éléments nerveux sont diffus,

Chez les protozoaires la fonction nerveuse rudimentaire est restée le lot de tout le protoplasma.

## B. *Terminaisons nerveuses.*

**Différentes espèces de terminaisons nerveuses.** — Nous avons vu que l'on trouve à la périphérie sur les nerfs deux espèces d'appareils terminaux. Les uns se trouvent à l'extrémité des filets sensitifs, contenus généralement dans des tissus différenciés, formant les *organes des sens*, ce sont les *éléments sensoriels*. Leur rôle est de recevoir les impressions des agents extérieurs. Les autres terminent les filets nerveux à la surface des fibres musculaires. Ils transmettent sans doute à ces éléments les stimulations motrices (ordres d'action) delà leur nom de *terminaisons motrices*.

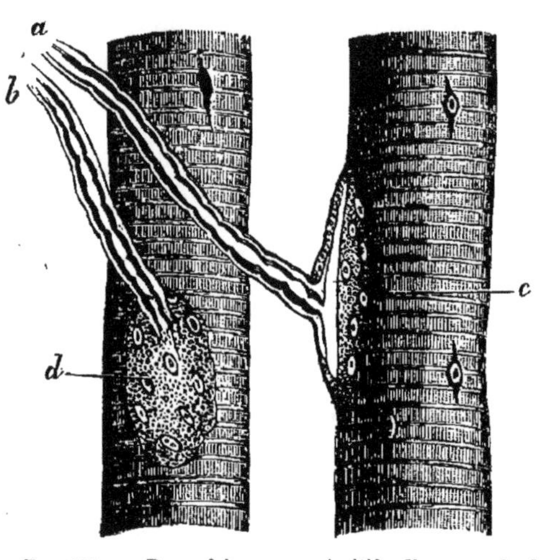


Fig. 144. — Deux faisceaux primitifs d'un muscle de cochon d'Inde: *a*, *b*, nerfs moteurs; *c*, *d*, plaques terminales.

Dans les glandes, etc., les nerfs semblent se terminer librement, en se ramifiant entre les cellules.

## *Organes des sens.*

On désigne sous le nom d'organes des sens des ensembles de tissus différenciés que l'on trouve surtout chez les animaux supérieurs. Leur fonction consiste à loger et à protéger les terminaisons nerveuses sensitives tout en favorisant l'action de tel ou tel agent physique appelé pour ce fait l'*excitant spécifique*. L'intervention de cet agent sur les terminaisons correspondantes y fait naître un ébranlement nerveux, phénomène qui constitue l'*impression*. Celui-ci est alors transmis par le nerf jusqu'aux centres correspondants, Là, notre sens intime le perçoit d'ordinaire, il se produit une *sensation*.

## *I. Toucher*

Les sensations du toucher sont données par l'impression des organes nerveux situés près de la surface du corps et particulièrement dans la peau.

### I. — TERMINAISONS NERVEUSES TACTILES

D'après leur position, on distingue trois espèces de terminaisons nerveuses tactiles : épidermiques, dermiques et profondes.

a. **Terminaisons épidermiques.** — Nous avons vu (p. 15), que le derme contient de nombreux rameaux nerveux, un certain nombre de filets s'en détachent vers l'épiderme dans lequel ils pénètrent en perdant leur gaîne de myéline.

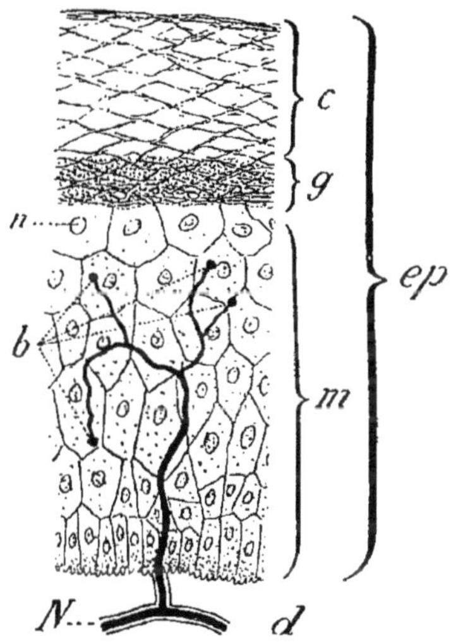

b. **Terminaisons dermiques.** — Nous avons vu (fig. 21) que le derme présente à sa partie supérieure des prolongements appelés *papilles du derme*, qui font saillie dans l'épiderme, qu'elles soulèvent. Dans certaines d'entre elles, des rameaux nerveux viennent se terminer par des corpuscules de forme ovoïde.



Fig. 145. — Coupe verticale à travers la peau de la pulpe du doigt chez un enfant de 50 jours (schéma d'après Ranvier) : *d*, derme ; *ep*, épiderme ; *m*, couche muqueuse ; *n*, noyau des cellules ; *g*, couche granuleuse ; *c*, couche cornée ; *N*, rameau nerveux ; *b*, terminaisons en boutons intra-épidermiques.

Les petits organes tactiles contenus ainsi dans la peau qui recouvre la surface du corps ont été appelés *corpuscules de Meissner* (fig. 146 et 147).

Ceux qui se trouvent dans les papilles dermiques des muqueuses (muqueuse buccale, conjonctivale, etc.), sont appelés *corpuscules de Krause*.

c. **Terminaisons profondes, corpuscules de Pacini ou de Vater.** — Les corpuscules de Pacini sont connus depuis fort longtemps (Vater 1741); on les distingue déjà à l'œil nu. Ce sont des corps ovoïdes, transparents, de 1 à

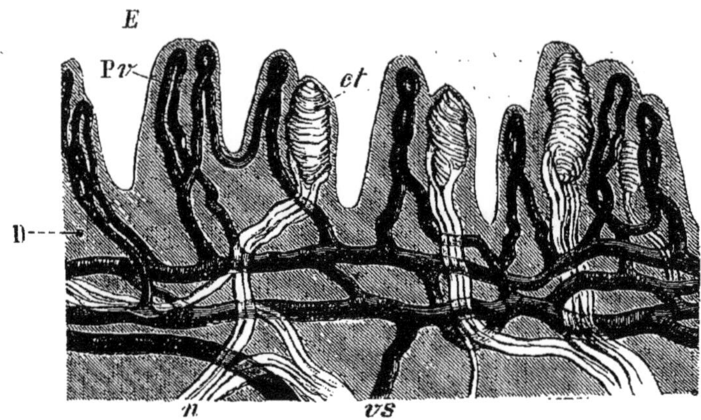


Fig. 146. — Groupe de papilles du derme: *E*, épiderme enlevé; D, derme; Pv, papille vasculaire; *ct*, corpuscule du tact; *vs*, vaisseau sanguin; *n*, rameau nerveux.

4mm de diamètre, appendus par un de leurs pôles aux troncs nerveux, comme les fruits aux branches des arbres.

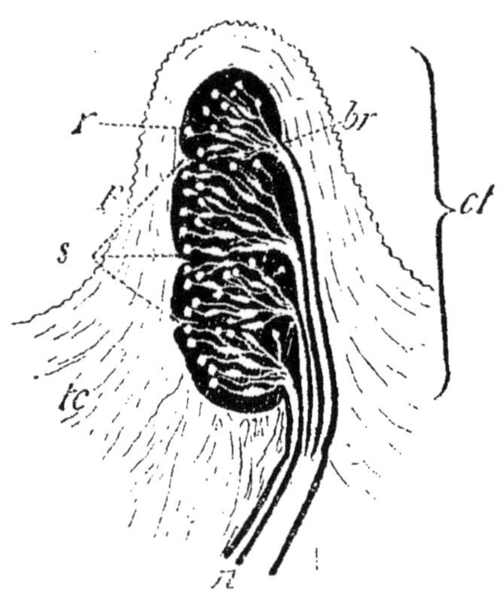


Fig. 147. — Papille dermique du doigt de l'homme contenant un corpuscule du tact (schèma): *p*, limite de la papille; *tc*, tissu conjonctif; *n*, nerf afférent; *ct*, corpuscule tactile; *s*, sillons qui le décomposent en lobes; *br*, bouquet de ramifications donné par chaque filet dans le lobe correspondant; *r*, renflements terminaux.

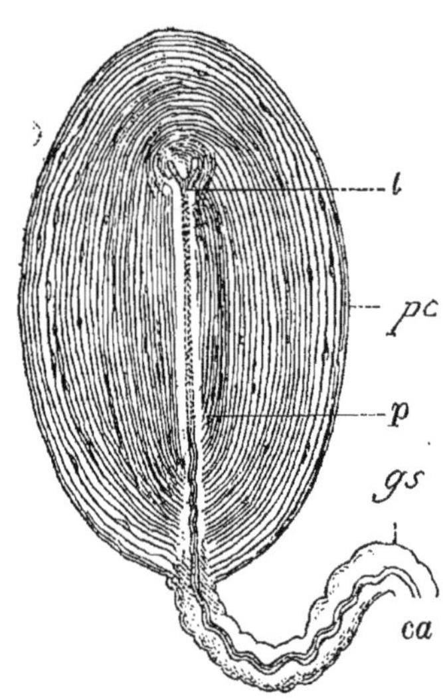


Fig. 148. — Coupe longitudinale d'un corpuscule de Pacini; *pc*, corpuscule montrant les capsules concentriques; *p*, pulpe; *ca*, cylindre-axe; *gs*, gaîne formée par le périnèvre très épaissi et la gaîne de Schwann; *t*, terminaisons du cylindre axe.

Ils sont surtout abondants dans le tissu cellulaire sous-cutané, adipeux de la face palmaire des membres et particulièrement le long du bord des doigts et des orteils, puis dans le mésentère, les tissus périarticulaires, les ligaments interosseux, les tendons (surtout au niveau de leur union avec les muscles et les os).

## II. — LES ÉLÉMENTS DES SENSATIONS TACTILES

Le toucher nous donne des renseignements très compliqués sur les objets extérieurs. L'analyse permet de les réduire au mélange, à la superposition en quantité variable de 4 ou 5 sensations simples qui sont :

1° Sensation de *contact léger* (tact proprement dit) ;

2° Sensation de *contact fort* (pression) ;

3° Sensation de *froid* produite par une augmentation dans la perte de chaleur que subit le corps de la part du milieu extérieur ;

4° Sensation de *chaleur* produite au contraire par un gain de calorique ;

5° Sensation de *douleur*.

Avec cette adjonction :

Nous *localisons* les points impressionnés ; c'est-à-dire nous avons connaissance non seulement de la qualité de l'ébranlement, mais encore assez exactement du point où il a porté.

Cette conception est justifiée par les faits suivants :

1° Les cinq espèces de sensations simples que nous avons distinguées dans le toucher *existent indépendamment les unes des autres.*

2° Il peut y avoir *abolition* d'un ou de plusieurs ordres de sensations sans que les autres soient modifiées simultanément.

3° Les cinq espèces de sensations simples prises chacune en quantité suffisante et *superposées* nous donnent les sensations compliquées du toucher.

4° Les cinq espèces de sensibilité ne *varient pas proportionnellement* ni dans le même sens quand on se déplace à la surface du corps.

## III.— PARTAGE DES DIVERSES ESPÈCES DE SENSIBILITÉ ENTRE LES TERMINAISONS

Il semble exister dans les tissus des terminaisons *adaptées extérieurement*, les unes pour être ébranlées par le contact fort (pression), d'autres par le contact faible et d'autres enfin par les variations de température.

1° Les corpuscules de *Pacini* par leur structure (épaisseur de l'enveloppe), situation profonde, ubiquité (qui rend compte de la persistance de la sensibilité à la pression après l'ablation de la peau) sont indiqués pour recevoir l'impression des *contacts forts ;*

2° Les corpuscules de *Meissner* et de *Krause* par leur structure (enveloppe mince), leur situation plus superficielle dans la peau dont l'ablation supprime les sensations du contact faible avec ses nuances, leur abondance dans les régions particulièrement sensibles pour cet élément (face palmaire de la main et du pied) doivent être regardés comme les organes terminaux du *tact.* De là leur nom de *corpuscules du tact;*

3° Les *filets nerveux intra-épidermiques* par suite de leur situation plus superficielle sont considérés comme devant recueillir les impressions de variations dans les échanges de température.

On doit admettre que la douleur provient de l'excitation de fibres spéciales, mélangées aux autres conducteurs contenus dans les rameaux nerveux.

## *II. Goût.*

### I. — GÉNÉRALITÉS

Les sensations gustatives sont des formes perfectionnées du toucher, nous renseignant sur des propriétés spéciales de la matière qui évoquent en nous des sensations qui n'ont aucune analogie avec celles du simple toucher. Comme elles proviennent en outre de l'excitation de fibres particulières, dont les terminaisons sont groupées dans une région limitée de la surface du corps, on les a réunies dès la plus haute antiquité dans un sens particulier.

La sensibilité gustative a pour siège principal la base, la pointe, les bords et la partie moyenne de la face dorsale de la *langue.* On retrouve encore cette sensibilité, mais plus faiblement sur le voile du palais et ses piliers antérieurs, ainsi que sur la luette.

**Sensations gustatives.** — L'on n'admet d'ordinaire que quatre espèces de sensations gustatives simples : l'*amer*, le *doux*, le *salin* et l'*acide* (aigre).

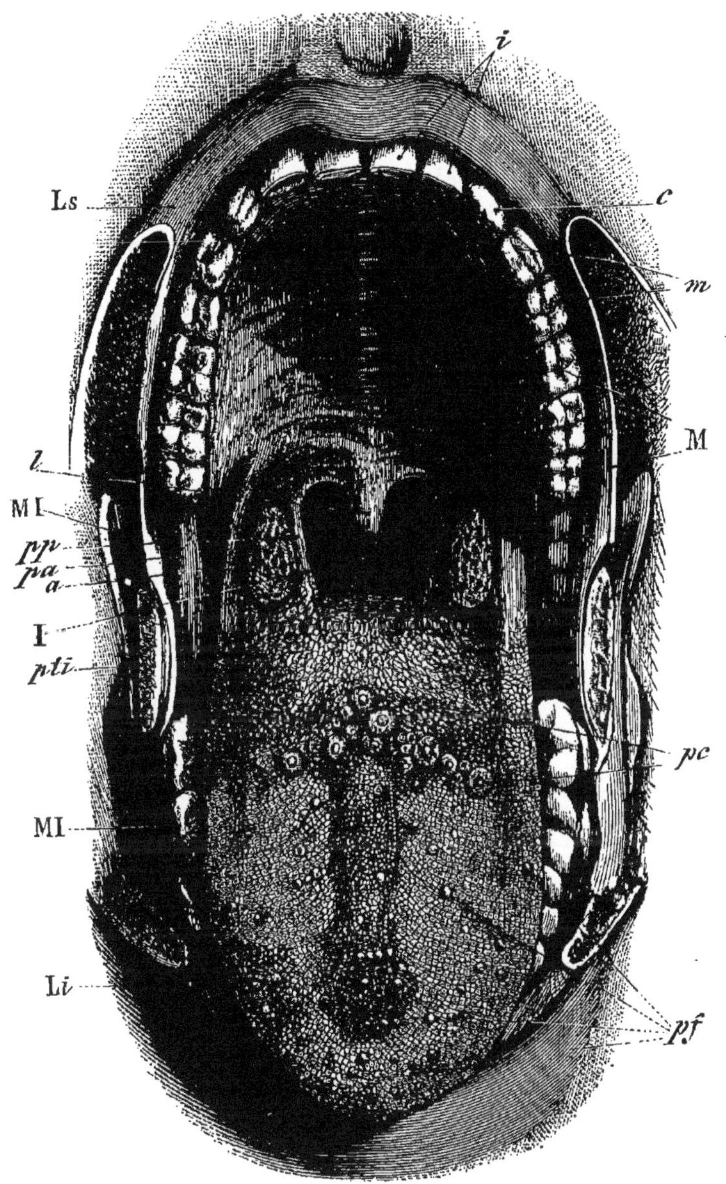


Fig. 149. — Vue du fond de la bouche : *Ls*, lèvre supérieure ; MI, maxillaire inférieur ; *Li*, lèvre inférieure ; *i*, incisives ; *c*, canine ; *m*, petites molaires ; M, grosses molaires ; *l*, luette ; *a*, amygdale ; *pp*, pilier postérieur ; *pa*, pilier antérieur ; *pc*, papilles caliciformes ; *pf*, papilles fongiformes.

## II. — ÉTUDE SPÉCIALE DES ORGANES DU GOUT CHEZ L'HOMME

**Description de la langue.** — Possédant la forme d'un cône aplati, la langue est fixée par sa base au milieu du plancher de la bouche tandis que son sommet, libre, se trouve rabattu en avant (fig. 43). Elle est constituée par des muscles dont les fibres mélangées dans l'organe, se séparent presque toutes au niveau de sa base en faisceaux qui se fixent sur des os très différents, d'où leurs noms de *génio-*

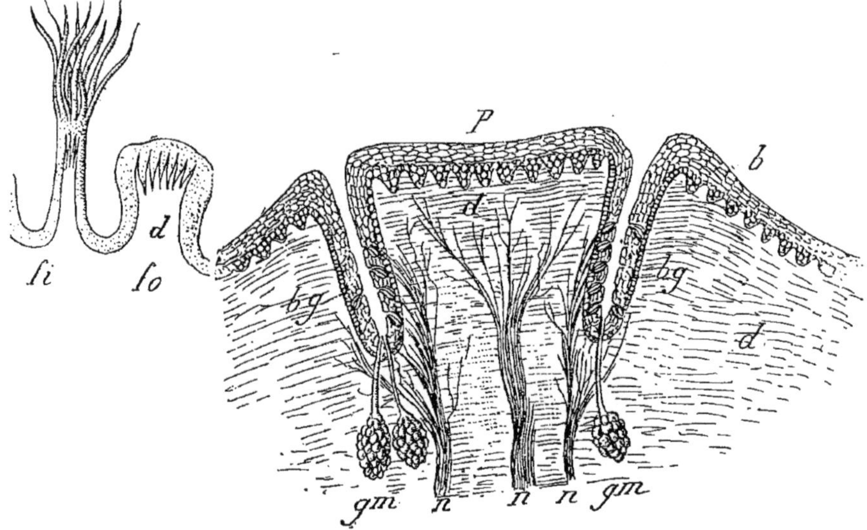


Fig. 150. — Coupe intéressant 3 papilles de la langue : *fi*, papille filiforme ; *fo*, papille fongiforme ; *e*, épiderme ; *d*, derme, *p*, papille caliciforme ; *b*, bourrelet périphérique ; *bg*, bourgeon du goût ; *gm*, glande muqueuse ; *n*, nerfs.

*glosses*, *hyo-glosses*, *stylo-glosses*, *palato-glosses*, *pharyngo-glosses*.

Une muqueuse recouvre la masse musculaire à laquelle elle est tellement adhérente qu'il faut échauder la langue pour la détacher.

La surface dorsale est très accidentée (fig. 149), les saillies appelées *papilles* ont été distinguées, d'après leur aspect en quatre espèces :

1° *Les papilles caliciformes* au nombre de 10 ou 12 occupent la région postérieure où elles dessinent le *V lingual*, étant disposées suivant deux lignes qui divergent à angle aigu d'arrière en avant et de dedans en dehors.

Chaque papille est constituée par un *calice*, bourrelet circulaire de la muqueuse qui entoure une *papille* formée par le même tissu (fig. 150).

2° Les papilles *fongiformes* au nombre de 150 à 200, plus petites, en forme de champignons (fig. 150) sont disséminées principalement à la partie antérieure du dos de la langue, ainsi que sur les bords et la pointe de cet organe ;

3° Les papilles *corolliformes*, très nombreuses, sont disposées en lignes parallèles aux branches du V lingual. Elles doivent leur nom à ce que leur extrémité libre est découpée en lanières flottantes, comme les pétales d'une corolle.

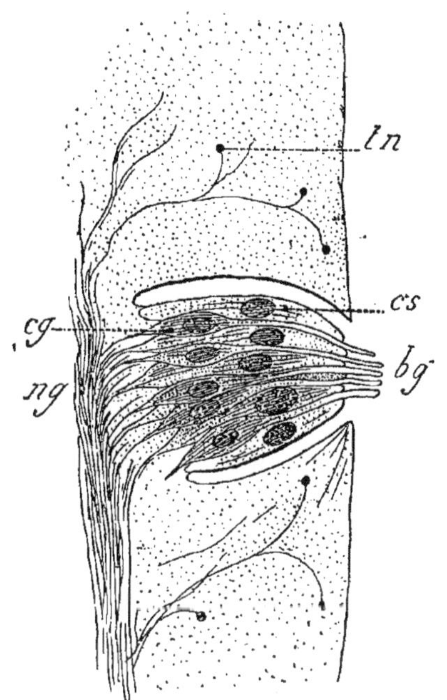

Fig. 151. — Coupe d'un bourgeon du goût : *bg*, bâtonnets sortant à travers le pore du goût ; *cg*, cellules gustatives ; *cs*, cellules de soutènement ; *ng*, nerf glosso-pharyngien ; *tn*, terminaisons nerveuses en bouton dans la muqueuse.

4° Les papilles *hémisphériques*, simples saillies de la muqueuse, correspondent chacune à une papille vasculaire du derme. Elles sont situées dans les intervalles laissés entre les autres papilles.

## TERMINAISONS NERVEUSES

La muqueuse buccale contient des terminaisons particulières, surtout nombreuses dans les régions sensibles au goût, ce qui leur a fait rapporter les impressions gustatives. On les trouve principalement sur la face interne du sillon qui circonscrit l'éminence centrale des papilles caliciformes ; ce sont des corps olivaires appelés *bourgeons du goût* parce qu'ils sont constitués par un faisceau de longues cellules disposées côte à côte. Ces bourgeons reposent sur le derme par une base assez large au niveau de laquelle ils sont en rapport avec des fibres nerveuses. Leur autre extrémité effilée dépasse la surface générale de l'épithélium traversant sa couche lamellaire superficielle par un orifice rétréci appelé *pore du goût* (fig. 151).

On retrouve encore des bourgeons du goût, mais en petit nombre dans l'épithélium qui tapisse la face centrale du bourrelet circulaire des papilles caliciformes. D'autres se trouvent disséminés à la surface des papilles fongiformes. Quelques-uns ont été signalés épars dans la muqueuse qui revêt le voile du palais, ses piliers et l'épiglotte.

**Phénomènes gustatifs.** — Les sensations du goût ne sont provoquées que par des corps solubles dans les liquides buccaux. C'est ce qui fait admettre que l'impression des cellules gustatives se produit par l'intermédiaire d'une réaction chimique.

**Nerfs du goût.** — Les nerfs glosso-pharyngiens semblent contenir les fibres dont l'excitation provoque les sensations gustatives. Après leur section, on peut faire avaler à des chiens des aliments mélangés de coloquinte (amère) sans qu'ils témoignent la moindre aversion.

## *III. Odorat.*

### I. — GÉNÉRALITÉS

Comme les sensations du goût, celles de l'odorat constituent une variété du toucher, distinctes non seulement parce qu'elles n'ont aucune analogie avec celles du tact, mais encore parce qu'elles prennent naissance à la suite d'impressions portées sur des terminaisons bien localisées. L'impression même, se produit d'une manière particulière. Elle ne résulte pas d'un contact brutal avec les terminaisons nerveuses, mais de l'action exercée sur elles par les vapeurs ou les particules transportées au moyen de l'air.

La sensibilité pour l'odorat siège à la surface d'une partie des fosses nasales.

**Sensations olfactives.** — Quoique l'on ait démêlé dans l'odeur dégagée par certaines substances un élément tactile : picotement, douleur, on n'est pas encore arrivé à distinguer dans les sensations olfactives pures, en nombre immense, les sensations simples en nombre défini dont le mélange donnerait toutes les odeurs perceptibles.

## II. — ÉTUDE PARTICULIÈRE DE L'APPAREIL OLFACTIF CHEZ L'HOMME

**Fosses nasales.** — Les fosses nasales, limitées par une paroi osseuse, sauf en arrière où elles s'ouvrent dans l'arrière-bouche ou pharynx par les *arrière-narines* et en avant où elles se continuent avec les *vestibules des fosses nasales* correspondantes, sont au nombre de deux, symétriquement disposées l'une par rapport à l'autre au centre de la face. Chacune d'entre elles présente la forme d'un prisme triangulaire dont deux faces disposées à angle droit seraient : l'une horizontale inférieure, l'autre antéro-postérieure confondue avec le plan médian du corps.

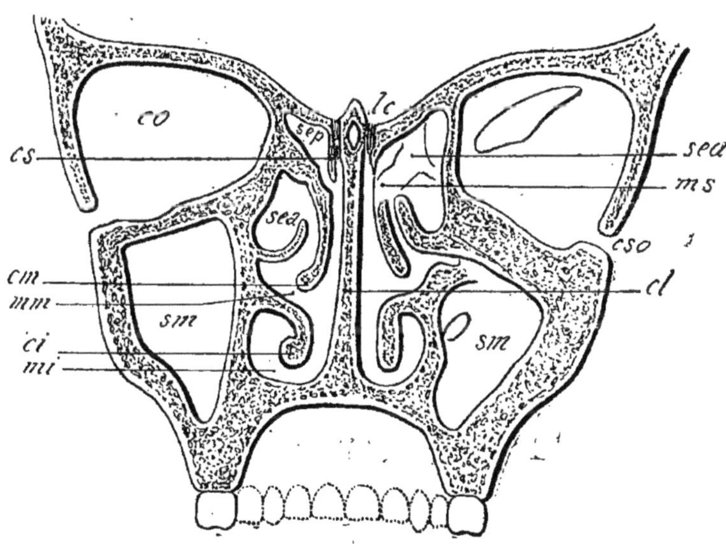


Fig. 152. — Coupe verticale et transversale de la base du crâne : *cl*, cloison séparant les deux fosses nasales ; *co*, cavité orbitaire ; *cso*, canal sous orbitaire ; *cs*, cornet supérieur ; *cm*, cornet moyen ; *ci*, cornet inférieur ; *lc*, lame criblée de l'ethmoïde ; *sea*, sinus ethmoïdaux antérieurs ; *sep*, sinus ethmoïdaux postérieurs ; *ms*, méat supérieur ; *mm*, méat moyen ; *mi*, méat inférieur.

La base postérieure présente à sa partie inférieure les arrière-narines orifices ovalaires (fig. 154). En avant, chaque *vestibule nasal* limité presqu'entièrement par des tissus élastiques communique avec l'extérieur par la *narine* correspondante ouverte vers le bas au-dessus de la bouche (fig. 153 et 154). La cloison qui sépare les deux fosses a une surface lisse, mais la paroi externe de chacune d'entre elles porte trois lamelles antéro-postérieures qui font saillie dans sa cavité. Fixées par leur bord supérieur, elles s'enroulent sur elles-mêmes de dedans en dehors au niveau de leur bord inférieur; on les appelle les *cornets*. Chacun d'entre eux circonscrit dans sa concavité un espace appelé *méat*. Il y en a autant que de cornets. D'après leur situation ils ont été appelés: *supérieur*, *moyen*, *inférieur* (fig. 152 et 154). Leur rôle est d'augmenter la surface de contact entre l'air inspiré et les tissus.

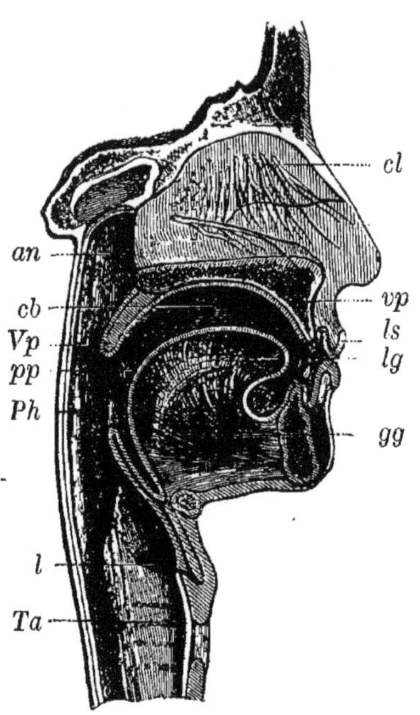


Fig. 153. — Coupe verticale et médiane de la tête montrant la paroi interne de la fosse nasale droite : *cl*, cloison qui sépare les deux fosses nasales et porte des ramifications du nerf olfactif ; *gg*, fibres du muscle génio-glosse ; *cb*, cavité buccale ; *l*, larynx ; *an*, arrière-narines ; *pp*, piliers du palais ; *ls*, lèvre supérieure.

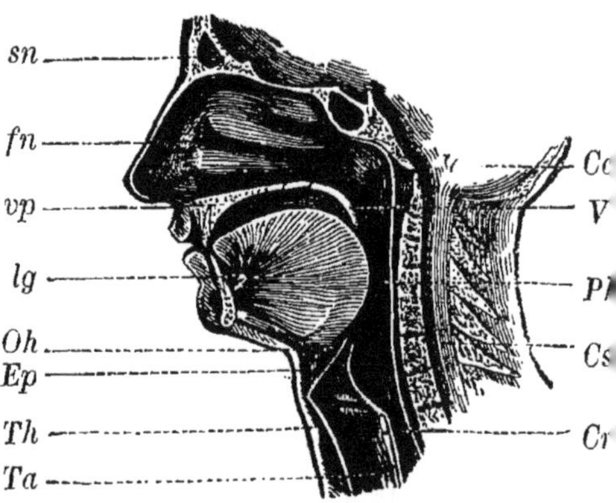


Fig. 154. — Coupe verticale montrant la paroi externe de la fosse nasale droite : *fn*, paroi externe de la fosse nasale montrant les trois cornets et les trois méats ; *sn*, sinus frontal ; *vp*, voûte palatine ; V*p*, voile du palais ; *lg*, langue ; C*c*, cavité crânienne ; C*s*, canal spinal ; P*h*, pharynx ; O*h*, os hyoïde ; E*p*, épiglotte ; T*h*, cartilage thyroïde ; C*r*, cartilage cricoïde ; T*a*, trachée-artère.

**Pituitaire.** — Les fosses nasales sont tapissées par une muqueuse appelée *pituitaire*.

**Terminaisons olfactives.** — Dans la pituitaire jaunâtre qui tapisse le sommet et la moitié supérieure des parois latérales on trouve des terminaisons nerveuses spéciales: cellules fusiformes très étirées, ce sont les organes olfactifs.

**Phénomènes olfactifs.** — On admet d'ordinaire que les impressions olfactives sont produites par l'intermédiaire de *réactions chimiques*, que provoqueraient les particules odorantes déposées dans le mucus nasal de la région olfactive.

**Nerfs de l'odorat.** — Ce sont exclusivement les nerfs olfactifs qui forment la première paire crânienne.

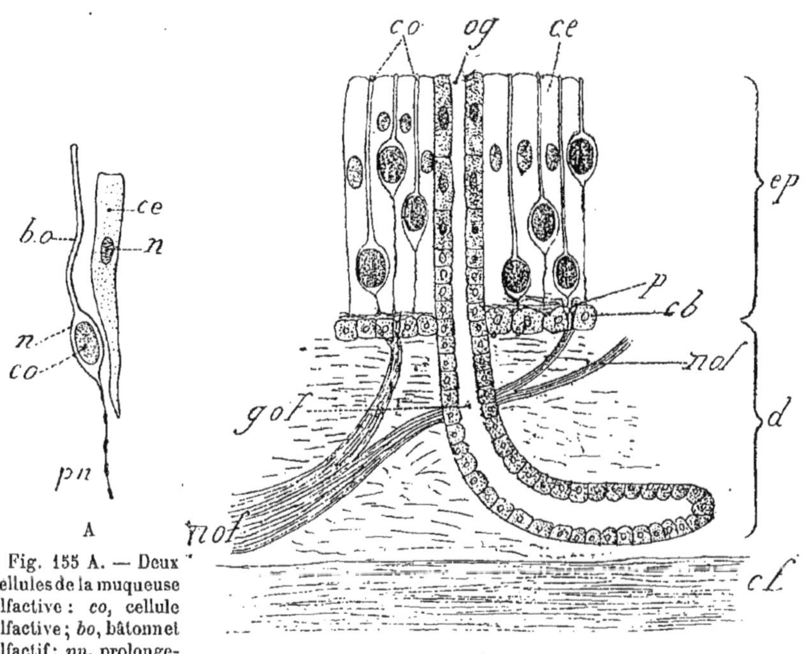


Fig. 155 A. — Deux cellules de la muqueuse olfactive : *co*, cellule olfactive ; *bo*, bâtonnet olfactif ; *pn*, prolongement nerveux en continuité avec une fibrille issue du plexus basal formé par le nerf olfactif ; *ce*, cellule épithéliale ; *n*, noyaux.

Fig. 155 B. — Coupe de la muqueuse olfactive : *ep*, épiderme ; *d*, derme ; *cf*, couche fibreuse reliant la muqueuse aux os (membrane basale) ; *nof*, nerf olfactif ; *p*, plexus nerveux ; *cb*, cellules basales ; *co*, cellules olfactives ; *ce*, cellules épithéliales ; *og*, orifice d'une glande olfactive ; *gof*, glande olfactive.

## *IV. Oreille.*

### I. — GÉNÉRALITÉS

L'oreille est l'organe disposé pour recevoir l'impression des ondes sonores, c'est-à-dire celle qui est dûe aux vibrations rapides des corps solides, liquides ou gazeux.

**Agent sonore.** — De nombreuses expériences montrent que l'agent sonore est constitué par des vibrations matérielles rapides.

**Constitution de l'oreille.** — La partie fondamentale de l'oreille est constituée de la même manière chez tous les animaux. Elle existe seule chez les animaux inférieurs aquatiques qui entendent comme les poissons, les vers et les mollusques (fig. 156), où elle a été décrite sous le nom de *otocyste*. C'est un petit sac formé par une membrane conjonctive, tapissé d'un revêtement cellulaire et rempli de liquide. Il est généralement caché dans les tissus de la tête ce qui le rend quelquefois assez difficile à déceler malgré la coloration blanche que lui donnent des concrétions calcaires appelées *otolithes* flottant dans sa cavité.

Un tronc nerveux, le nerf *acoustique,* issu des masses cérébrales, se termine dans la paroi de l'otocyste. Ses fibres semblent en communication avec certaines cellules du revêtement interne caractérisées par leur forme allongée et les soies longues, raides qu'elles portent sur la face libre, plongeant dans l'intérieur de l'ampoule.

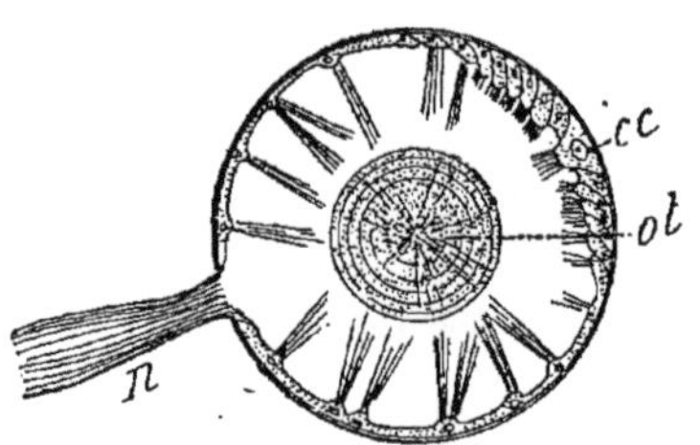

Fig. 156. — Otocyste d'un mollusque : *n*, nerf acoustique ; *ot*, otolithe ; *cc*, cellules ciliées auditives.

Quand des vibrations sonores frappent le corps de l'animal, elles se communiquent à travers les tissus jusqu'au liquide qui remplit la vésicule, ébranlant les terminaisons nerveuses sans doute par l'intermédiaire des soies que portent les éléments sensoriels du revêtement.

Cet ébranlement qui peut être augmenté par les vibrations des otolithes a pour résultat la production d'un influx nerveux qui se communique au cerveau. L'oreille transforme donc la vibration matérielle en influx nerveux.

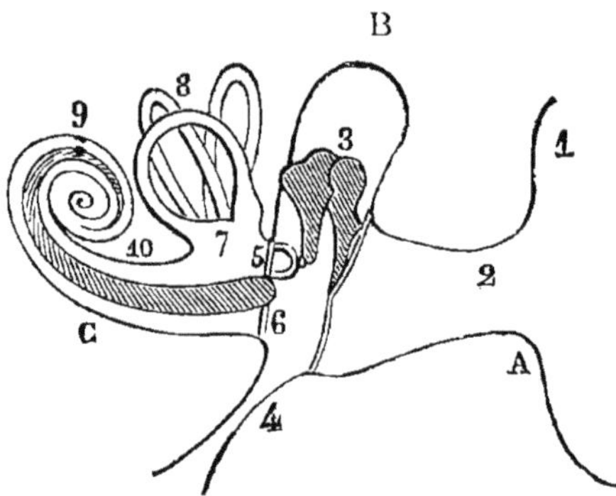

Fig. 157. — Schéma de l'appareil auditif : A, oreille externe ; B, oreille moyenne ; C, oreille interne ; 1, pavillon ; 2, conduit auditif externe ; 3, caisse du tympan et chaîne des osselets ; 4, trompe d'Eustache ; 5, étrier reposant sur la fenêtre ovale ; 6, fenêtre ronde obturant la rampe tympanique du limaçon ; 7, vestibule ; 8, canaux semi-circulaires ; 9, limaçon ; 10, sa rampe vestibulaire.

La signification attribuée à ces organes se justifie par l'examen de l'appareil auditif des animaux supérieurs. Dans la région correspondante la même vésicule se retrouve, bien qu'avec une forme un peu plus compliquée, elle a été décrite sous le nom d'*oreille interne*. Souvent de nouvelles parties lui sont ajoutées. C'est que les animaux aériens sont dans une mauvaise situation pour entendre. D'une part l'air conduit bien plus lentement et plus mal les ondes sonores que ne le font les corps solides ou liquides et d'autre part les vibrations ont beaucoup plus de difficulté à pénétrer d'un milieu aérien dans un solide que pour passer d'un liquide dans le même solide. La différence de densité entre les milieux successifs augmente considérablement la réflexion des mouvementsvibratoires. Cette mauvaise condition pour entendre est compensée par l'adjonction d'un appareil de renforcement constitué par l'*oreille moyenne*, chambre remplie d'air qui s'est formée sur le côté externe de l'oreille interne (fig. 158). Pour remplir son rôle, une partie de la paroi de cette nouvelle cavité qui regarde du côté extérieur est constituée par une mince membrane tendue le *tympan*. Celui-ci est relié par la *columelle* ou *chaîne des osselets* à une portion également membraneuse *(fenêtre ovale)* de la cloison qui la sépare de l'oreille interne. Comme toute les membranes tendues, le tympan vibre à l'unisson quand des ébranlements sonores transmis par l'air le frappent; la chaîne

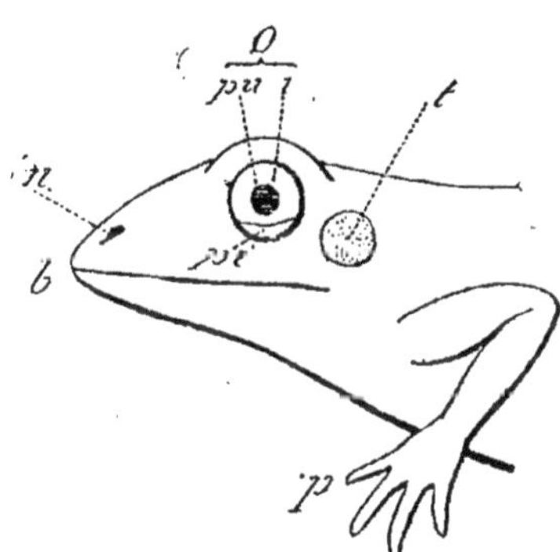


Fig. 158. — Extrémité antérieure d'une grenouille; *b*, bouche; *n*, narine; *O*, œil; *pu*, pupille, *i*, iris; *t*, tympan; *p*, pouce; *pi*, paupière inférieure.

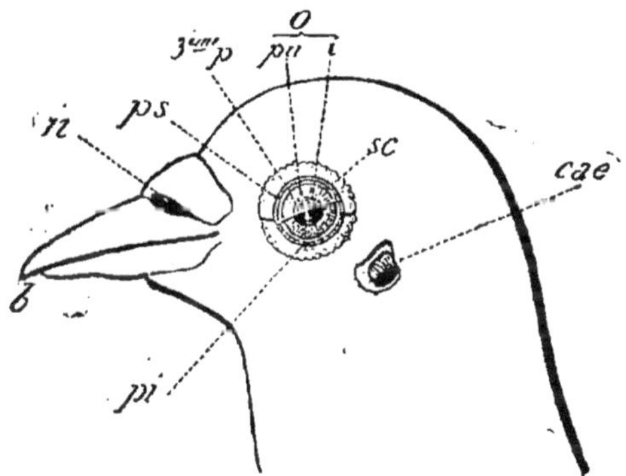


Fig. 159. — Tête d'un pigeon: la 3me paupière est à moitiée fermée, les plumes enlevées permettent de voir le conduit auditif externe: *ps*, paupière supérieure; *pi*, paupière inférieure; 3me *p*, 3me paupière: *cae*, conduit auditif externe avec le tympan en clair sur sa paroi supérieure.

des osselets qu'il entraîne dans ses oscillations communique la vibration au liquide de l'oreille interne par l'intermédiaire de la membrane qui obture la fenêtre ovale. Ainsi se trouve constituée l'oreille chez les batraciens, les reptiles et les oiseaux. Souvent le tympan est situé superficiellement, on le voit alors parce que la peau très mince qui le recouvre est tendue comme celle d'un tambour (fig. 159).

Déjà chez beaucoup d'oiseaux (fig. 160), surtout chez les rapaces nocturnes (hiboux, chouettes) qui ont besoin de parer à l'insuffisance du sens de la vue dans la recherche de la proie, l'appareil de l'audition se complique par l'adjonction d'une troisième chambre nommée l'*oreille externe*.

Un repli de la peau revêtant du tissu conjonctif différencié, prolonge vers l'extérieur l'anneau qui borde le tympan formant un cornet largement ouvert au dehors destiné à faire *converger* les vibrations sonores sur la membrane tympanique. Ainsi est également constitué l'organe de l'ouïe chez l'homme et les mammifères; on y remarque souvent un développement considérable de la portion évasée ou *pavillon de l'oreille*.

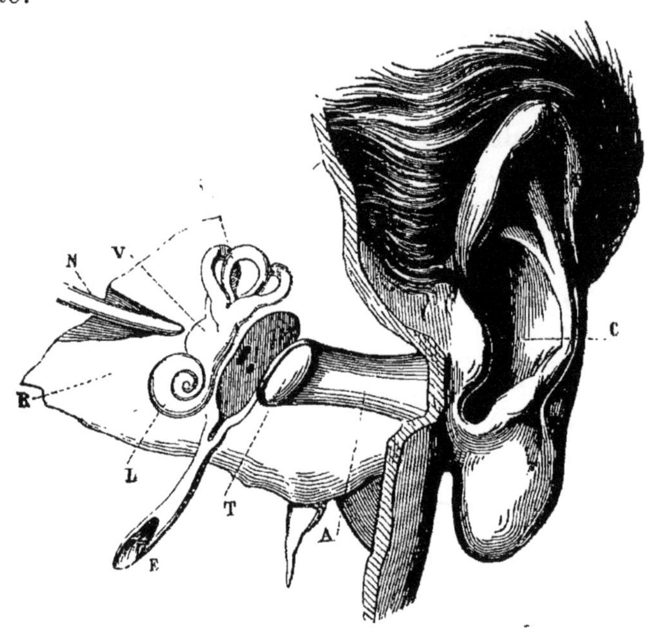


Fig. 160. — Ensemble de l'appareil auditif; C, oreille externe et conque auditive; P, pavillon; A, conduit auditif externe; T, membrane du tympan; E, trompe d'Eustache qui s'ouvre dans l'oreille moyenne; V, vestibule; S, canaux semi-circulaires; L, limaçon; N, nerf acoustique dans le conduit auditif interne; R, rocher de l'os temporal.

## II. — ÉTUDE PARTICULIÈRE DE L'OREILLE CHEZ L'HOMME

L'oreille de l'homme comprend trois chambres placées bout à bout (fig. 161): l'*oreille externe*, libre en grande partie, volumineuse, ce qui lui faisait accorder une haute importance chez les anciens, tandis que les deux autres plus petites (*oreille moyenne* et *oreille interne*) sont logées dans la partie massive de l'*os temporal* qui se trouve sur les côtés du crâne. L'oreille interne est la partie capitale de l'organe.

### *A. Oreille externe.*

L'oreille externe largement ouverte vers l'extérieur, remplie d'air, est formée de deux parties : le *pavillon* en forme d'entonnoir, auquel fait suite le *conduit auditif externe*, canal légèrement oblique en bas, en dedans et en avant. Ce dernier est fermé à son extrémité interne par le *tympan*, membrane disposée obliquement de haut en bas et d'arrière en avant par rapport à son axe.

## *B. Oreille moyenne.*

L'*oreille moyenne* ou *caisse du tympan*, logée dans la portion pierreuse de l'os temporal a en gros la forme d'une lentille biconcave disposée à peu près parallèlement au plan médian du corps (fig. 160 et 161).

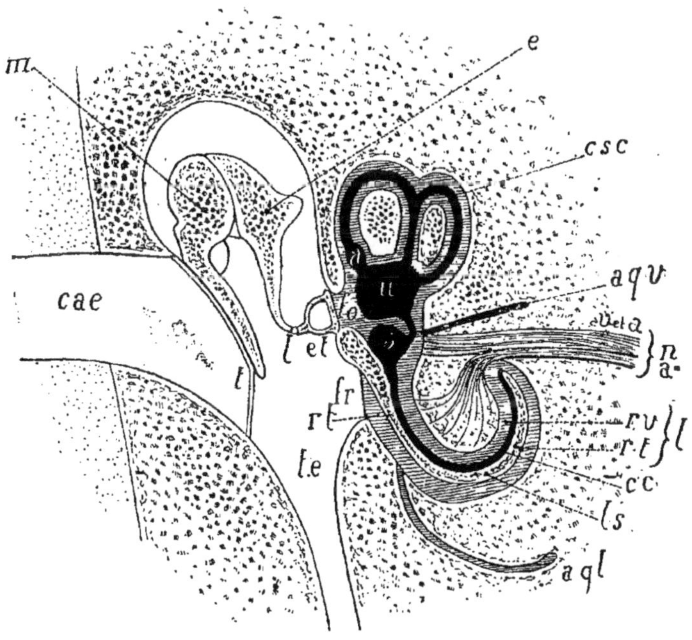


Fig. 161. — Schèma de l'oreille. Les espaces remplis d'air sont blancs, la perilymphe est marquée par des hâchures, l'endolymphe est toute noire, l'os est marqué par des croix, le cartilage par des points. On suppose le limaçon partiellement déroulé et toute l'oreille interne ramenée dans un plan vertical: *cae*, conduit auditif externe; *t*, tympan; *m*, marteau; *e*, enclume; *l*, os lenticulaire; *et*, étrier; *fo*, fenêtre ovale; *fr*, fenêtre ronde; *na*, nerf acoustique; *t*, branche trochléenne; *v* et *a*, branche vestibulaire et ampullaire; *u*, utricule; *s*, saccule; *csc*, canaux semi-circulaires; *a*, ampoule; *aqv*, aqueduc du vestibule; *l*, limaçon; *rt*, rampe tympanique, *ls*, lame spirale; *rv*, rampe vestibulaire; *cc*, canal cochléaire; *aql*, aqueduc du limaçon; *te*, trompe d'Eustache.

Presque toute sa face externe est occupée par le tympan. Du côté interne la cloison osseuse qui sépare cette chambre de l'oreille interne présente également deux régions qui sont restées membraneuses, mais de bien plus petite dimension que le tympan. Disposées l'une au-dessus de l'autre et séparées par le *promontoire,* saillie de la paroi osseuse on les appelle à cause de leur forme : l'inférieure *fenêtre ronde* et l'autre *fenêtre ovale.* L'extrémité de la chaîne osseuse,

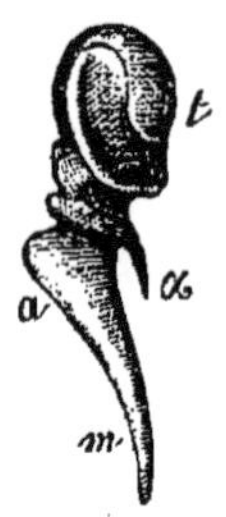


Fig. 162. — Marteau isolé : *t*, tête ; *m*, manche ; *α*, apophyse longue ou grêle ; *a*, apophyse courte.

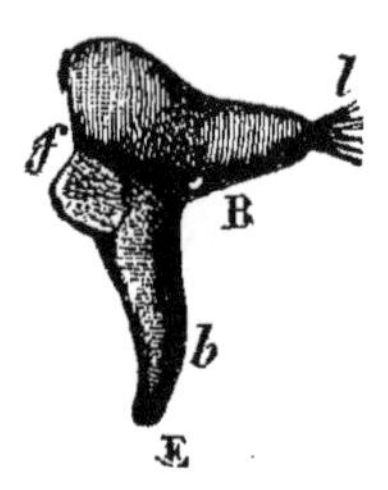


Fig. 163. — Enclume isolée : *f*, surface articulée avec la tête du marteau ; *B*, courte branche fixée par le ligament *l* ; *b*, longue branche portant l'os lenticulaire E.

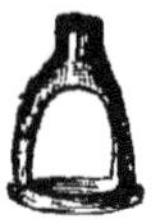

Fig. 164. — Etrier isolé.

vient s'appuyer contre cette dernière. La cloison étant complète, le liquide contenu dans l'oreille interne ne peut s'écouler dans l'oreille moyenne.

Cette chambre, remplie d'air, communique avec l'extérieur par la *trompe d'Eustache*, long canal dirigé en avant et en bas qui s'ouvre dans l'arrière-cavité des fosses nasales.

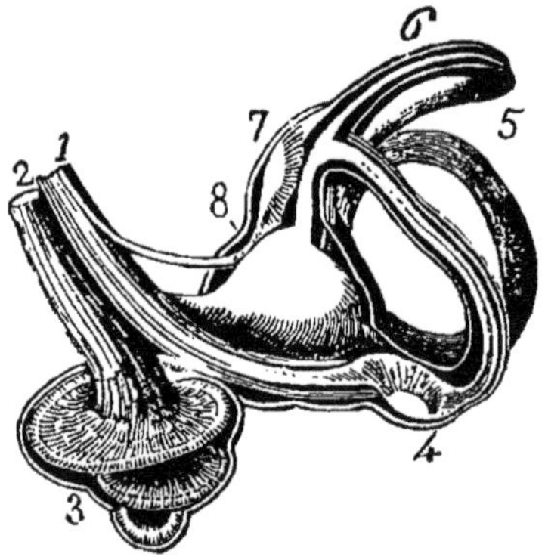

Fig. 165. — Distribution du nerf auditif dans le labyrinthe membraneux : 1, rameau du nerf auditif qui se rend dans le vestibule et les ampoules ; 2, rameau du même nerf qui se rend dans le limaçon ; 3, limaçon : 4, 7, 8, crêtes blanches des ampoules ; 5 et 6, canaux semi-circulaires.

**Rôle de la trompe d'Eustache.** — Pour que le tympan vibre dans les meilleures conditions possibles, l'air doit exercer la même pression sur ses deux faces ; la trompe d'Eustache a pour fonction principale de produire cette égalisation, les fosses nasales communiquant librement avec l'atmosphère extérieure tout en contenant de l'air chaud et humide.

**Chaîne des osselets.** — Du tympan à la fenêtre ovale s'étend une chaîne de quatre osselets articulés l'un avec l'autre (fig. 161). Le premier, appelé *marteau* par suite de sa forme (fig. 162), a son *manche* emprisonné dans la couche moyenne fibreuse de la membrane tympanique. Sa *tête*, située au-dessus du bord de l'anneau osseux qui soutient le tympan est articulée en arrière avec le *corps* de *l'enclume*. Ce deuxième osselet (fig. 163) a la forme d'une dent bicuspidée dont la grande racine dirigée en bas et en dedans supporte à son extrémité le petit *os lenticulaire*. Le quatrième

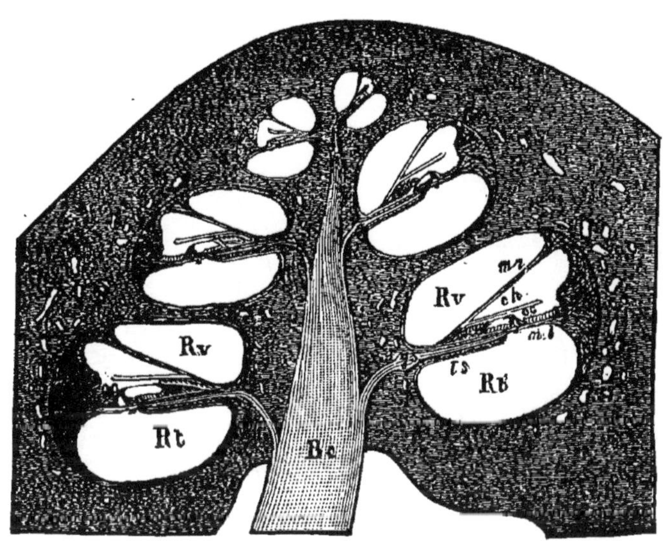


Fig. 166. — Coupe du limaçon faite suivant son axe : Rv, rampe vestibulaire ; oc, organe de Corti ; Rt, rampe tympanique ; Bc, branche cochléenne du nerf acoustique ; *ls*, lame spirale ; *mb*, membrane basilaire ; *gs*, ganglion spiral ; *ch*, canal cochléaire ou limaçon membraneux ; *mr*, membrane de Reissner.

segment appelé *étrier* à cause de sa forme (fig. 164) est fixé par sa tige à la surface interne de cet osselet tandis que sa sole est appuyée sur le liquide de l'oreille interne au niveau de la fenêtre ovale.

**Rôle de la chaîne des osselets.** — *Transmission des vibrations.* — Le rôle fondamental de cette chaîne d'osselets est, agissant à peu près comme si elle était d'une pièce, de *transmettre les vibrations du tympan* au liquide de l'oreille interne.

## C. Oreille interne.

L'oreille interne encore appelée *labyrinthe* chez les vertébrés supérieurs à cause de sa forme compliquée est logée dans le rocher ou portion *pierreuse* de l'os temporal. Le nerf acoustique y pénètre par les pertuis qui terminent le *conduit auditif interne*, canal creusé dans le rocher du crâne à la face interne duquel il s'ouvre largement. La forme compliquée de l'oreille interne a pour avantage de permettre un plus grand développement de la surface occupée par les terminaisons nerveuses sensibles.

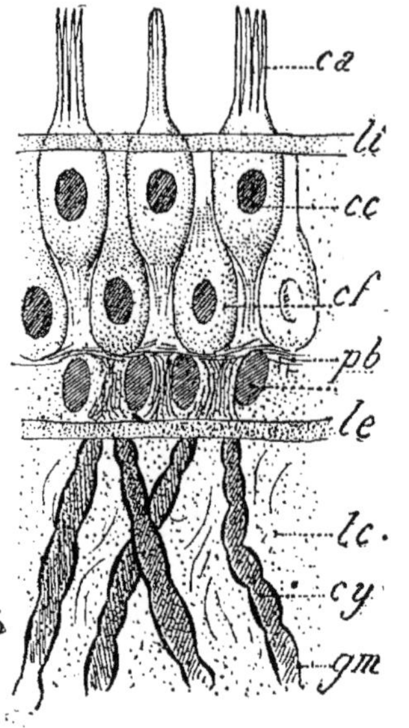

Fig. 167. — Coupe d'une tache blanche : *li*, limitante interne (cuticule) ; *cc*, cellules ciliées (auditives) ; *ca*, cils auditifs ; *cf*, cellules fusiformes (de soutènement) ; *nb*, noyaux des cellules basales ; *pb*, plexus basal ; *le*, limitante externe (membrane basale) ; *tc*, tissu conjonctif ; *cy*, cylindre-axe ; *gm*, gaine de myéline.

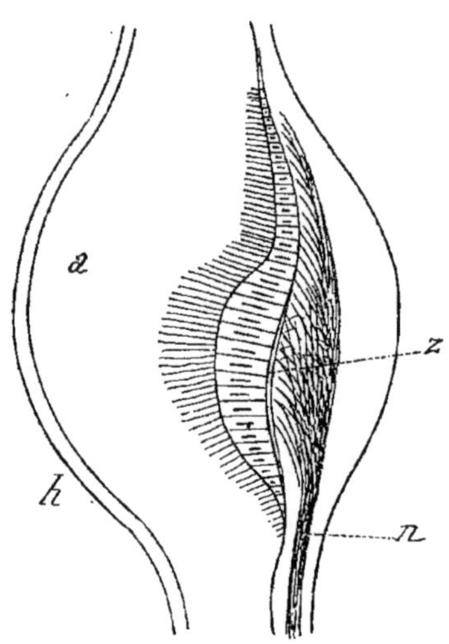


Fig. 168. — Coupe d'une ampoule d'un canal semi-circulaire membraneux : *a*, cavité de l'ampoule remplie d'endolymphe ; *p*, paroi membraneuse ; *n*, rameau nerveux ; *cc*, cellules ciliées.

On y distingue trois régions (fig. 160 et 161). En arrière se trouvent les *canaux semi-circulaires* communiquant tous les 3 par leurs extrémités antérieures avec le *vestibule* qui se continue en avant par le *limaçon* canal enroulé autour d'un noyau conique.

Comme nous l'avons vu, la paroi osseuse qui sépare l'oreille interne de l'oreille moyenne est remplacée en deux endroits par une membrane tendue constituant : la *fenêtre ovale* et la *fenêtre ronde*. La première se trouve au niveau du vestibule, la seconde correspond à la partie inférieure du limaçon.

**Perilymphe, endolymphe, labyrinthe membraneux.** — Toute l'oreille interne est remplie de liquide, qui est retenu par des membranes tendues, au niveau des fenêtres donnant dans l'oreille moyenne. Un sac membraneux, de même forme que le labyrinthe osseux, mais plus petit que lui, flotte dans ce liquide. Il est rempli également de sérosité.

C'est en certains points de la surface interne du labyrinthe membraneux que se trouvent les terminaisons auditives, aussi ce sac est-il réuni à la paroi osseuse par les rameaux nerveux qui s'y rendent.

Sur la paroi interne du vestibule membraneux on trouve 2 taches blanches au niveau desquelles se terminent des rameaux du nerf acoustique (fig. 167).

A la surface interne du limaçon membraneux, il y a une *bande auditive* spirale dans laquelle se terminent les fibres du nerf acoustique (organe de Corti, fig. 166). Enfin, à la base des canaux semi-circulaires membraneux, sur la paroi de l'ampoule qu'ils portent, on distingue une *crête acoustique* (fig. 165 et 168) transversale, semi-lunaire constituée comme les taches auditives du vestibule dont elles possèdent également la couleur blanc-jaunâtre dûe à des otolithes. Elles reçoivent des rameaux (*ampullaires*) du nerf auditif qui ont pénétré dans le labyrinthe osseux au niveau des taches criblées du vestibule.

**Sens de l'équilibre**. — On voit d'ordinaire dans les terminaisons nerveuses des canaux semi-circulaires l'organe périphérique d'un sens spécial, celui de l'*équilibre*, non discerné par les anciens quoique la notion de la verticale semble devoir être attribuée, surtout aux impressions d'organes spéciaux autres que ceux des cinq sens.

## V. Œil.

### I. — GÉNÉRALITÉS

L'œil est l'organe sensoriel adapté en vue de recueillir les impressions lumineuses.

**Sensibilité générale pour la lumière.** — Chez les organismes inférieurs (protozoaires, hydres, etc.) on ne distingue pas d'appareil spécialement disposé pour reçevoir les impressions lumineuses; cependant il faut reconnaître que presque tous sont sensibles à son action.

**Taches oculiformes ou pigmentaires.** — Chez un certain nombre de vers inférieurs (turbellariés, nématodes) qui vivent libres, on trouve dans l'épaisseur de la peau des *taches oculiformes*, en nombre pair, ordinairement arrondies brunes ou noires constituées par un simple amas de pigment. Disposées surtout dans la région céphalique, elles sont appliquées directement à la surface des ganglions cérébraux ou réunies à ces mêmes masses par un nerf spécial.

On admet que ces formations constituent des yeux tout à fait rudimentaires, quoi qu'ils ne contiennent pas de corps réfringents.

**Signification des corps réfringents, vision véritable.** — Les corps réfringents taillés suivant certaines surfaces courbes ont pour propriété de réunir plus ou moins complètement en un point défini appelé *foyer conjugué*, les rayons issus d'un point lumineux.

L'adjonction de lentilles à l'appareil pigmentaire pourra donc projeter à la surface du corps une image des objets extérieurs ; celle-ci ressentie permettra de juger non seulement de la nuance et de l'intensité générale des rayons lumineux issus des objets éclairés, mais de rapporter à chaque objet ses rayons propres.

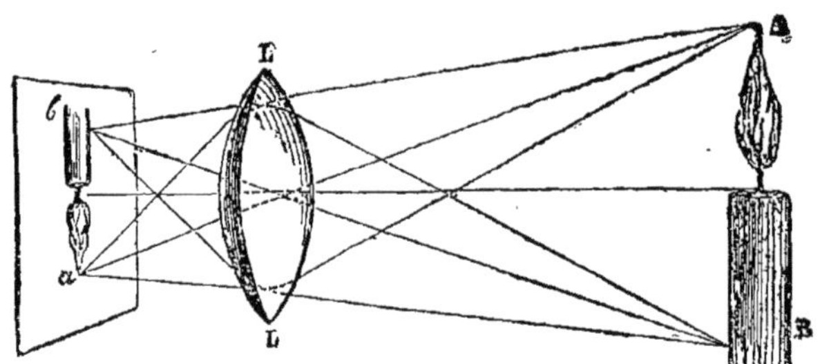


Fig. 169. — Image donnée par une lentille.

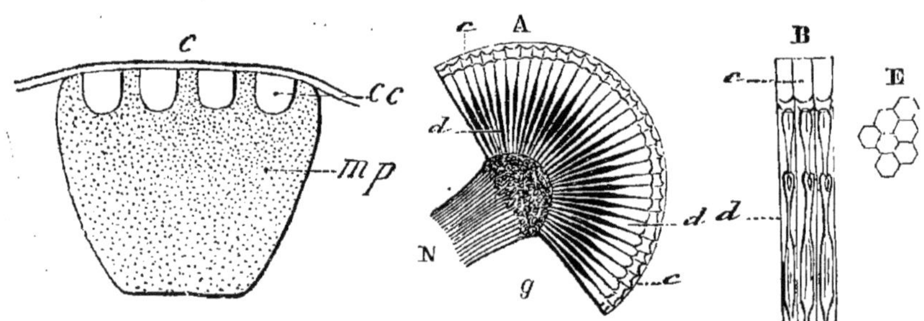


Fig. 170. — Œil de dasychone bombyx (annélide) ; *c*, tégument transparent (cornée) ; *cc*, cône cristallin ; *mp*, matière pigmentaire.

Fig. 171. — A. coupe schématique d'un œil composé d'articulé ; B, trois bâtonnets rétiniens vus à un plus fort grossissement ; E, facettes cornéennes vues de face ; N, nerf optique ; *g*, amas ganglionnaire ; *d*, bâtonnets rétiniens avec calices de pigment ; *c*, cornéules.

**Taches pigmentaires avec corps réfringents.** — Chez les rotifères et quelques serpuliens les taches pigmentaires (fig. 170) sont creusées à leur face supérieure de calices renfermant chacun un corps hyalin les *cônes cristallins* doués d'une forte réfringence qui jouent sans doute le rôle de lentilles microscopiques.

**Œil lentifère.** — Chez beaucoup d'animaux, surtout les carnassiers inférieurs et les animaux supérieurs (méduses, étoiles de mer, annélides, beaucoup d'insectes et d'arachnides, mollusques, vertébrés) les yeux sont munis d'une seule lentille (*cristallin*) qui remplace la multitude des corps réfringents.

**Iris et pupille.** — A son extrémité antérieure, le tissu pigmenté semble souvent se continuer en avant du cristallin sous la forme d'une membrane musculaire colorée, l'*iris*, tendu verticalement. Il est percé dans sa région centrale ; la *pupille* ou *prunelle* ainsi constituée permet la pénétration de la lumière. Vue de face, sur le globe, elle présente une coloration noire qui tient à l'obscurité générale produite dans la cavité de l'œil par la couche de pigment. Grâce à sa contractilité l'iris règle la quantité de lumière introduite, empêchant les impressions trop vives.

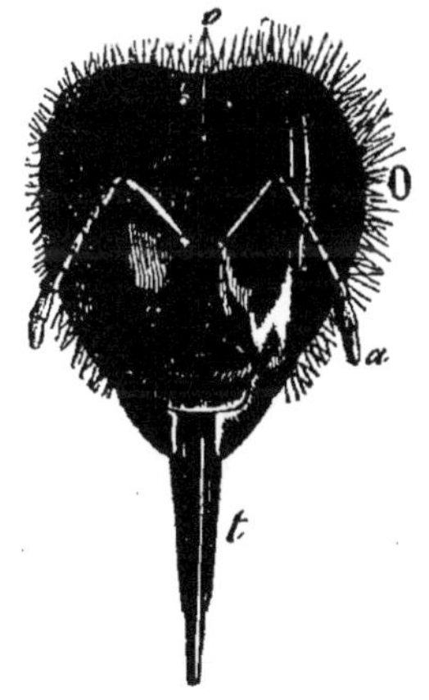


Fig. 172. — Tête d'abeille ouvrière vue par la face antérieure ; O, œil composé, à facettes ; *o*, 3 yeux lentifères, stemmates ou ocelles, portés sur le front ; *a*, antennes ; *t*, trompe.

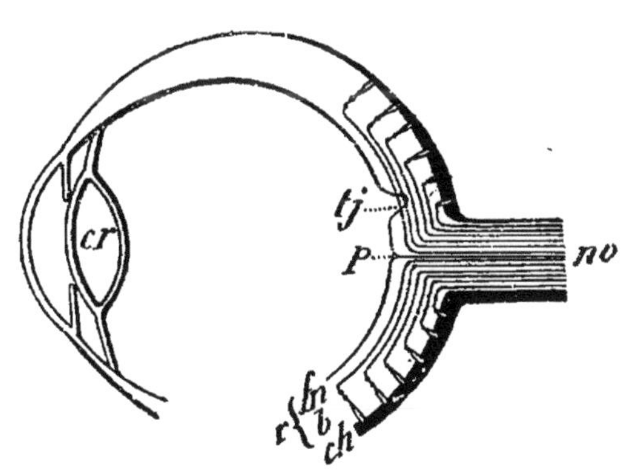


Fig. 173. — Disposition des éléments dans la rétine des vertébrés ; *cr*, cristallin ; *no*, nerf optique ; *r*, rétine ; *fn*, fibres nerveuses; *b*, bâtonnets rétiniens; *ch*, choroïde; *p*, papille *tj*, tache jaune.

**Œil chez les animaux vertébrés.** — Chez les animaux vertébrés, les fibres du nerf optique perforent toutes ensemble la couche pigmentaire près du pôle postérieur de l'œil, y constituant une région déprimée improprement appelée la *papille.* Devenues transparentes, elles rayonnent ensuite autour de ce point à la surface interne de l'œil et après un parcours plus ou moins long elles s'enfoncent normalement dans la paroi de l'organe qu'elles traversent de nouveau presque entièrement, mais cette fois, de l'intérieur vers l'extérieur, se terminant par les bâtonnets à leur extrémité externe après avoir présenté sur leur trajet des corpuscules ganglionnaires. De cette disposition, il résulte que les éléments nerveux de l'œil sont rassemblés chez les vertébrés en une membrane continue, la *rétine,* qui tapisse la surface interne du globe (fig. 173), et à laquelle la masse pigmentaire forme un revêtement externe, la membrane *choroïde* interrompue en arrière seulement au niveau de la *papille.*

## II. — ÉTUDE PARTICULIÈRE DE L'ŒIL CHEZ L'HOMME

L'œil de l'homme se présente sous la forme d'un globe recouvert par une membrane dure, blanche, opaque : la *sclérotique* ou *cornée opaque* sauf en avant où elle devient transparente et porte le nom de *cornée transparente.*

### *A. Organes accessoires*

**Situation, fixation de l'œil.** — Ces organes au nombre de deux sont logés dans les *orbites*, cavités pyramidales de la face.

Chacun d'entre eux n'en occupe environ que $\frac{1}{5}$ du volume, le reste contient d'abord 6 *muscles* (fig. 174), qui ont pour fonction d'orienter l'axe de l'œil dans la direction du point que nous désirons fixer.

Cette loge renferme aussi des *nerfs;* non seulement le nerf optique mais encore ceux qui animent les muscles (nerf moteur oculaire commun, moteur oculaire externe et pathétique) ainsi que ceux qui donnent la sensibilité à la paupière et à la cornée.

On y trouve également des *vaisseaux sanguins* et du *tissu gras* qui remplit tous les interstices, amortissant les chocs.

**Glande lacrymale.** — Au niveau de l'angle supérieur et externe de l'œil (fig. 175) se trouve encore logée la glande lacrymale dont les canaux excréteurs au nombre de 5 à 8 s'ouvrent séparément au fond du cul de sac qui sépare de l'œil la paupière supérieure.

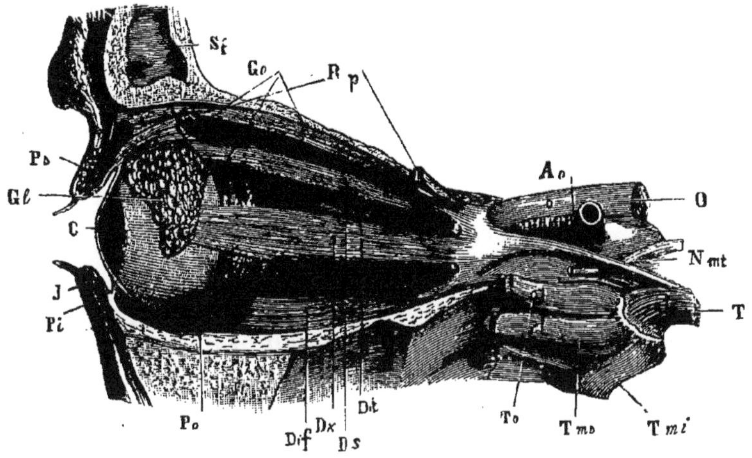


Fig. 174. — Coupe verticale de l'orbite : C, cornée transparente ; J, conjonctive ; Ps, paupière supérieure ; Pi, paupière inférieure ; Gl, glande lacrymale ; Sf, sinus frontal ; Rp, releveur de la paupière supérieure ; Go, grand oblique ; Po, petit oblique ; Ds, droit supérieur ; Dif, droit inférieur ; Dit, droit interne ; Dx, droit externe ; O, nerf optique ; Ao, artère ophtalmique ; T, trijumeau ; To, sa branche ophtalmique ; Tms, sa branche maxillaire supérieure ; Tmi, sa branche maxillaire inférieure ; Nmt, nerfs moteurs oculaires.

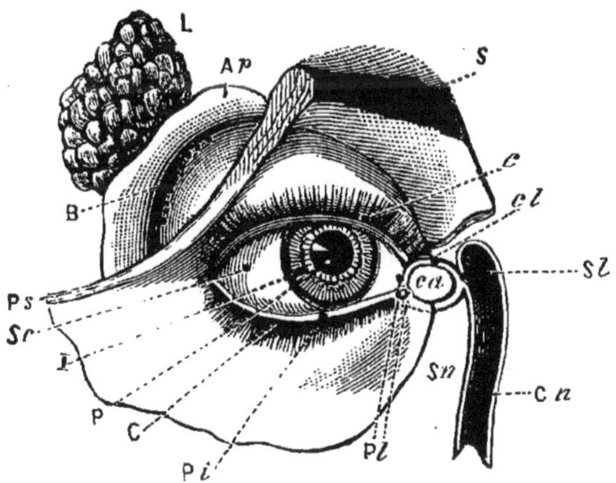


Fig. 175. — Œil du côté droit vu de face : Pi, bord de la paupière inférieure ; c, cils ; Sc, sclérotique ; I, iris ; P, pupille ; Ps, entaille faite dans la paupière supérieure de manière à ouvrir le cul de sac oculo-palpébral, sur le fond duquel on voit en B les orifices des canalicules lacrymaux ; Ap, entaille faite dans la conjonctive et l'aponévrose de Ténon mettant à nu la glande lacrymale L ; S, sourcils ; Pl, points lacrymaux ; cl, canalicules lacrymaux ; ca, caroncule ; Sl, sac lacrymal ; Cn, canal nasal ; Sn, incision faite suivant le sillon nasal.

La sécrétion des larmes se fait d'une manière continue ; leur écoulement au-devant de la cornée a pour but de balayer les poussières qui troubleraient la transparence de cette membrane. Ce travail est facilité par le glissement fréquent de la paupière supérieure qui passe au-devant de l'œil.

Le liquide se récolte ensuite dans une gouttière comprise entre la paupière inférieure et la base du globe, d'où il s'écoule dans le *canal nasal* par deux orifices (*points lacrymaux*,) ouverts près du coin de l'œil, au niveau des saillies qu'y forment les paupières. Ce canal les conduit dans les fosses nasales..

En général, les émotions stimulent tellement la sécrétion que le canal collecteur ne suffit plus à l'écoulement du liquide, il déborde alors par dessus la paupière inférieure sur les joues.

## *B*. Description du globe oculaire.

Le globe oculaire qui a la forme d'une sphère presque régulière est constitué par 3 membranes recouvrant des milieux transparents, réfringents.

1° A l'extérieur, se trouve la *sclérotique*, membrane conjonctive, fibreuse, blanche, opaque et dure, surtout épaisse dans sa région postérieure où elle est interrompue pour le passage du nerf optique. En avant, elle devient transparente et se bombe davantage à partir de l'insertion du pourtour de l'iris, constituant la *cornée transparente* que l'on a comparée à un verre de montre. Par opposition la région postérieure est aussi appelée *cornée opaque*.

La sclérotique assure au globe oculaire une forme invariable et protège les éléments sensoriels très délicats qu'il contient.

2° Au-dessous vient la *choroïde*, membrane très vasculaire dans sa couche moyenne, ce qui assure une température constante aux éléments contenus dans le globe. Du pigment se trouve accumulé dans sa couche superficielle et surtout dans sa couche profonde, interne par rapport au globe. Celle-ci est constituée par des cellules hexagonales placées côte à côte, se prolongeant sous la forme de calices autour de la base des bâtonnets qui occupent la face externe de la rétine (fig. 176).

3° Enfin, la paroi interne du globe est constituée par la *rétine*, membrane mince, transparente, nerveuse, semblant résulter de l'épanouissement du nerf optique.

**Membrane hyaloïde et chambres de l'œil**. — La surface interne de la rétine est tapissée par la *membrane hyaloïde* transparente qui ne lui adhère pas. En forme de sac, elle abandonne, près de la circonférence d'insertion de l'iris, la paroi du globe qu'elle divise ainsi en deux chambres principales appelées d'après leur position : *chambre antérieure* et *chambre postérieure* (fig. 176). Cette dernière constituée par

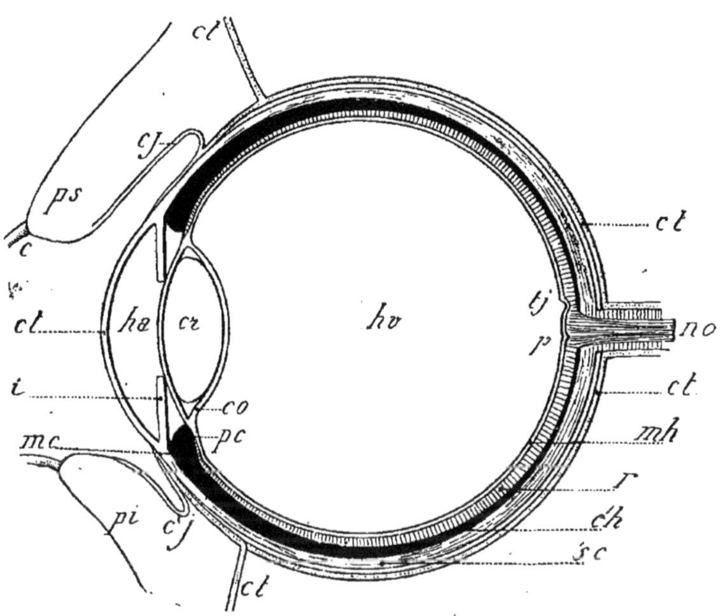


Fig. 176. — Coupe verticale de l'œil : *sc*, sclérotique ; *ch*, choroïde ; *r*, rétine ; *mh*, membrane hyaloïde ; *no*, nerf optique ; *ct*, cornée transparente ; *i*, iris ; *co*, cristalloïde ; *mc*, muscle ciliaire *pc*, procès ciliaires ; *ha*, humeur aqueuse ; *hv*, humeur vitrée ; *tj*, tache jaune ; *p*, papille ; *cj*, conjonctive ; *ps*, paupière supérieure ; *pi*, paupière inférieure ; *ct*, capsule de Ténon ; *c*, cils.

la cavité du sac hyaloïdien est remplie avec du tissu conjonctif tranparent de consistance gélatineuse ce qui l'a fait appeler *humeur vitrée* ou *corps vitré*. Il adhère intimement à la membrane hyaloïde qui envoie des prolongements dans son intérieur. La chambre antérieure comprise entre le sac et la cornée transparente contient l'*humeur aqueuse* très fluide, limpide qui est produite par la sécrétion de la région antérieure de la choroïde appelée *procès ciliaires*.

**Cristallin**. — Entre les deux chambres, déprimant de chaque côté leurs surfaces de contact et contenu dans un dédoublement de la membrane hyaloïde se trouve le cristallin. Celui-ci est donc enfermé dans un sac dont les parois ont été décrites sous les noms de *cristalloïde antérieure* et *cristalloïde postérieure*.

**Iris, pupille.** — L'iris est un voile en forme d'anneau fixé par sa grande circonférence le long du cercle suivant lequel la cornée transparente se raccorde avec la cornée opaque.

Sa face antérieure possède une coloration en rapport avec la richesse pigmentaire de l'organisme : bleu ou gris chez les blonds, brun ou noir chez les bruns. Elle donne à l'œil ce que l'on appelle sa couleur et présente des stries rayonnantes (fig. 175).

La *pupille* ou *prunelle* percée en son centre permet la pénétration des rayons lumineux dans le globe oculaire. Cet orifice s'élargit dans les milieux peu éclairés, il se rétrécit au contraire à la vive lumière. On vérifie très facilement ces modifications. Il suffit d'examiner à une vive lumière la pupille d'une personne ou d'un animal qui a séjourné pendant quelques minutes dans l'obscurité. On constate qu'elle se réduit progressivement. De cette manière l'éclairage du fond de l'œil est moins influencé par les variations de la clarté extérieure.

**Rétine.** — Cette membrane très peu adhérente à la choroïde possède une épaisseur de 1 à 2 millimètres. On y distingue, maintenant, plusieurs couches superposées dont les principales sont :

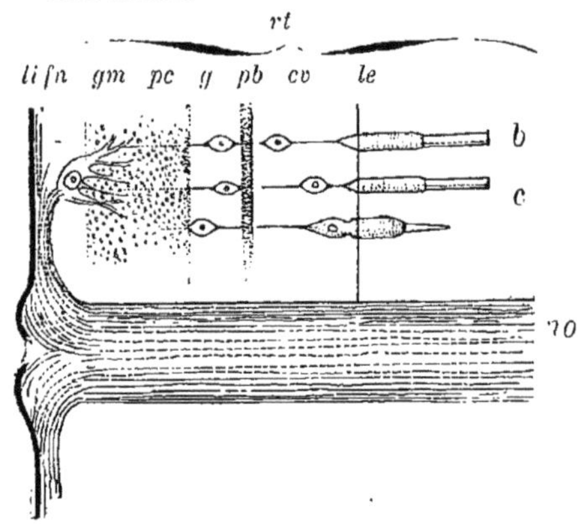


Fig. 177. — Coupe schématique à travers la rétine : *no*, nerf optique ; *rt*, rétine ; *li*, limitante interne ; *fn*, couche des fibres nerveuses ; *gm*, couche des cellules ganglionnaires multipolaires ; *pc*, plexus des fibrilles (1re couche moléculaire) ; *g*, couche des cellules uni et bipolaires avec cellules de soutènement interposées ; *pb*, plexus basal (2e couche moléculaire) ; *cv*, couche des cellules visuelles ; *le*, limitante externe ; *b*, bâtonnets ; *c*, cônes ; *p*, papille.

Une couche fibreuse qui constitue le revêtement interne et provient de l'épanouissement des fibres du nerf optique (fig. 173 et 177) ; puis la couche des *bâtonnets* et des *cônes* ou *membrane de Jacob*, qui forme la surface externe de la rétine.

## *C. Fonctionnement de l'œil.*

Le raisonnement et l'anatomie comparée montrent que les bâtonnets rétiniens représentent les terminaisons sensorielles excitables dans l'œil.

On peut l'établir directement :

1° La *rétine est la partie sensible* de l'œil, car l'exercice de la vision est lié à la production d'une image nette sur cette membrane.

*a. Cette image existe.* En effet un œil de lapin albinos (dont la choroïde n'est pas pigmentée), étant placé dans l'obscurité devant une bougie allumée on apercevra par transparence une petite image renversée de la source lumineuse se dessiner sur les membranes au pôle opposé à la pupille. Un œil d'homme présente les mêmes phénomènes, quand on a remplacé, au pôle postérieur, les membranes opaques par un verre dépoli.

Les propriétés des lentilles établies en physique rendent compte de la production de cette image car on peut, sans erreur notable, faire *abstraction des enveloppes et des milieux de l'œil*, ne conserver que le *cristallin*, mais à la condition d'en augmenter la réfrigérence (fig. 178).

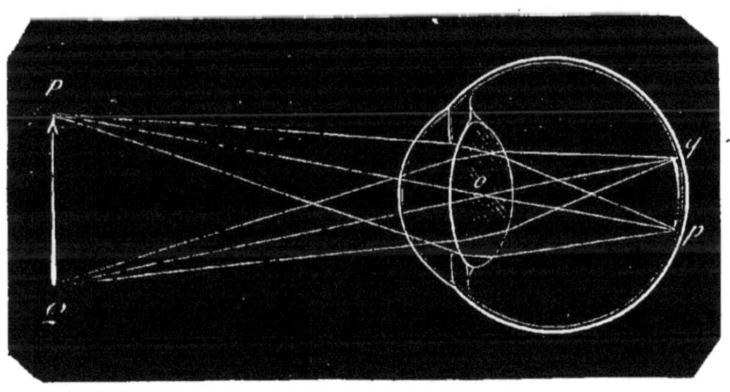


Fig. 178. — Construction des images sur la rétine : *PQ*, objet ; *pq*, image rétinienne ; *o*, centre optique.

*b.* Toute *modification* de l'image formée sur la rétine est accompagnée d'une modification semblable de l'impression.

Si on interpose en avant de l'œil des milieux réfringents taillés de manière à dévier les rayons lumineux (lentilles) la vision devient trouble et l'on constate que simultanément les images rétiniennes manquent de netteté, les rayons émanés d'un point étant réunis sur un cercle et non en un point.

*c.* Quand la rétine est lésée, la *cécité* est complète et irrémédiable.

2° *Les bâtonnets sont impressionnés par la lumière et non*

*les filets nerveux ni les autres éléments rétiniens.* La surface de la rétine présente deux points remarquables (fig. 175 et 181).

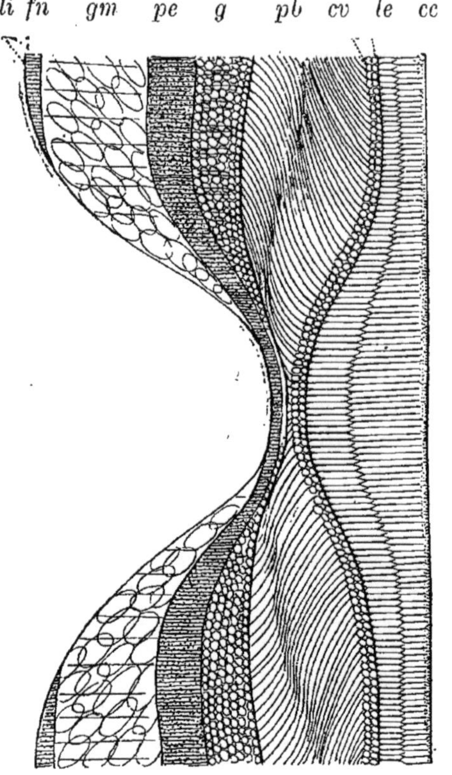


FIG. 179. — Coupe de la rétine au niveau de la tache jaune : *li*, limitante interne ; *cc*, calices ; *fn*, couche des fibres nerveuses ; *gm*, couche des cellules ganglionnaires multipolaires ; *pe*, plexus des fibrilles ou couche moléculaire ; *g*, couche des cellules uni et bipolaires avec cellules de soutènement interposées ; *pb*, plexus basal (2me couche moléculaire); *cv*, couche des cellules visuelles; *le*, limitante externe; *cc*, choroïde

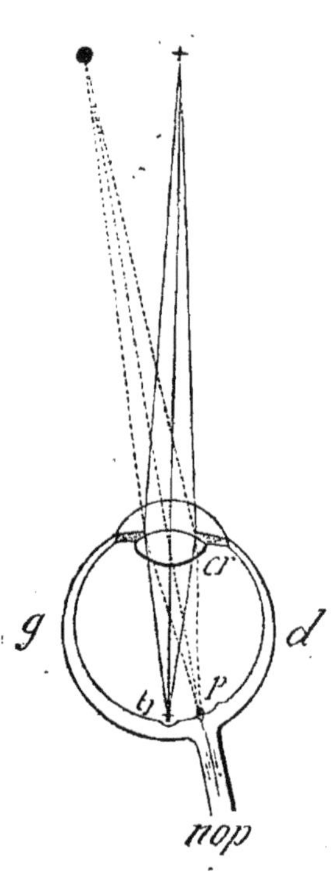


FIG. 180. — Marche des rayons lumineux au moment de l'expérience de Mariotte (coupe horizontale à travers l'œil gauche) ; *cr*, cristallin ; *nop*, nerf optique ; *p*, papille ; *tj*, tache jaune ; *d*, côté droit ; *g*, côté gauche.

Au niveau du pôle postérieur du globe se trouve sur le vivant une petite *tache jaune* ou *macula lutea* ; dont le centre est occupé par une dépression appelée *fovea centralis ;* un peu en dedans et au-dessous (fig. 179 et 180), on observe une tache un peu plus grande, la *papille* de l'œil également déprimée au niveau de laquelle se fait la pénétration du nerf optique.

En ce dernier point, les coupes montrent un manque complet de la couche des bâtonnets, il n'y a que des fibres nerveuses (fig. 173), tandis qu'au niveau de la tache jaune (fig. 179) les éléments bacillaires, pressés les uns contre les autres sont plus grands que partout ailleurs. Le peu d'épaisseur présenté par la rétine à ce niveau tient au très faible développement des autres éléments rétiniens.

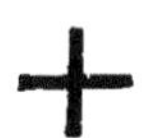

FIG. 181. — Expérience de Mariotte.

**Expérience de Mariotte.** — Si on examine avec l'œil gauche (l'œil droit étant fermé), une feuille de papier située à 30 centimètres environ portant un cercle noir et une croix distants à peu près de 1 décimètre (fig. 181), la croix étant située à droite et un peu au-dessus du centre du cercle, on constate que, fixant attentivement la croix, l'image du cercle s'évanouit. Le tracé de la marche des rayons lumineux (fig. 180), montre que, à ce moment la croix forme son image sur la papille. Cette expérience, imaginée par Mariotte, qui apprenait ainsi aux courtisans de Charles II à se voir mutuellement sans tête, a fait appeler *tache sensible* le point jaune tandis que la papille a été nommée *point aveugle* ou *punctum cæcum.*

**Rôles de la choroïde.** — 1° Autrefois l'on admettait que la choroïde avait uniquement pour rôle *d'absorber* les rayons lumineux qui tendraient à pénétrer dans l'œil à travers les tissus autres que le cristallin.

2° Les calices pigmentaires des cellules choroïdiennes ont pour rôle de sécréter le *pourpre rétinien* substance décomposable sous l'action de la lumière, réaction chimique qui mettrait en liberté l'énergie nécessaire pour ébranler les terminaisons nerveuses.

**Pourpre rétinien.** — En 1876, Boll ouvrant l'œil d'une grenouille tenue à l'obscurité vit que le fond de la rétine était absolument rouge comme s'il y avait un épanchement sanguin. Mais au bout de 30 secondes la coloration disparut. Elle siègeait dans la couche des segments externes des bâtonnets, là où les calices choroïdiens entourent ces organes. Cette décoloration n'est pas dûe à la mort de l'animal, mais à l'action de la lumière, car on peut répéter l'expérience avec les yeux d'animaux morts depuis un certain temps pourvu que les paupières en soient restées closes; la rétine ne présente jamais de coloration chez ceux qui les avaient ouvertes.

Une grenouille étant placée devant une fenêtre éclairée après avoir séjourné pendant 10 minutes dans l'obscurité, on lui abaisse un instant la paupière inférieure, puis on arrache l'œil de l'orbite et on l'ouvre dans une chambre noire ou dans une enceinte éclairée à la lumière jaune. On voit alors une image de la fenêtre se détacher en clair sur le fond de l'œil qui est resté rouge. Les barreaux eux-mêmes ont été réservés dans la décoloration. Le fond sur lequel se détache l'image s'éclaircit par l'action de la lumière à moins qu'on ne le fixe par une immersion dans une dissolution d'alun. Les dessins ainsi obtenus portent le nom d'*optographies*. La matière rouge soluble dans la bile d'où on peut la précipiter a reçu le nom de *pourpre rétinien* ou *erythropsine*. Elle serait continuellement sécrétée par la couche des calices choroïdiens. En effet une rétine décolorée à la lumière redevient rouge à l'obscurité même si elle a été détachée pendant quelques instants de la choroïde pourvu qu'on la remette en place.

**Appareil accommodateur.** — Une lentille déterminée ne donne d'images nettes sur un écran fixe que des objets éclairés se trouvant à une distance parfaitement définie au-devant d'elle. En deçà comme au-delà, elle n'en donne qu'une image trouble parce que le cône des rayons réfractés qui correspond à chaque point n'est plus coupé par l'écran en son sommet mais plus près ou plus loin et alors les petits cercles images des points voisins empiètent les uns sur les autres. La rétine qui tapisse le fond de l'œil étant fixe, il faudra que les milieux réfringents situés en avant modifient leur courbure quand la vision nette devra être obtenue pour des objets situés à des distances différentes de l'œil.

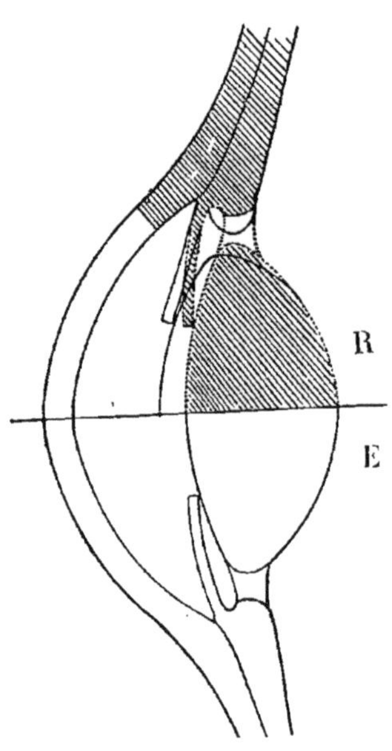


Fig. 182. — Modification dans l'adaptation : E, disposition de l'œil pour la vision des objets éloignés ; R, pour celle des objets rapprochés. On a prolongé en haut avec du pointillé et des hâchures la disposition dans la vision éloignée.

Les rayons de courbure des faces d'une lentille influent considérablement sur la situation du foyer conjugué qui correspond à un point lumineux donné.

L'adaptation consiste uniquement dans une modification de la courbure de la face antérieure du cristallin, courbure qui est sous la dépendance des fibres musculaires contenues dans le paroi du globe sur le pourtour de l'iris (*appareil ciliaire*).

**Preuve de l'accommodation.** — On ne peut voir nettement et simultanément des objets situés dans des plans différents. Si l'on examine attentivement l'extrémité du doigt levé en l'air, les objets situés en arrière paraîtront flous et inversement.

**Presbytie.** — L'expérience montre :

1° Que le pouvoir accommodateur est sensiblement le même chez toutes les personnes du même âge.

2° Qu'il diminue progressivement avec l'âge et cela déjà d'une manière sensible à partir de 10 ans pour devenir nul vers 70 ou 75 ans. On dit que l'œil est alors devenu *presbyte.*

Cette diminution du pouvoir accommodateur ne tient pas à une fatigue du muscle ciliaire mais à un durcissement du cristallin qui perd son élasticité.

**Emmétropie, myopie, hypermétropie.** — L'œil normal après avoir été d'abord sphérique prend ensuite un diamètre antéro-postérieur plus grand que les diamètres perpendiculaires à cette direction. Il devient alors tel que l'image d'un objet situé à l'infini se forme naturellement sur la rétine *(emmétropie)* fig. 183 ; par l'accommodation tant que

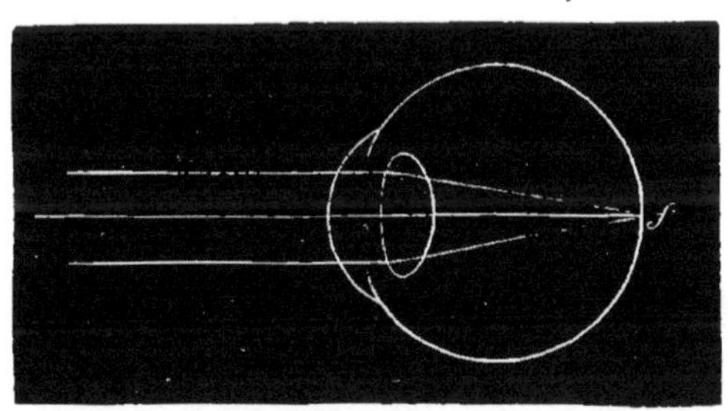

Fig. 183. — Œil normal emmétrope : Rayons parallèles formant leur foyer sur la rétine.

la presbytie n'est pas prononcée, il permet cependant de voir clairement aux distances faibles. La diminution du pouvoir accommodateur fait que normalement à partir de 40 ou 45 ans l'œil ne peut plus voir clairement à une distance plus rapprochée que 25 ou 30 centimètres appelée *distance minima de la vision distincte.*

Chez un certain nombre de personnes pour cause d'hérédité et d'application à l'examen de plans rapprochés de l'œil, celui-ci prend un excès de longueur dans le sens antéro-postérieur. La vision est alors très nette et douée d'une grande acuité, pour les objets rapprochés et pour ceux qui sont très proches ; mais les foyers conjugués des points lumineux éloignés étant situés en avant de la rétine,

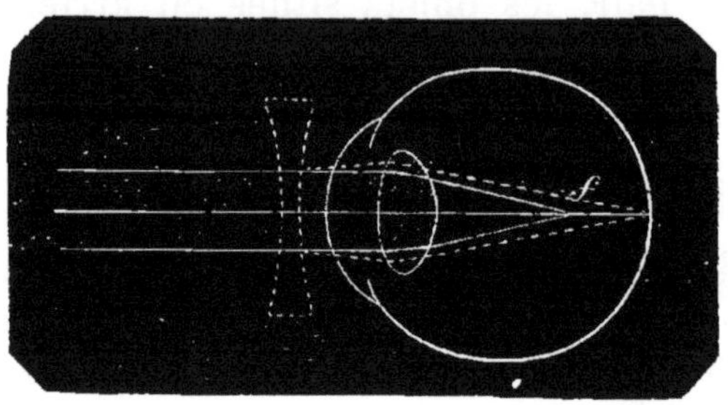

FIG. 184. — Œil myope : Rayons parallèles formant leur foyer en avant de la rétine.

les images correspondantes et par suite les impressions seront troubles (le cône réfracté étant coupé par la membrane sensible au-delà du sommet fig. 184) *(myopie)*. Le remède est de mettre en avant de l'œil des verres biconcaves qui refoulent le foyer sur la rétine en diminuant la convergence des rayons.

Les yeux de cette espèce deviennent difficilement presbytes.

Chez d'autres personnes l'axe antéro-postérieur du globe oculaire ne se développe pas assez. A l'état de repos, la vision n'est distincte pour aucun plan (hypermétropie) (fig. 185), il faut faire effort d'accommodation pour voir les objets même

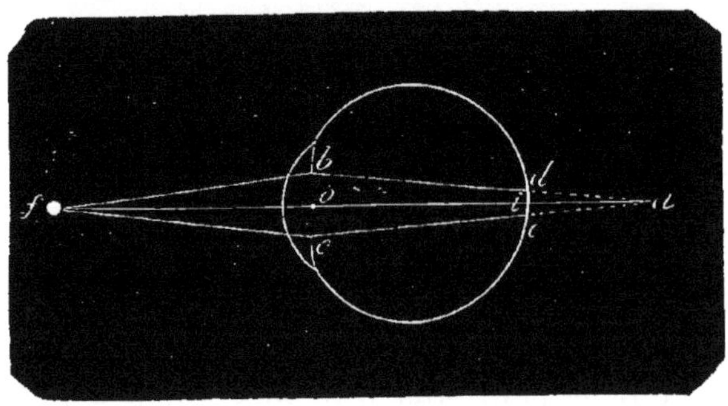

FIG. 185. — Œil hypermétrope : *f*, point lumineux ; *a*, foyer ; *bc*, ouverture de la pupille ; *ed*, cercle de diffusion.

éloignés et à un âge peu avancé, l'œil ne peut plus s'accommoder pour les points lumineux rapprochés, il devient très tôt presbyte. On remédie à cette infirmité par l'interposition de lentilles biconvexes en avant de l'œil.

## D. Vision binoculaire.

**Vue simple avec deux yeux.** — Nous avons vu que la tache jaune est le point le plus sensible de la rétine. Pour bien voir un objet nous le fixons, c'est-à-dire que nous amenons l'image à se former sur ce point dans les deux yeux. Les images mentales qui résultent à la suite de ces deux impressions se superposent dans notre esprit et n'en font plus qu'une quoiqu'elles soient un peu différentes. Cette association des excitations portées sur les deux rétines *(points correspondants)* par les rayons issus d'un point lumineux déterminé est le résultat d'une éducation inconsciente de l'appareil intellectuel, car si on dévie l'un des yeux en le pressant avec le doigt la concordance disparaît, les images perçues se dédoublent pendant un certain temps.

**Notion du relief.** — Les différences dans les images superposées par la vision binoculaire produisent grâce à un travail insconscient la notion du *relief*.

## VI. Résumé des organes des sens.

Les organes des sens sont des ensembles de tissus modifiés en vue de faciliter les impressions du milieu extérieur. Ils sont spécialisés ; chacun permet surtout l'action d'une manifestation particulière de l'énergie. Les impressions transmises par des conducteurs distincts et isolés semblent également être appréciées par des centres différents qui donneraient à la sensation son caractère. Nous avons reporté sur les agents ces différences subjectives distinguées nettement entre les sensations créant souvent plusieurs noms différents pour une même forme de l'énergie.

Le *toucher* siège à la surface de la peau. Il comprend quatre genres de sensations principales qui doivent être considérées comme des sens distincts : tact faible, tact fort, température, douleur.

Les sensations de contact faible sont données par les corpuscules qui terminent les nerfs dans certaines papilles du derme, celles du contact fort par les corpuscules de Pacini contenus dans les tissus sous-cutanés.

Les sensations de température proviennent de l'impression des rameaux nerveux qui se trouvent dans la couche muqueuse de l'épiderme.

Les sensations de douleur seraient provoquées par l'irritation de fibres spéciales contenues cependant dans tous les conducteurs nerveux.

Les sensations du *goût* résultent de l'irritation des bourgeons gustatifs qui terminent des rameaux du nerf glosso-pharyngien, dans la muqueuse de la bouche, particulièrement au niveau du dos et des bords de la langue.

Les sensations de l'*odorat* sont provoquées par l'excitation de cellules spéciales très étirées, qui se trouvent à la surface de la muqueuse dans la moitié supérieure des fosses nasales.

*L'oreille* est spécialement impressionnée par les vibrations rapides des particules matérielles, vibrations qui prennent alors le nom de sons.

Elle se compose de trois régions dénommées oreilles : externe moyenne et interne.

L'oreille *externe* se compose du pavillon et du conduit auditif externe. Elle a pour rôle de concentrer les ondes sonores sur le tympan, membrane tendue, qui la ferme à son extrémité interne.

L'oreille *moyenne* est une chambre remplie d'air communiquant avec le pharynx par la trompe d'Eustache.

Elle contient une chaîne de quatre osselets : marteau, enclume, os lenticulaire et étrier, étendue du tympan à la fenêtre ovale qui se trouve sur sa face interne.

Les vibrations du tympan sont transmises par l'intermédiaire de ces osselets à la membrane de la fenêtre ronde, et par suite au liquide de l'oreille interne qui se trouve derrière celle-ci :

Dans l'oreille *interne* on distingue trois régions appelées : limaçon, vestibule et canaux semi-circulaires.

A sa surface interne se trouvent les terminaisons du nerf acoustique ; là se produisent les impressions.

Le *limaçon*, grâce aux organes de Corti, servirait aux impressions musicales. Le *vestibule* dont l'analogue existe seul chez les animaux inférieurs qui entendent, servirait également à l'audition ; les *canaux semi-circulaires* seraient les organes périphériques d'un sens non distingué par les anciens, celui de l'équilibre.

*L'œil* est spécialement impressionné par la lumière. Il est constitué par une membrane transparente, la *rétine*, que l'on doit considérer comme l'épanouissement du nerf optique dont les fibres s'y terminent par des bâtonnets.

En avant se trouve une lentille appelée *cristallin*, qui fait converger les rayons émis par les objets extérieurs donnant une image réelle de ceux-ci sur cette membrane ; il en résulte l'impression.

Une membrane pigmentaire noire, la *choroïde*, recouvre la surface externe de la rétine, empêchant la pénétration de la lumière par les faces latérales.

Enfin tout autour se trouve une membrane fibreuse qui donne à la paroi de la résistance. Elle est transparente dans sa région antérieure où elle porte le nom de *cornée transparente ;* en arrière elle est opaque ce qui lui a valu le nom de *cornée opaque* ou *sclérotique*.

Un voile musculaire en forme d'anneau, l'*iris*, placé au devant du cristallin règle l'arrivée de la lumière ; son ouverture constitue la *pupille*. Le cristallin et les membranes qui relient tout le pourtour de cette lentille à la paroi du globe divisent la cavité de l'œil en deux compartiments. La chambre antérieure contient une sécrétion hyaline : l'*humeur aqueuse* ; la chambre postérieure est remplie avec un tissu conjonctif muqueux transparent appelé *humeur vitrée*.

Pour que la vision soit nette il faut que l'image rétinienne le soit aussi. Cette netteté est obtenue à l'aide de changements dans la courbure de la face antérieure du cristallin.

Ce phénomène constitue l'*accommodation.*

## C. Larynx

Le larynx ou *organe de la voix* est constitué par la partie supérieure de la trachée-artère.

**Description du larynx.** — Dans cette région les parois en sont plus épaisses et les anneaux cartilagineux remplacés par plusieurs cartilages.

1° Le *cartilage thyroïde* (fig. 196 et 186 à 189);

2° Le cartilage *cricoïde;*

3° Les deux cartilages *aryténoïdes ;*

Ces cartilages sont reliés entre eux par des muscles striés, volontaires qui peuvent modifier leur disposition relative et par suite le calibre du canal aérien.

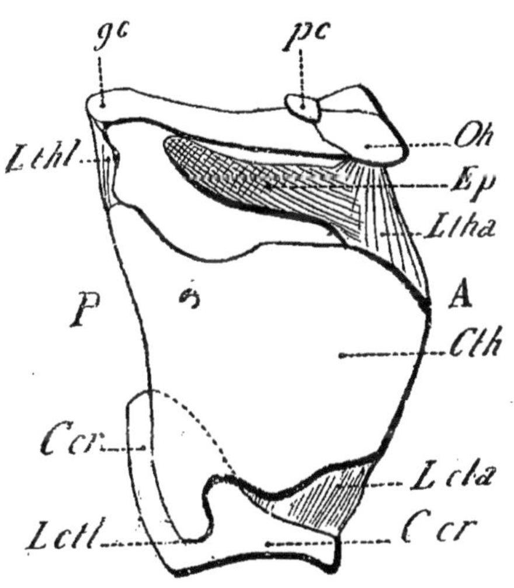


Fig. 186. — Squelette du larynx avec l'os hyoïde vu par la face droite : A, face antérieure ; P, face postérieure ; *Oh*, os hyoïde ; *gc*, grande corne ; *pc*, petite corne de cet os ; *Ep*, épiglotte ; *Cth*, cartilage thyroïde ; *Ccr*, cartilage cricoïde ; *Ltha*, ligament thyro-hyoïdien antérieur ; *Lthl*, ligament thyro-hyoïdien latéral ; *Lcta*, ligament crico-thyroïdien antérieur ; *Lctl*, ligament crico-thyroïdien latéral.

Celui-ci se trouve rétréci au niveau du milieu de la hauteur du larynx (fig. 189), par deux paires de soulèvements symétriques antéro-postérieurs. Ils sont appelés *cordes vocales* et sont séparés par un intervalle appelé *ventricule de Morgagni.* Les cordes vocales inférieures servent seules à la production des sons, elles sont plus rapprochées l'une de l'autre que les cordes supérieures. La fente réservée entre elles porte le nom de *glotte.*

**Mécanisme de la phonation.** — Les observations pathologiques ont montré depuis la plus haute antiquité que le

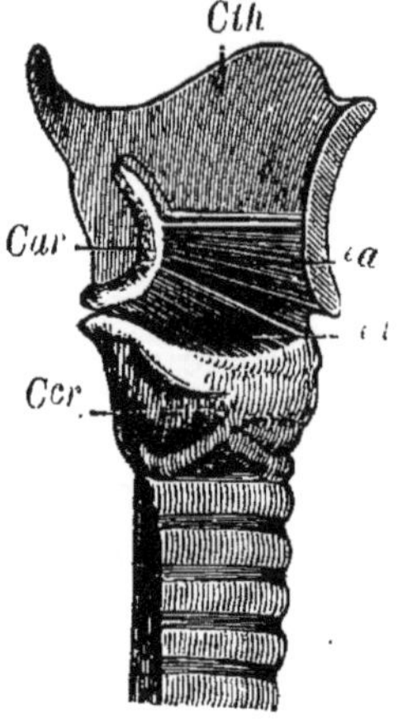


Fig. 187. — Larynx vu latéralement après ablation de la moitié droite du cartilage thyroïde.

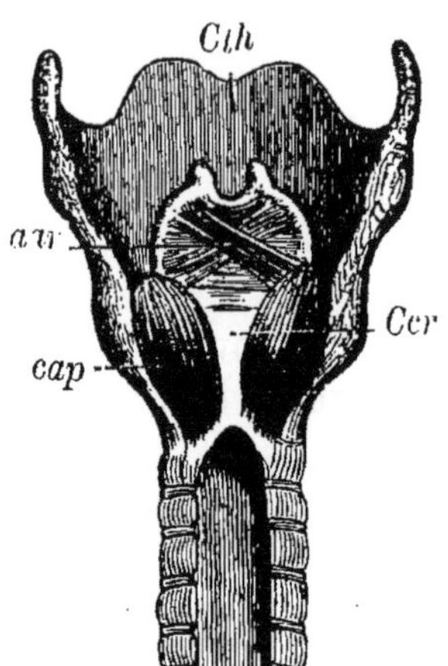


Fig. 188. — Larynx vu par sa face postérieure.

*Cth*, cartilage thyroïde; *Ccr*, cartilage cricoïde ; — *Car*, cartilage aryténoïde; *cal*, muscle crico-aryténoïdien latéral ; *ta*, muscle thyro-aryténoïdien ; *cap*, muscle crico-aryténoïdien postérieur : *aar*, muscles ary-aryténoïdes.

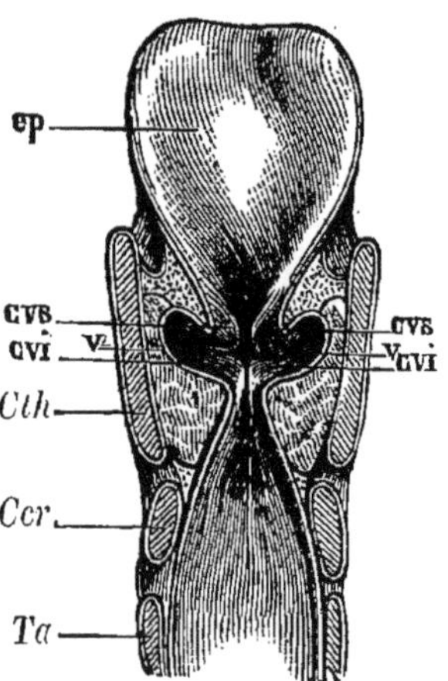


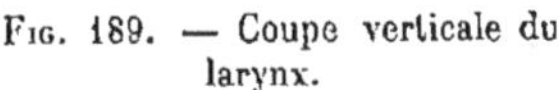

Fig. 189. — Coupe verticale du larynx.

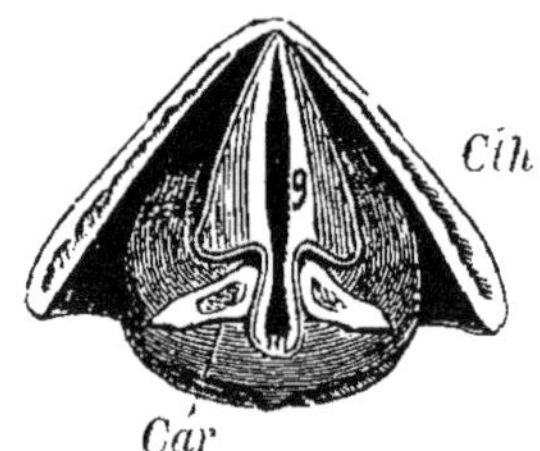


Fig. 190. — Coupe transversale du larynx au niveau des ventricules montrant la forme de la glotte *g*.

*ep*, épiglotte; *Cth*, cartilage thyroïde; *Ccr*, cartilage cricoïde ; *Ta*, trachée artère : *CVS*, cordes vocales supérieures ; *CVI*, cordes vocales inférieures ; *V*, ventricules de Morgagni ; *Car* cartilages aryténoïdes.

larynx est l'organe de la voix : les altérations fondamentales de ce mode d'expression sont causées par des maladies des cordes vocales inférieures. L'*ablation* du larynx rend les animaux aphones. Comme le même résultat est observé à la suite de la trachéotomie (opération par laquelle on crée une ouverture artificielle à la trachée-artère au-dessous du

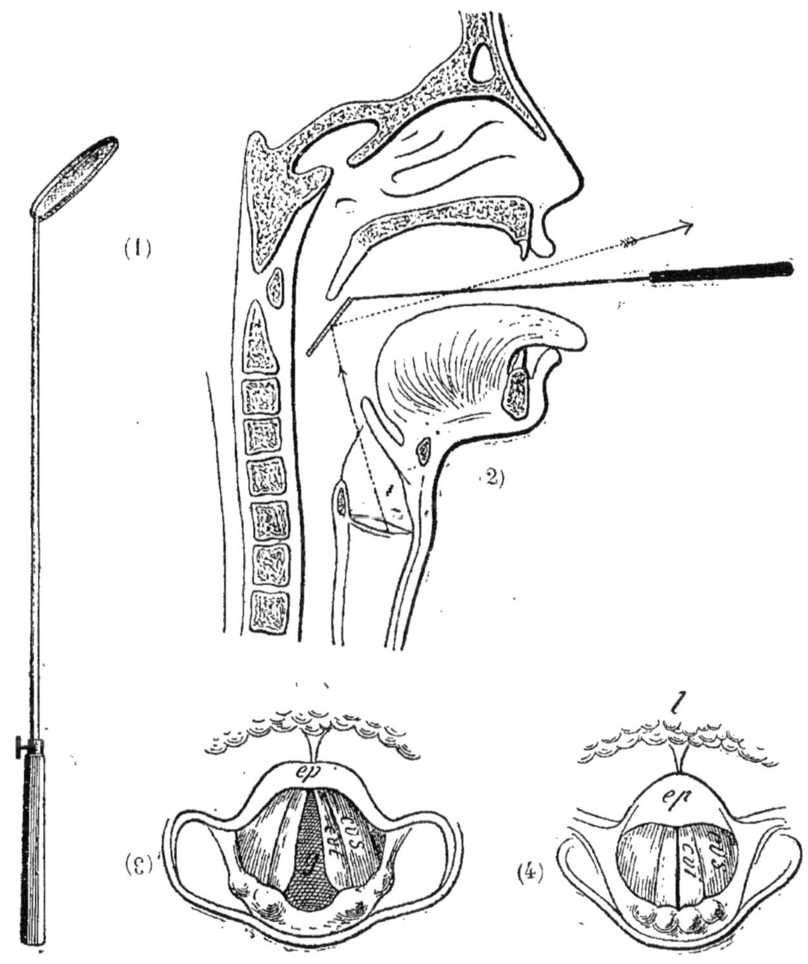


Fig. 191. — Examen au laryngoscope : 1, vue de l'instrument ; 2, coupe verticale montrant l'instrument en place ; 3, image obtenue pendant la respiration ordinaire ; 4, image obtenue au début de la phonation ; *ep*, épiglotte ; *l*, base de la langue ; *cvi*, cordes vocales inférieures ; *cvs*, cordes vocales supérieures ; *g*, glotte.

larynx) tant que l'air expulsé des poumons ne passe plus entre les cordes vocales on en conclut que la mise en vibration des cordes a lieu par l'effort de l'air rejeté.

## I. — *Résumé du larynx.*

Le larynx ou organe de la voix est formé par la partie supérieure de la trachée-artère.

Les sons résultent des vibrations de deux soulèvements latéraux (cordes vocales inférieures) portés par la paroi. L'ébranlement en est produit sous l'effort de l'air chassé hors des poumons. Ils sont ensuite modifiés par les vibrations de la gorge, du nez, etc., ainsi que par la disposition de la bouche et de la langue.

# B. *Appareil musculaire.*

## I. — GÉNÉRALITÉS

Les muscles sont les *organes actifs des mouvements.* Ils se présentent sous la forme de masses allongées rouges fixées en général sur les os par leurs deux extrémités qui sont plus grêles, dures, blanches et ont reçu le nom de *tendons.* La partie large du muscle porte le nom de *ventre* fig. 192). Les muscles constituent la chair des animaux.

Quelquefois les tendons sont très longs (muscles fléchisseurs et extenseurs des doigs (fig. 196), c'est ce qui les a fait confondre longtemps avec les *nerfs* ; ce nom leur est encore appliqué par le vulgaire.

## II. — PRORIÉTÉ FONDAMENTALE DES MUSCLES

Les muscles possèdent deux propriétés à un degré beaucoup plus développé que les autres tissus. Ce sont : la *contractilité* et *l'élasticité.* La première est la plus importante, elle définit le muscle au point de vue physiologique.

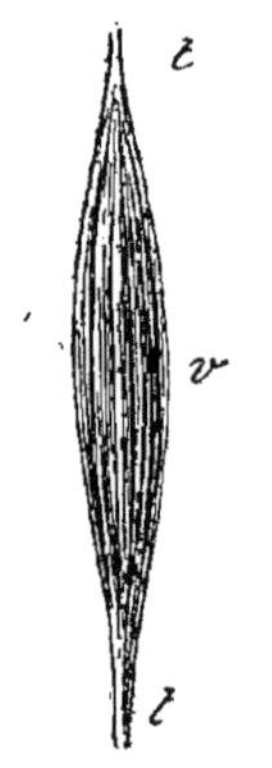


Fig. 192. — Muscle séparé de ses attaches à l'état de repos : *v*, ventre ; *t*, tendon.

**Contractilité.** — La contractilité est la faculté presque caractéristique que possèdent les muscles de se raccourcir, soit sous l'influence de la volonté, soit expérimentalement à la suite d'une irritation portée sur eux ou sur le nerf qui les dessert. On dit que les muscles sont alors à l'état d'*activité.* Ils sont devenus plus gros qu'auparavant ; ce qui fait que malgré le raccourcissement leur volume ne change pas d'une manière sensible.

Ainsi isolé de ses attaches ou de l'une d'entre elles la diminution peut atteindre les $\frac{2}{3}$ de la longueur primitive (le muscle devient presque sphérique) (fig. 193 C), mais quand ils sont en place, elle n'atteint guère que $\frac{1}{6}$ à $\frac{2}{6}$ (fig. 193 B). Cette différence tient à ce que les os sur lesquels les muscles sont fixés ne sont pas libres; mais reliés entre eux par des articulations. — Les points d'insertion du muscle se rapprochent autant que celles-ci le permettent lorsqu'il passe à l'état de contraction. Ainsi se produisent tous les mouvements.

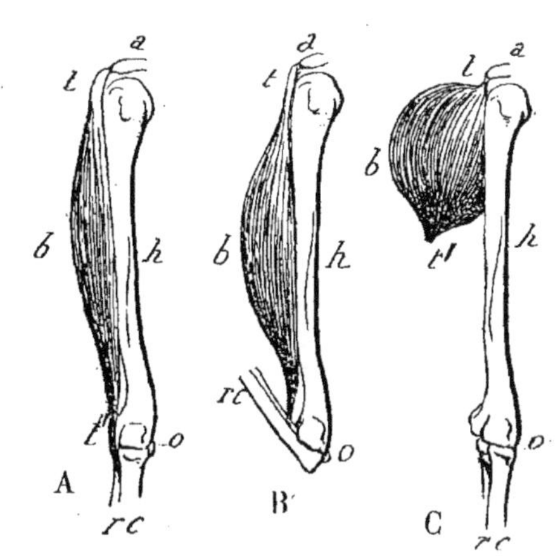


FIG. 193. — Schéma des trois formes que peu prendre le muscle biceps : A, extension ; B, contraction ordinaire ; C, contraction après section du tendon inférieur ; *o*, omoplate ; *h*, humérus ; *rc*, radius et cubitus ; *t*, tendons supérieurs ; *t'*, tendon inférieur *b*, ventre du muscle.

**Disposition générale des muscles.** — Chaque segment du corps est muni de deux espèces de muscles antagonistes dont les uns font fléchir (*fléchisseurs*), tandis que les autres (*extenseurs*) ramènent en ligne droite les os déplacés.

Ainsi le *biceps brachial* s'insérant d'une part sur l'omoplate (par deux faisceaux terminés: l'un sur l'apophyse coracoïde et l'autre sur la partie supérieure du bord de la cavité glénoïde) et de l'autre sur le radius fléchit cet os et par suite l'avant-bras sur le bras. Au contraire, le *triceps* fixé en haut à la face postérieure de l'omoplate et de l'humérus et en bas sur l'olécrâne est un extenseur de l'avant-bras.

C'est par suite de la tendance du muscle à diminuer davantage de longueur que le segment dans lequel se trouve son extrémité mobile est violemment attiré et maintenu.

**Excitabilité.** — L'excitabilité est la faculté du muscle de pouvoir être mis en contraction. Elle lui appartient en propre et non au nerf qui le dessert.

**Myographes.** — Pour étudier la contraction musculaire on emploie deux espèces d'instruments:

1° Des *myographes* qui indiquent le degré de raccourcissement du muscle :

2° Des *pinces myographiques* qui mesurent les variations de son diamètre.

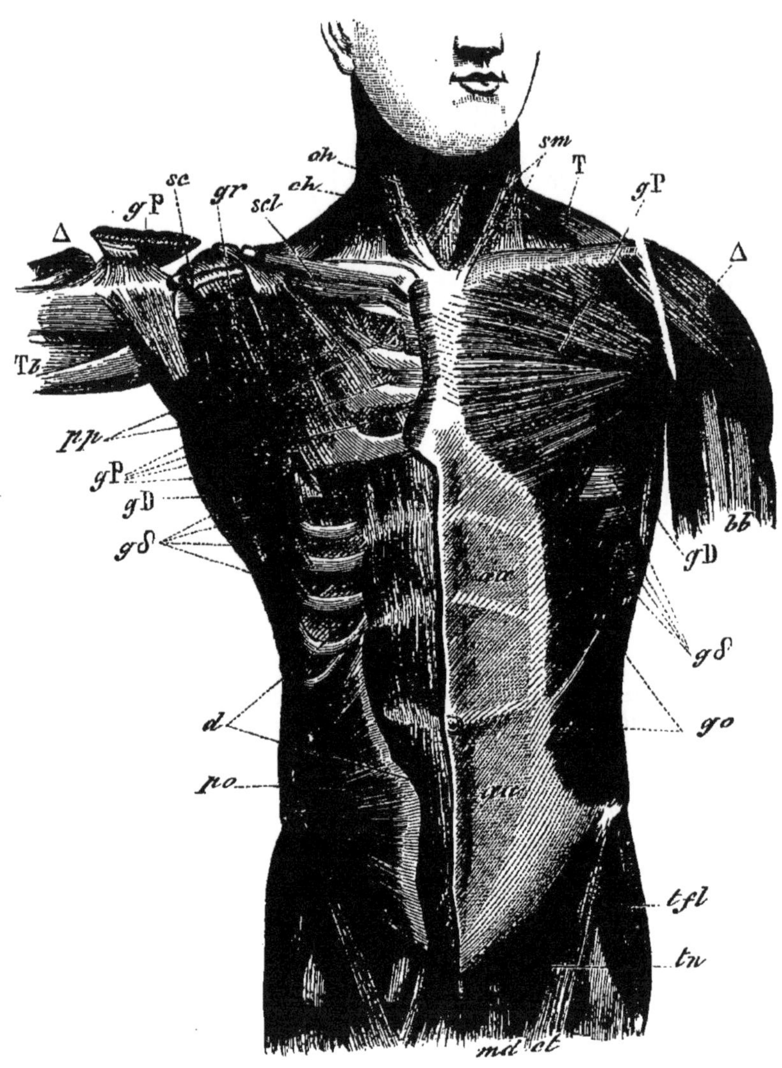


Fig. 194. — Muscles de la région antérieure du tronc : Δ, deltoïde ; T, trapèze ; *sm*, sterno-cleido-mastoïdien ; *g*P, grand pectoral ; *bb*. biceps ; *scl*, sous-clavier ; *pp*, petit pectoral ; gδ, grand dentelé ; *g*D, grand dorsal ; *go*, grand oblique ; *d*, droit de l'abdomen ; *az*, ligne blanche abdominale ; *po*, petit oblique ; *tfl*, tenseur fascia lata ; *oh*, omo-hyoïdien : *ch*, sterno-hyoïdien ; *sc*, sous scapulaire ; *gr*, grand rond ; *tn*, pectiné ; T*b*, triceps brachial ; *ct*, couturier ; *md*, premier, long ou moyen abducteur.

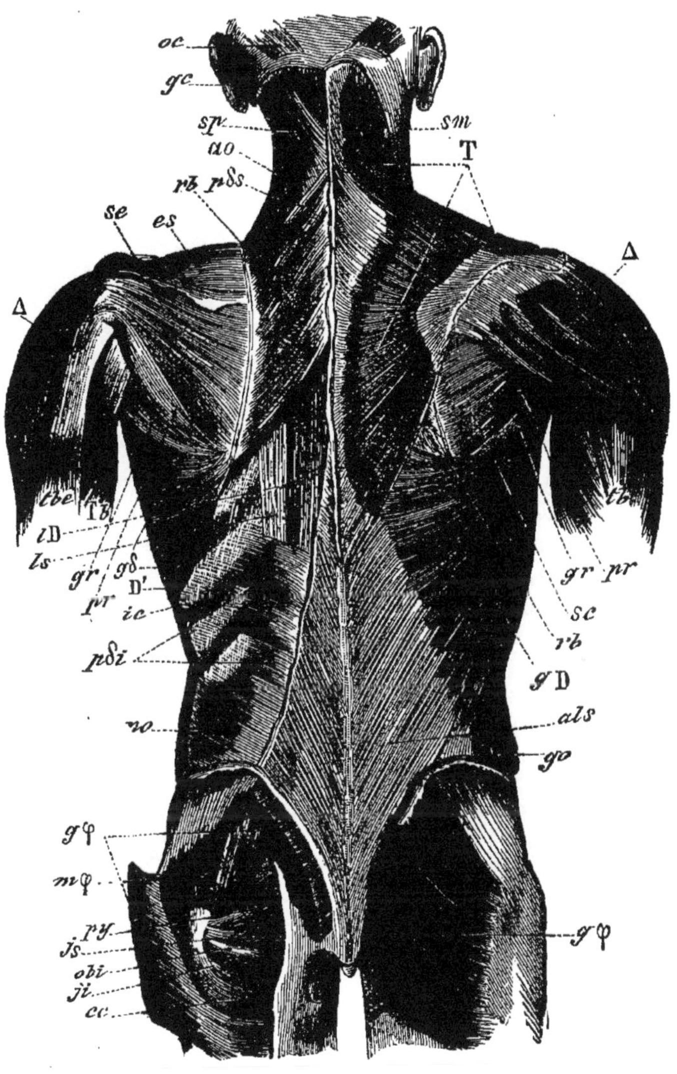


FIG. 195. — Muscles de la face postérieure du tronc : Oc, occipital ; *gc*, grand complexus ; *sp*, splénius ; *ao*, angulaire de l'omoplate ; *p*δ*s*, petit dentelé postérieur et supérieur ; *rb*, rhomboïde ; *es*, sus-épineux ; *sc*, sous-épineux ; Δ, deltoïde ; *tbe*, vaste externe du triceps ; *tb*, *Tb*, triceps brachial ; *gr*, grand rond ; *pr*, petit rond ; *g*δ, grand dentelé ; D' coupe du grand dorsal ; *ic*, intercostal externe ; *p*δ*i*, petit dentelé postérieur et inférieur ; *po*, petit oblique ; *g*φ, grand fessier ; *m*φ, moyen fessier recouvrant le petit fessier ; *py*, pyramidal ; *j*S, jumeau supérieur ; *obi*, obturateur interne ; *ji*, jumeau inférieur ; *cc*, carré crural ; *sm*, sterno-cleïdo-mastoïdien ; T, trapèze ; *g*D, grand dorsal ; *als*, aponévrose lambo-sacrée ; *go*, grand oblique ; *l*D, long dorsal ; *ls*, sacro-lombaire.

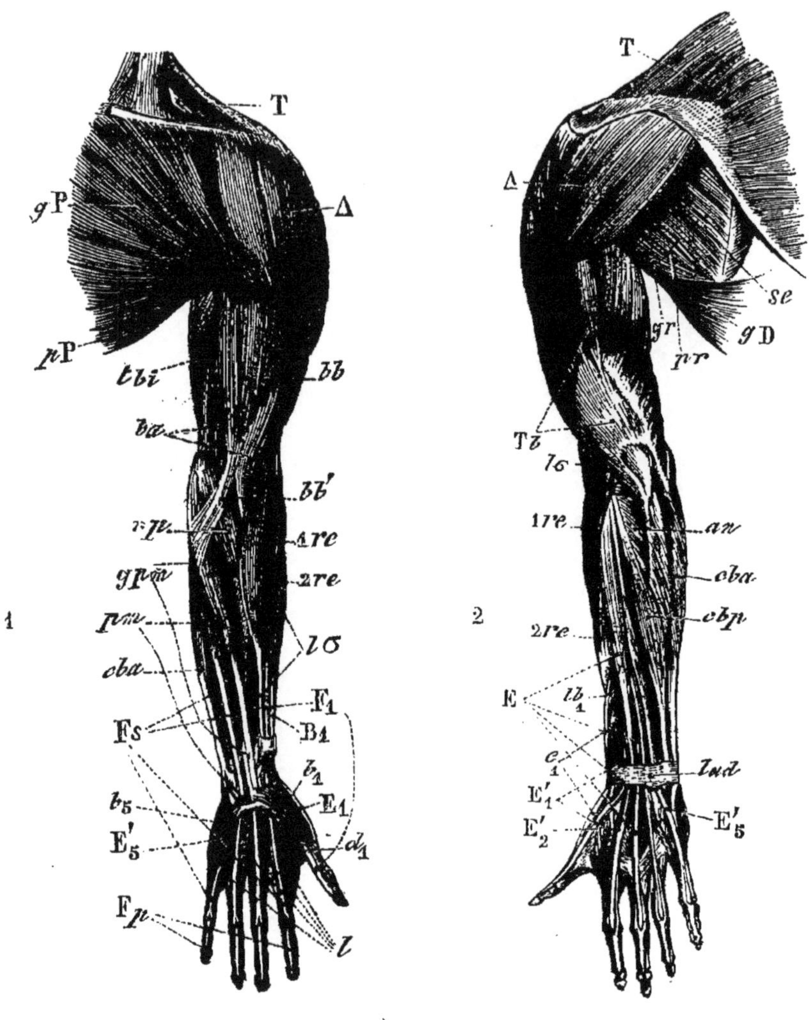


Fig. 196. — Muscles superficiels du bras gauche : 1. face antérieure ; 2, face postérieure ; T, trapèze ; Δ, deltoïde ; *bb*, biceps ; *ba*, brachial antérieur ; *g*P, grand pectoral ; *p*P, petit pectoral ; *tbi*, vaste interne du triceps ; *l*σ, long supinateur ; 1*re*, 1<sup>er</sup> radial externe ; 2*re*, 2<sup>e</sup> radial externe ; *rp*, rond pronateur ; *gpm*, grand palmaire ; *pm*, petit palmaire ; *ba*, cubital antérieur ; F*s*, fléchisseur superficiel commun ; F*p*, fléchisseur profond commun ; $F_1$, long fléchisseur propre du pouce ; $b_1$, court abducteur et court fléchisseur du pouce ; $b_5$, court abducteur et court fléchisseur du petit doigt ; *se*, sous-épineux ; *g*D, grand dorsal ; *gr*, grand rond ; *pr*, petit rond ; T*b*, triceps du bras ; *an*, anconé ; E, extenseur commun ; *e*, court extenseur du pouce ; $E'_1$, long extenseur du pouce ; $E'_2$, extenseur propre de l'index ; $E'_5$, extenseur du petit doigt : *lad*, ligament annulaire dorsal ; $lb_1$ long abducteur du pouce ; *l*, lombricaux ; $d_1$, abducteur du pouce.

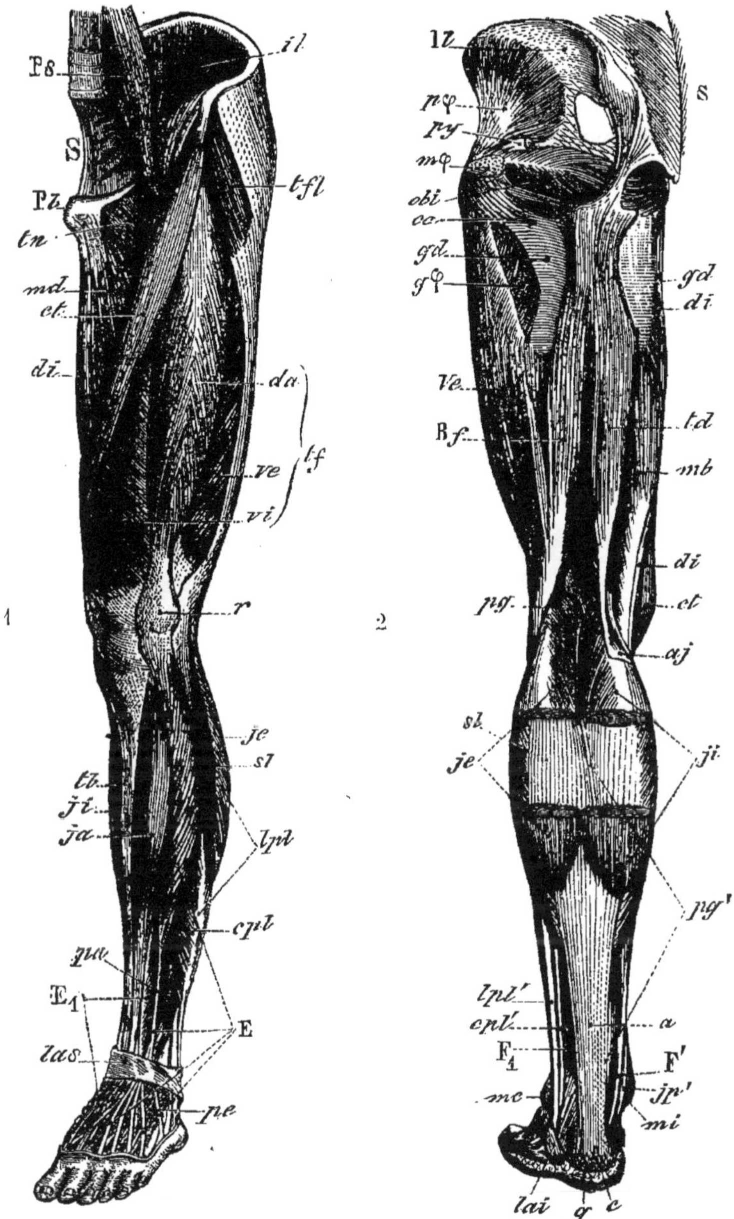


Fig. 197. — Muscles superficiels de la jambe gauche : 1, face antérieure ; 2 face extérieure ; Pb, pubis ; s, sacrum ; *tfl*, tenseur fascia-lata ; *ct*, couturier ; *tf*, triceps fémoral ; *da*, droit antérieur du triceps ; *ve*, vaste externe du triceps ; *vi*, vaste interne du triceps ; *r*, rotule ; *di*, droit interne ; *md*, 1er ou long ou moyen adducteur ; *tn*, pectiné ; *mb*, demi-membraneux ; *pg*, plantaire grêle ; *je*, jumeau externe ; *ji*, jumeau interne ; *sl*, soléaire ; *pa*, péronier antérieur ; F, fléchisseur propre du pouce ; *lai*, ligament latéral interne ; Ps, psoas ; *il*, os ilion ; *pφ*, petit fessier ; *py*, pyramidal ; *mφ*, moyen fessier ; *obi*, obturateur interne ; *cc*, carré crural ; *gφ*, grand fessier ; *gd*, 3me ou grand adducteur ; B*f*, biceps fémoral ; *td*, demi-tendineux ; *ja*, jambier antérieur ; *aj*, aponévrose jambière ; E, extenseur commun ; *lpl*, long péronier latéral ; *cpl*, court péronier latéral ; *pe*, pédieux ; *las*, ligament annulaire antérieur ; *a*, tendon d'Achille ; *ip*, tendon du jambier postérieur ; *mi*, malléole interne ; *me*, malléole externe ; *c*, calcanéum ; *g*, graisse.

Le myographe se compose essentiellement d'une tige mobile autour de l'une de ses extrémités tandis que l'autre, libre appuie sa pointe sur un cylindre tournant régulièrement autour de son axe. Elle y laisse

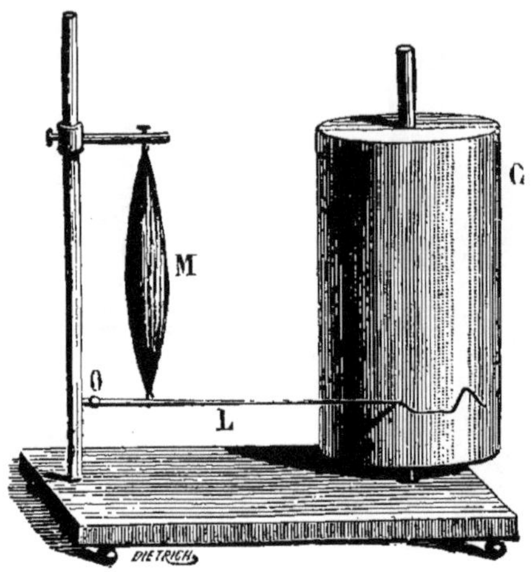


Fig. 198. — Principe du myographe : M, muscle ; L, levier ; O, centre de rotation ; C, cylindre enregistreur.

une trace qui inscrit sous la forme de sinuosités les variations de longueur du muscle en les amplifiant, celui-ci étant relié par une extrémité seule mobile (l'autre ayant été fixée) à la partie moyenne du levier inscripteur (fig. 198). Un stylet inscrit mécaniquement sur le même cylindre le moment où le muscle reçoit une excitation.

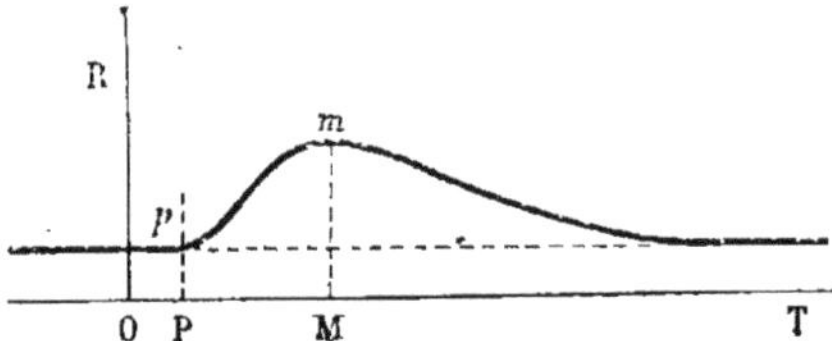


Fig. 199. — Courbe d'une contraction musculaire simple : O, excitation ; OT, axe du temps ; OR, axe des longueurs ; OP, temps d'attente ; M, maximum de la contraction.

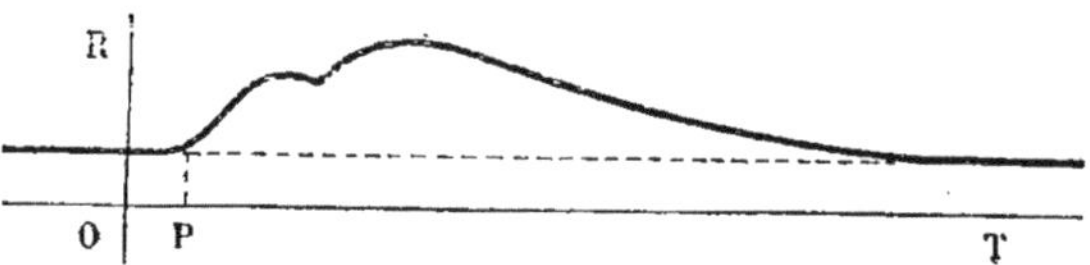


Fig. 200. — Courbe donnée par 2 excitations se suivant de très près, légende comme fig. 199.

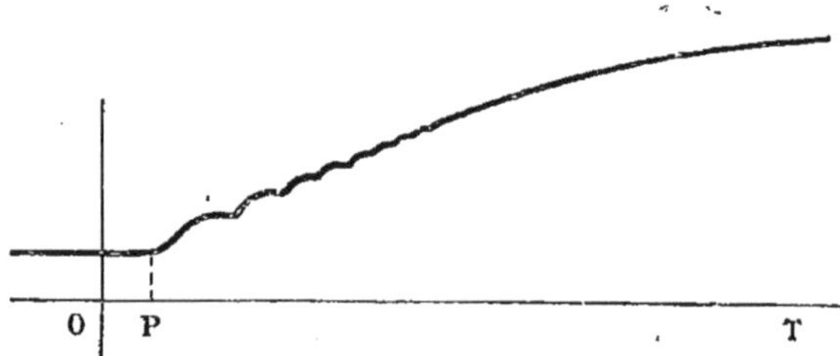


Fig. 201. — Courbe obtenue par des excitations de fréquence croissante jusqu'à production d'un tétanos, légende comme fig. 199.

## III. — STRUCTURE DES MUSCLES

**Muscles striés.** — Déjà à l'œil nu on voit que les muscles sont formés par des faisceaux disposés d'ordinaire côte à côte parallèlement à l'axe de l'organe dont ils ont à peu près la longueur (fig. 192 à 198). Du tissu conjonctif lâche, imprégné de lymphe, les relie entre eux constituant le *périmysium interne* (fig. 203) ; une gaîne de même tissu entoure tout le muscle, on l'appelle le *périmysium*

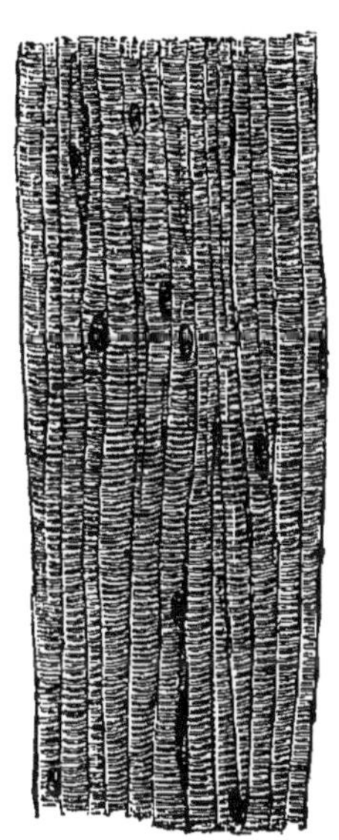

Fig. 202. — Portion d'un faisceau secondaire de fibres musculaires striées (vu de face).

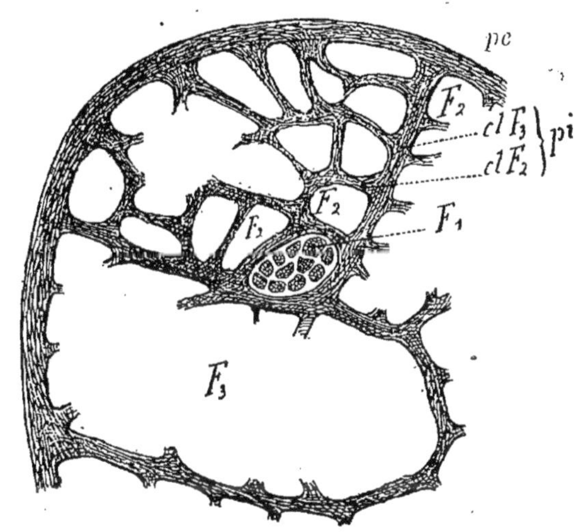


Fig. 203. — Constitution du muscle (coupe transversale) : $F_1$, fibre élémentaire (faisceau primitif de cylindres musculaires) ; $F_2$, faisceau secondaire résultant de la juxtaposition de fibres élémentaires ; $clF_2$, cloisons qui les limitent et les séparent les uns des autres ; $F_3$, faisceaux tertiaires formés par un assemblage de faisceaux secondaires ; $clF_3$, cloisons conjonctives qui les délimitent ; *pe*, périmysium externe ; *pi*, périmysium interne.

*externe*. Cette décomposition devient très apparente sur la viande bouillie, parce que la matière fondamentale du tissu conjonctif se transforme en gélatine par l'ébullition. Poussée suffisamment loin, elle divise le muscle en petites fibres de 3 à 4 centimètres de long recouvertes chacune par une membrane spéciale le *sarcolemme* ou *myolemme* (σαρξ, chair ; μυς, muscle ; λεμμα, enveloppe) qui représentent les éléments histologiques du muscle. On les appelle *fibres musculaires* ou *fibres primitives* (fig. 202 à 205)

L'origine cellulaire des fibres primitives est montrée par le fait qu'au dessous du sarcolemme on trouve de place en place à la surface de la substance musculaire proprement dite des amas de protoplasma granuleux contenant chaque fois un noyau ovoïde (fig. 202 et 205). La substance véritablement musculaire de chaque fibre se décompose également dans le sens longitudinal en cylindres que l'on distingue facilement sur les coupes transversales par suite de l'existence de traînées protoplasmiques issues des amas nucléés distingués au-dessous de la membrane. Ces cylindres eux-mêmes sont formés par des assemblages de *fibrilles* parallèles. Chacune d'entre elles présente une décomposition transversale en disques superposés les uns clairs, les autres obscurs (fig. 204). Ces divers segments se correspondent quand on passe d'une fibrille à sa voisine dans l'intérieur de chaque fibre ; c'est ce qui amène la *striation* transverse générale présentée par chacune d'entre elles.

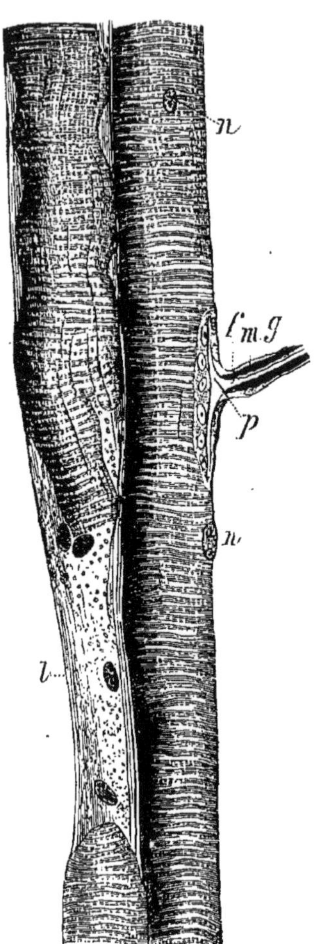


Fig. 204. — Deux fibres musculaires striées : *l*, sarcolemme mis en évidence par suite de la rupture du cylindre musculaire qui y était contenu ; *n*, noyaux ; *g*, gaine de Schwann ; *m*, myéline ; *f*, cylindre-axe ; *p*, plaque nerveuse.

**Muscles involontaires, fibres lisses.** — Dans l'épaisseur des parois de l'estomac, de la vessie, des artères et des veines, il existe aussi

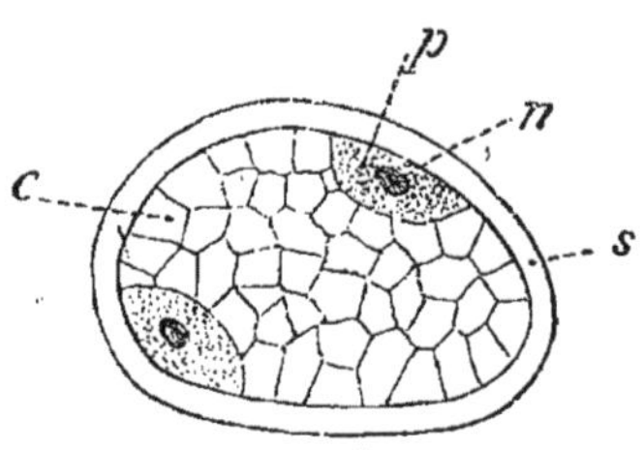


Fig. 205. — Coupe d'une fibre musculaire de mammifère (faisceau élémentaire de cylindres musculaires) : sarcolemme ; *n*. noyau ; *p*, protoplasma ; *c*, cylindre musculaire décomposable en fibrilles.

des éléments contractiles qui produisent les variations de calibre présentées par ces organes. Ces éléments musculaires diffèrent de ceux que nous avons étudiés jusqu'ici par plusieurs caractères :

1° Leur contraction ne peut être obtenue volontairement ;

2° Quand elle se produit nous n'en avons d'ordinaire pas conscience ;

3° Leur contraction est beaucoup plus lente à naître, elle est aussi plus lente à s'éteindre ;

4° Ils ont une coloration beaucoup plus pâle que les éléments musculaires de la vie de relation, ce qui les rend d'ordinaire difficiles à distinguer sans l'aide du microscope.

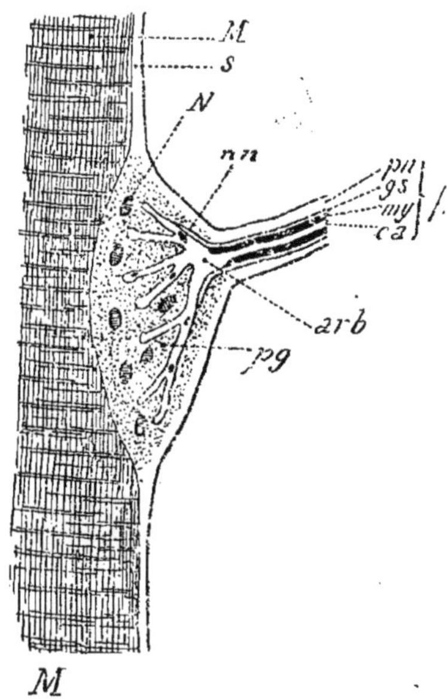


Fig. 206. — Coupe schématique à travers une plaque nerveuse terminale à la surface d'un muscle M, muscle ; *s*, sarcolemme ; *pn*, périnèvre ; *gs*, gaîne de Schwann ; *my*, myéline ; *ca*, cylindre-axe ; *fn*, filet nerveux ; *pg*, protoplasma granuleux de la plaque ; N, ses noyaux ; *arb*, arborisation formée par le cylindre-axe ; *nn*, noyaux des rameaux nerveux.

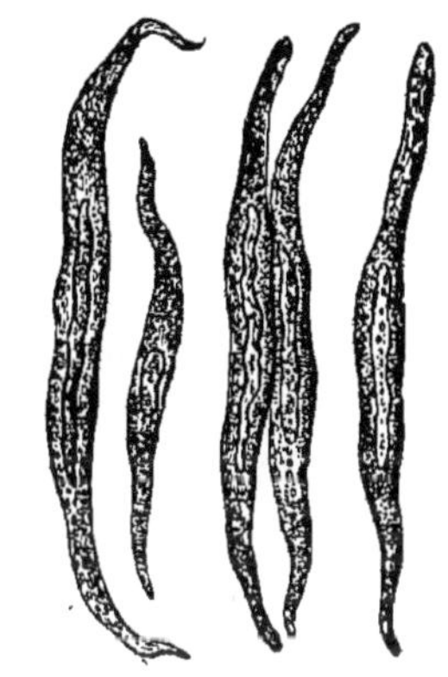

Fig. 207. — Fibres musculaires lisses dissociées.

5° Très souvent ils sont beaucoup plus disséminés que ces derniers au sein du tissu conjonctif ;

6° Examinés au microscope ils ne présentent pas la striation transversale pour ainsi dire caractéristique des muscles volontaires ce qui les a fait appeler *fibres lisses*.

**Composition du muscle.** — En éliminant autant que possible les tendons, aponévroses, la graisse et le sang on trouve que leur composition moyenne est: 60 à 80 0/0 d'eau et 15 à 20 0/0 d'albumine. Le reste étant formé par de la lécithine, créatine, xanthine, acide urique, urée, un peu de *glucose*, de *matière glycogène*, de graisse et d'hémoglobine, avec du phosphate et du chlorure de *potassium*.

## IV. — PHÉNOMÈNES CHIMIQUES QUI SE PASSENT DANS LES MUSCLES

A l'état de repos, même détachés du corps, les muscles sont le siège de phénomènes chimiques : ils absorbent de l'oxygène et dégagent de l'acide carbonique. Mais à l'état de contraction les phénomènes de combustion sont beaucoup plus actifs.

**Aliments du muscle.** — Les combustibles transformés dans le muscle sont surtout des hydrocarbures (glycogène, glucose), donnant comme résidus de l'acide lactique, de l'eau et de l'acide carbonique. On s'en assure par le dosage direct des muscles semblables d'animaux : l'un au repos, l'autre surmené.

En outre, mais seulement un peu de matière albuminoïde constitutive du muscle se trouve transformée en créatine, urée et acide urique.

L'opinion de Liebig, qui croyait que le muscle se brûlait lui-même, est donc fausse ; l'oxydation des albuminoïdes est accessoire.

*De même que les machines à vapeur construites en fer consomment du charbon et non du fer, nos muscles, machines albuminoïdes, brûlent des hydrocarbures.*

## V. — PROPRIÉTÉS ACCESSOIRES DES MUSCLES

**Travail musculaire, production de chaleur.** — Les muscles produisent beaucoup de chaleur et souvent de travail musculaire, dont l'énergie est empruntée aux réactions chimiques dont ils sont le siège.

**Elasticité du muscle.** — A l'état vivant, l'élasticité du muscle est *parfaite ;* le muscle revient exactement à sa position primitive lorsqu'il est abandonné à lui-même après avoir été étiré. Cette propriété

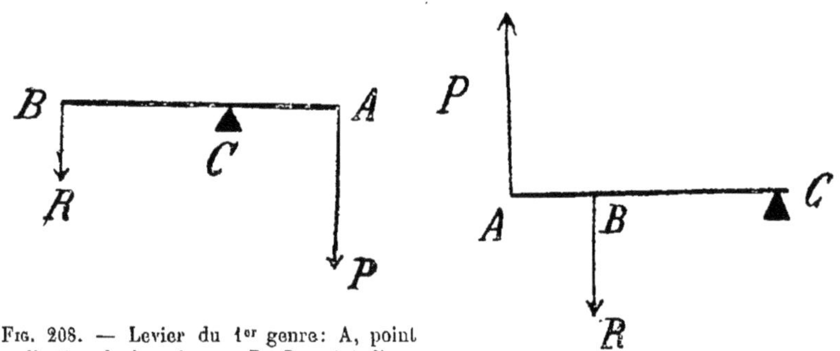


Fig. 208. — Levier du 1er genre : A, point d'application de la puissance P ; B, point d'application de la résistance R ; C, point d'appui.

Fig. 209. — Levier du 2e genre.

est appliquée d'une manière très avantageuse dans la vessie, l'estomac et les oreillettes du cœur qui subissent à certains moments des distensions considérables. Dans les muscles ordinaires, elle adoucit la brusquerie de la contractilité.

**Rigidité cadavérique.** — Quelque temps après la mort de l'animal, l'élasticité des muscles devient *forte*, c'est-à-dire qu'il faut produire un grand effort pour obtenir un faible allongement *(rigidité cadavérique)*. En même temps, leur élasticité est devenue très *imparfaite*. Abandonnés à eux-mêmes après avoir subi une déformation, ils ne reviennent pas à leur forme primitive.

La rigidité cadavérique s'établit au plus tard 7 heures après la mort; elle dure d'autant plus longtemps qu'elle est apparue plus tardivement; en général 24 heures. Le muscle se ramollit ensuite, puis il se décompose sous l'influence des microbes qui l'envahissent. Il devient alors de plus en plus mou.

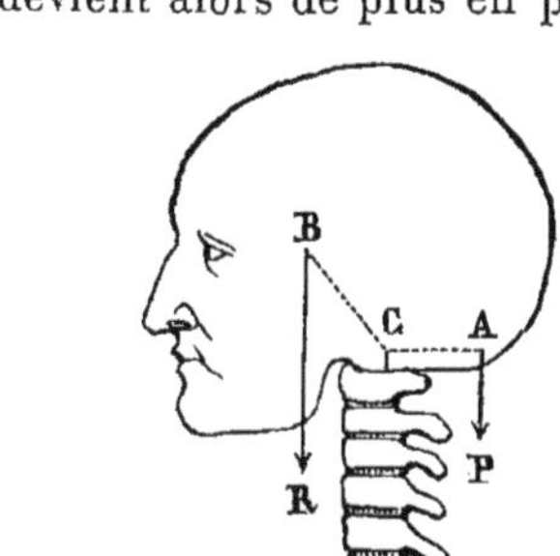


Fig. 210. — Equilibre de la tête au sommet de la colonne vertébrale grâce à la puissance des muscles de la nuque.

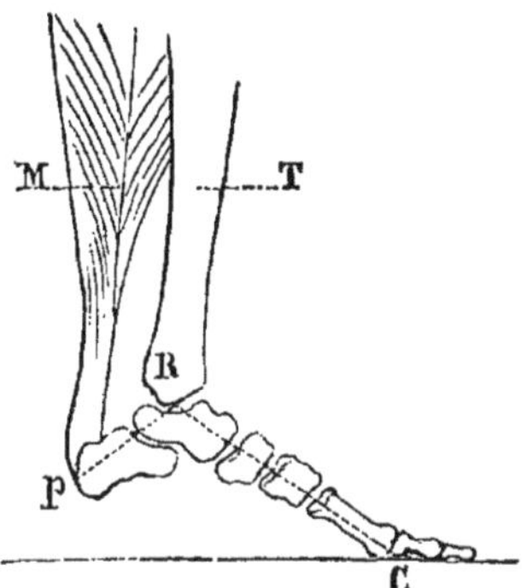


Fig. 211. — Corps soulevé sur les orteils : p, point d'application de la puissance ; M, muscles du tendon d'Achille ; R, point d'application de la résistance ; T, tibia ; C, point d'appui.

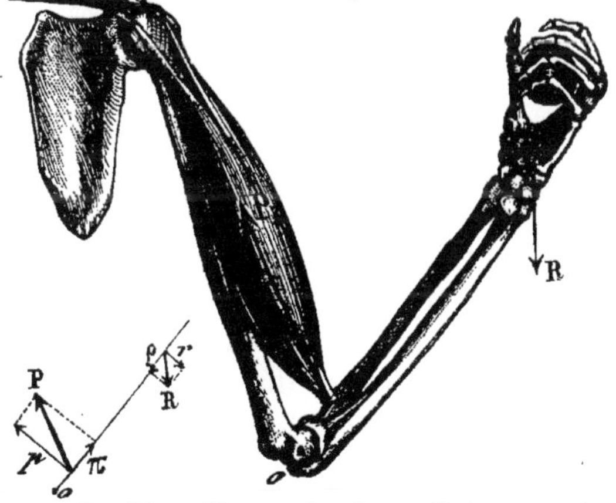


Fig. 212. — Biceps soulevant un poids tenu en main: P, puissance; R, résistance; *o*, point d'appui.

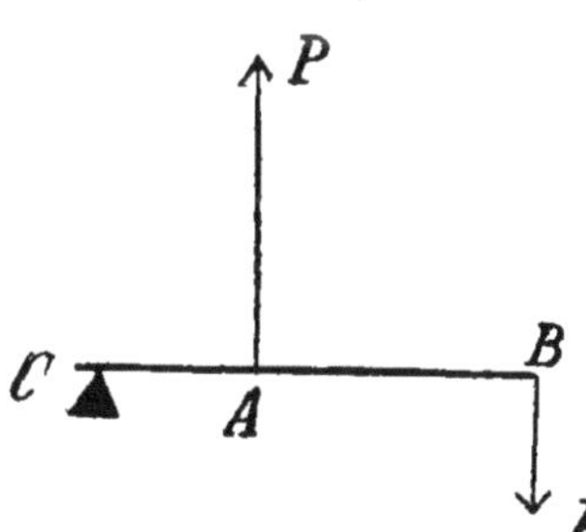


Fig. 213. — Levier du 3e genre.

## VI. — MÉCANIQUE ANIMALE

Les os représentent des leviers sur lesquels agissent les muscles. On trouve réalisé les trois espèces de leviers que l'on distingue en mécanique. Enfin, souvent le mouvement est plus compliqué parce que le point d'appui n'est pas absolument fixe.

### VIII. — RÉSUMÉ DU SYSTÈME MUSCULAIRE

Les muscles sont les organes actifs des mouvements.

De couleur rouge dans leur partie moyenne élargie, leurs extrémités rétrécies, dures, blanches appelées tendons, sont fixées sur les os.

La propriété capitale de ces organes est la contractilité ; quand on les excite ils se raccourcissent en s'épaississant.

Le muscle est formé de fibres parallèles réunies par du tissu conjonctif ; vues au microscope elles présentent des bandes alternativement claires et obscures d'où leur nom de fibres striées.

La paroi de l'intestin, celle des artères est également capable de se contracter ; cette propriété leur vient de cellules allongées sans striation d'où le nom de fibres lisses qu'on leur a donné.

Les muscles consomment surtout des hydrocarbures pour leur fonctionnement.

---

# TROISIÈME PARTIE

## NOTIONS SUR LA CLASSIFICATION

---

**But de la classification. Subordination des caractères.** — Le but de la classification a varié avec les époques. Dans la période ancienne (Aristote, Pline, Linné) on se préoccupait surtout de dresser le catalogue du monde vivant, accessoirement on avait été amené à réunir les divers individus dans un certain nombre de groupes définis par des caractères arbitraires (couleur du sang, etc...).

Dans la période moderne qui commence avec Cuvier (1812) une préoccupation plus élevée apparaît : *Exprimer par la classification le degré de ressemblance, de parenté idéale et sans doute de parenté réelle* (classification naturelle).

Il faut pour cela comparer la valeur des caractères, en distinguer de fondamentaux et de secondaires. Les premiers se reconnaissent à ce que :

1° Ils sont communs à un *grand nombre* d'individus (Cuvier) ;

2° Leurs variations sont accompagnées de *modifications semblables* du reste de l'organisme (loi de la corrélation des parties, Cuvier) ;

3° Ils sont tirés non de la forme, de l'aspect des parties, mais de leur *situation réciproque* (principe des connexions ; Geoffroy Saint-Hilaire) ;

4° Leur apparition est *précoce* dans le développement embryonnaire.

**Espèces.** — Les chiens sont très voisins des loups et des renards ; ils en diffèrent cependant plus qu'ils ne diffèrent d'autres chiens, ce que l'on a exprimé en disant ; les chiens, les loups et les renards.

On peut avec Cuvier définir ainsi les limites de ce groupe :

« *L'espèce est la réunion des individus descendus l'un de l'autre ou de parents communs et de ceux qui leur ressemblent autant qu'ils se ressemblent entre eux.* »

**Races.** — Les différents individus d'une même espèce sont presqu'identiques entre eux non seulement par l'organisation, mais encore par les mœurs, la taille et la couleur du pelage. Cette identité surtout manifeste pour les espèces sauvages l'est beaucoup moins pour celles qui sont domestiques parce que l'homme en choisissant des reproducteurs présentant généralement d'une manière accidentelle une particularité donnée a fini par la renforcer et la perpétuer. Celle-ci devient par suite le caractère d'un groupe comprenant un nombre encore plus restreint d'individus et appelé une *race*. Ainsi l'espèce chien comprend un grand nombre de races dont les principales sont les lévriers sveltes, les bouledogues lourds et massifs, les bassets, etc. (fig. 536).

**Variétés.** — Les individus d'une même race présentent quelquefois des modifications accidentelles soit dans la taille, la couleur du pelage, etc. Avant que l'homme ne les ait fixées par la sélection (choix des reproducteurs) et le maintien dans les circonstances qui semblent favorables au développement de la particularité, celle-ci n'est le partage que d'un petit nombre d'individus constituant une *variété*.

Les races sont donc simplement des variétés fixées ; les espèces semblent être des réunions de races suffisamment voisines. Ainsi les unions d'individus de races différentes mais appartenant à la même espèce sont fécondes ; les jeunes ainsi obtenus appelés des *métis* présentent des caractères intermédiaires entre les races qui leur ont donné naissance et ils sont fertiles, tandis que les unions d'individus appartenant à des espèces différentes quoique voisines sont rarement fécondes, cependant quelquefois on obtient ainsi des individus intermédiaires appelés *hybrides* qui sont d'ordinaire inféconds, il y a cependant quelques exceptions, mais la multiplication des produits semble impossible sauf si les descendants des hybrides font retour à l'une des espèces primitives. Ainsi le mulet provenant du croisement du cheval avec l'âne ne se multiplie pas.

**Transformisme.** — Linné avait cru d'abord que les espèces étaient invariables et distinctes les unes des autres « il y a autant d'espèces que de couples sortis des mains du Créateur » mais plus tard il a reconnu l'existence d'intermédiaires.

Cuvier admettait que les embranchements sont séparés par des abîmes infranchissables; mais on connaît aujourd'hui des formes (actuelles ou éteintes) de passage non seulement entre des espèces appartenant au même ordre, mais encore entre des ordres et même des embranchements différents.

Il semble vraisemblable d'admettre (*école transformiste*) que ce passage des formes est la preuve d'un passage généalogique (Lamark, Geoffroy Saint-Hilaire, Darwin). Cette hypothèse est confirmée par les faits suivants :

1° *Homologies anatomiques*. Les parties semblablement placées sont semblablement construites ;

2° *Organes transitoires* et *formes larvaires* chez les espèces élevées qui sont définitifs chez les espèces inférieures ;

3° *Production artificielle* des races et des variétés ;

4° *Distribution géographique* des organismes ;

5° *Succession* dans le temps (paléontologie) de formes progressivement mieux adaptées.

Le développement de l'individu et par suite aussi la caractérisation de l'espèce seraient régis par les lois suivantes :

1° *Conservation des caractères, hérédité*. L'organisme nouveau formé par le développement de l'œuf tend à reprendre les caractères des parents immédiats ou ceux des ancêtres ;

2° *Variations des caractères*, résultant des modifications anormales :

*a*. Du milieu ambiant : composition chimique, radiations lumineuses ou calorifiques, état mécanique, électricité qui influent sur les phénomènes nutritifs (*influence du milieu extérieur*) ;

*b*. De la composition chimique des tissus eux-mêmes sous l'influence de leur fonctionnement. Les déchets formés dans leur sein semblent être une cause de stimulation pour les phénomènes formatifs d'où les effets de l'*usage* et de la *désuétude*.

Les modifications ainsi produites, surtout pendant la période embryonnaire, ou bien amènent une *adaptation* plus parfaite à des conditions actuelles de vie ; elles ont alors un effet heureux (*spécialisation*) grâce à la concurrence (lutte pour la vie, sélection) qui s'établit entre les animaux qui les présentent et ceux qui sont restés sous la forme primitive. Elles peuvent aussi amener une adaptation moins parfaite à des conditions actuelles de vie ; généralement alors les animaux qui les présentent disparaissent par la sélection sauf s'il y a *ségrégation* (isolement accidentel ou voulu par l'homme) ou si un perfectionnement s'établit sur une autre partie du corps compensant la transformation nuisible. Grâce à l'effet de l'usage, il se pourra qu'une modification défavorable d'une partie de l'organisme soit la cause d'un *progrès de l'ensemble*. Ainsi, le manque de revêtement pileux à la surface de la peau des sauvages et d'organes de défense est compensé par un plus grand développement de l'intelligence.

Compiègne. — Imprimerie HENRY LEFEBVRE, rue Solferino, 31.

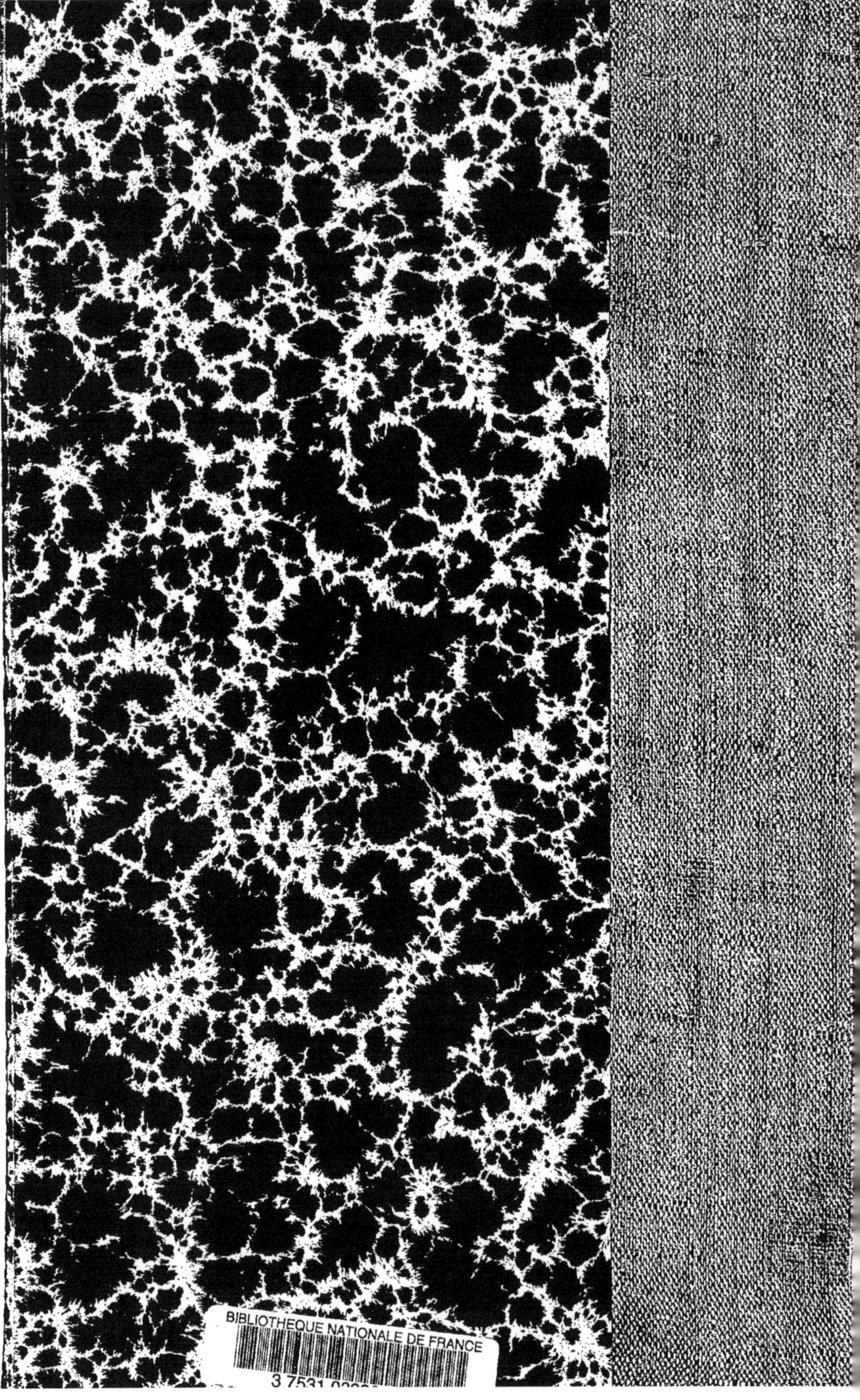

www.ingramcontent.com/pod-product-compliance
Ingram Content Group UK Ltd.
Pitfield, Milton Keynes, MK11 3LW, UK
UKHW012029240726
13965UKWH00002B/664